機能性食品素材の骨と軟骨への応用

Functional Foods for Bone and Cartilage

《普及版／Popular Edition》

監修 上原万里子，石見佳子

シーエムシー出版

は　じ　め　に

　骨粗鬆症は高齢社会の進展と共に増加の一途をたどっており，その予防は急務とされているが，骨折による疼痛や変形が生じるまでは目立った症状がないため，若い頃からの予防に熱心な人は少ない。骨の健康には栄養バランスの良い食事に加え，カルシウムの摂取が重要であることは良く知られているが，他のミネラルやビタミンの重要性，それ以外の食品成分・素材の有効性については充分認知されていないのが現状である。

　本書では，まず，第Ⅰ編において骨と軟骨について概説し，第Ⅱ編においてカルシウムと共に骨代謝で重要と考えられるミネラルおよびビタミン，更にはミネラルの吸収促進や骨代謝を調節することが報告されている植物由来の機能性食品素材の骨量および骨質に対する作用を解説する。同じ骨密度でも骨折しやすい骨と骨折しにくい骨があり，骨強度を決定する因子として骨密度と共に骨質も重要である。本書においても骨密度のみならず，骨質を高める可能性のある素材についても採り上げた。

　また，最近，「メタボリックシンドローム」の次に，加齢による運動器障害で要介護もしくはその高リスク状態を呈する「ロコモティブシンドローム（運動器症候群）」が問題視され始めている。骨粗鬆症と共に変形性関節症もその症候群の一つとされていることから，第Ⅲ編においては軟骨および関節についても機能性食品素材の応用を検討した。

　いずれの項目においても各分野でご活躍の専門家の先生方にご執筆いただき，骨と軟骨の基礎から機能性食品素材の応用までの理解を深め，骨と軟骨の健康を考える一助となるべく本書をまとめた。

　2011 年 10 月

監修　上原万里子

石見　佳子

普及版の刊行にあたって

　本書は2011年に『機能性食品素材の骨と軟骨への応用』として刊行されました。普及版の刊行にあたり，内容は当時のままであり加筆・訂正などの手は加えておりませんので，ご了承ください。

2018年2月

シーエムシー出版　編集部

──────── 執筆者一覧（執筆順）────────

上　原　万里子　東京農業大学　応用生物科学部　栄養科学科　教授
石　見　佳　子　㈶国立健康・栄養研究所　食品保健機能研究部長
細　井　孝　之　㈶国立長寿医療研究センター　臨床研究推進部長
山　本　雅　哉　京都大学再生医科学研究所　生体材料学分野　准教授
田　畑　泰　彦　京都大学再生医科学研究所　生体材料学分野　教授
吉　村　典　子　東京大学医学部附属病院　22 世紀医療センター　関節疾患総合研究講
　　　　　　　　座　特任准教授
岡　　　敬　之　東京大学医学部附属病院　22 世紀医療センター　関節疾患総合研究講
　　　　　　　　座　特任助教
亀　井　豪　器　広島大学　大学院医歯薬学総合研究科　展開医科学専攻　病態制御医
　　　　　　　　科学講座　整形外科学
安　達　伸　生　広島大学　大学院医歯薬学総合研究科　展開医科学専攻　病態制御医
　　　　　　　　科学講座　整形外科学　准教授
出　家　正　隆　広島大学　大学院保健学研究科　保健学専攻　心身機能生活制御科学
　　　　　　　　講座　教授
中　前　敦　雄　広島大学　大学院医歯薬学総合研究科　展開医科学専攻　病態制御医
　　　　　　　　科学講座　整形外科学　助教
中　佐　智　幸　広島大学　大学院医歯薬学総合研究科　展開医科学専攻　病態制御医
　　　　　　　　科学講座　整形外科学　助教
渋　谷　早　俊　広島大学　大学院医歯薬学総合研究科　展開医科学専攻　病態制御医
　　　　　　　　科学講座　整形外科学
奥　原　淳　史　広島大学　大学院医歯薬学総合研究科　展開医科学専攻　病態制御医
　　　　　　　　科学講座　整形外科学
数　佐　洋　美　広島大学　大学院医歯薬学総合研究科　展開医科学専攻　病態制御医
　　　　　　　　科学講座　整形外科学

新本卓也	広島大学　大学院医歯薬学総合研究科　展開医科学専攻　病態制御医科学講座　整形外科学
大川新吾	広島大学　大学院医歯薬学総合研究科　展開医科学専攻　病態制御医科学講座　整形外科学
高沢皓文	広島大学　大学院医歯薬学総合研究科　展開医科学専攻　病態制御医科学講座　整形外科学
江口明生	広島大学　大学院医歯薬学総合研究科　展開医科学専攻　病態制御医科学講座　整形外科学
越智光夫	広島大学　大学院医歯薬学総合研究科　展開医科学専攻　病態制御医科学講座　整形外科学　教授
秋山聡子	東京農業大学　短期大学部　栄養学科　助教
松﨑広志	東京農業大学　短期大学部　栄養学科　准教授
勝間田真一	東京農業大学　応用生物科学部　栄養科学科　助教
津川尚子	神戸薬科大学　衛生化学研究室　准教授
佐藤俊郎	㈱J-オイルミルズ　ファイン研究所　所長
末木一夫	国際栄養食品協会　専務理事；NPO 法人国際生命科学研究機構　事務局次長
杉浦実	㈱農業・食品産業技術総合研究機構　果樹研究所　カンキツ研究領域　主任研究員
千葉大成	城西大学　薬学部　医療栄養学科　助教
中川大	中部大学　応用生物学部　応用生物化学科　講師
禹済泰	中部大学　応用生物学部　応用生物化学科　教授
太田篤胤	城西国際大学　薬学部　医療薬学科　教授
小林敏也	雪印メグミルク㈱　ミルクサイエンス研究所　主査

大 谷 淳 二　広島大学大学院　医歯薬学総合研究科　顎口腔頚部医科学講座　歯科
　　　　　　　矯正学分野　助教

丹 根 一 夫　広島大学大学院　医歯薬学総合研究科　顎口腔頚部医科学講座　歯科
　　　　　　　矯正学分野　教授

渡 部 睦 人　東京農工大学　農学部附属硬蛋白質利用研究施設　研究員

野 村 義 宏　東京農工大学　農学部附属硬蛋白質利用研究施設　准教授

杉 原 富 人　新田ゼラチン㈱　グローバル事業推進部　ペプチド開発部　マネー
　　　　　　　ジャー

井 上 直 樹　新田ゼラチン㈱　グローバル事業推進部　ペプチド開発部　研究員

真 野　　博　城西大学大学院　薬学研究科　医療栄養学専攻　食品機能学講座
　　　　　　　教授

神 﨑 範 之　サントリーウエルネス㈱　健康科学研究所　研究員

齋 藤 佳 世　サントリーウエルネス㈱　健康科学研究所　主任研究員

前 田 哲 史　サントリーウエルネス㈱　健康科学研究所　研究員

北 川 義 徳　サントリーウエルネス㈱　健康科学研究所　部長

小 西 達 也　㈱マルハニチロホールディングス　中央研究所　第二研究グループ
　　　　　　　主任

吉 岡 久 史　㈱マルハニチロホールディングス　中央研究所　第二研究グループ
　　　　　　　研究員

玉 井 忠 和　㈱マルハニチロホールディングス　中央研究所　第二研究グループ
　　　　　　　主管研究員

大 江 眞理子　キユーピー㈱　研究所　健康機能 R&D センター　健康・栄養グループ

村 上　　明　京都大学大学院　農学研究科　助教

宋　　美 玉　京都大学大学院　農学研究科

執筆者の所属表記は，2011年当時のものを使用しております。

目　　次

Ⅰ

第4章 関節軟骨再生；変形性膝関節症治療への展望

亀井豪器，安達伸生，出家正隆，中前敦雄，中佐智幸，
渋谷早俊，奥原淳史，数佐洋美，新本卓也，大川新吾，
高沢皓文，江口明生，越智光夫

【第Ⅱ編　骨と機能性食品素材】

第5章　総論〜骨と機能性食品〜　　上原万里子，石見佳子

第6章　主要ミネラルと骨量および骨代謝

第 12 章　大豆イソフラボン　　石見佳子

第 13 章　ヘスペリジンの骨代謝調節　　千葉大成

第18章　プラム，ブルーベリー，オリーブなど　　上原万里子

【第Ⅲ編　軟骨，関節と機能性食品素材】

第19章　総論―軟骨，関節と機能性食品素材　　渡部睦人，野村義宏

第20章　コラーゲン　　杉原富人，井上直樹，真野　博

第21章　グルコサミンの変形性関節症改善効果とその作用機序
　　　　　　　　　神﨑範之，齋藤佳世，前田哲史，北川義徳

第Ⅰ編　骨と軟骨

第1章　骨粗鬆症

細井孝之*

1　はじめに

骨格は運動機能の基盤や内臓の保護といった構造体としての機能するのみならず，カルシウム・リン代謝などの代謝調節臓器としても重要な役割を果たしている。骨構造の破綻である骨折は，運動機能の低下や疼痛を介して日常生活活動度の低下をきたすのみならず，生活の質の低下，さらには生命予後の悪化をももたらす。骨粗鬆症は骨脆弱性の亢進によって，脊椎の圧迫骨折（椎体骨折）や大腿骨近位部骨折をもたらす疾患である。加齢にともなって急増する本疾患のその予防と治療は，高齢者人口が増加し続ける今日重要性を増している。また，本症はロコモティブシンドローム対策においても重要な位置を占める。ここでは，骨粗鬆症の概要について述べる。

2　骨粗鬆症の概念と分類

骨粗鬆症とは，骨強度の低下によって骨の脆弱性を冗進し，骨折危険率の増大した疾患である[1)]。近年，骨強度の規定因子として骨量に加えて，それ以外の因子，すなわち「骨質」も重要な役割を果たしていることが明らかにされているが，骨量の測定とその評価は骨粗鬆症の診断や治療方針の決定において重要であることには変わりはない。骨強度は約7割が骨量によって，残りの約3割が骨質によって規定されていると考えられている[1)]。

骨脆弱性が亢進している状態が骨粗鬆症の状態であり，骨折はその合併症である。骨脆弱性の指標として骨量の低下や脆弱性骨折の既往をはじめとする骨折のリスクファクターを評価することがその後の骨折の起こりやすさの目安となる。骨折のリスクファクターを減ずることが骨粗鬆症の予防と治療における具体的な目標となる。一方，骨折予防のためには骨のみならず，筋力の増強，関節可動域の確保といった運動能力の維持・増進による転倒予防が欠かせない。さらに転倒予防を念頭においた環境の整備も高齢者における骨折予防で考慮されるべきことである。さらに骨粗鬆症による骨折が発症した場合，骨折の治療はもちろん，その後の再骨折予防や日常生活のケアも重要な課題となる。

骨粗鬆症は単一の疾患ではなく，まず原発性骨粗鬆症と続発性骨粗鬆症とに分けられる。一般に原発性骨粗霧症にはまれな疾患である若年性骨粗鬆症も含まれるが，圧倒的に多いものは成長期以降のものである。以前はこれらを退行期骨粗鬆症（involutional osteoporosis）と分類し，さ

---

*　Takayuki Hosoi　㈱国立長寿医療研究センター　臨床研究推進部長

表1　骨粗鬆症の分類

原発性骨粗鬆症
閉経後骨粗鬆症
特発性骨粗鬆症（若年性を含む）
男性骨粗鬆症（続発性骨粗鬆症の原因がない場合）
続発性骨粗鬆症

らに閉経後骨粗鬆症と老人性骨粗鬆症に分類していた。しかしながら，原発性骨粗鬆症の病態を年齢層によって明確に区別することは困難でもあり，閉経を機に罹患率が明らかに上昇する閉経後骨粗鬆症と，加齢と共に徐々に頻度が上昇する男性の骨粗鬆症とに分類される（表1）。

　続発性骨粗鬆症をきたす原因としては，各種内分泌疾患，胃切除，ステロイド製剤（ここでは副腎皮質ホルモン製剤をさす）の服用をはじめとして多数のものが知られている（表2）[2]。続発性骨粗鬆症の治療では原疾患のコントロールが優先され，次いで個々の病態に基づいた骨粗鬆症の治療を考えることが原則である。しかしながら，ステロイド製剤を長期に服用する場合を考えると，ステロイド製剤内服中から薬物療法を開始すべきことも多いことが事実である。また，生活習慣病による骨折リスクの上昇が注目されており，日本骨粗鬆症学会によって最近の知見がまとめられている[3]。とくに糖尿病（2型を含む）や慢性腎臓病に関する研究成果が蓄積されており，これらも続発性骨粗鬆症の原因疾患としてとらえていく方向にある。

3　骨粗鬆症の病態

　骨量は成長期に増加し，思春期から20歳くらいまでに最大値（骨量頂値，peak bone mass）に達する。その後40歳台までは最大値が保たれ，その後減少する。つまり，高齢者における個人の骨量は，成長期に得た骨量頂値と，それ以降の骨量減少によって決定される。閉経は卵巣機能の廃絶によるものであり，女性ホルモンの欠落が，さまざまな変化を身体にもたらす。早期のものとしては顔面紅潮などがあげられ，骨粗鬆症や動脈硬化などが遅れて発生するものの代表である。閉経後の数年間に最も骨量減少速度が冗進する。この時期は骨吸収と骨形成の両者が冗進し，いわゆる高回転型の骨代謝状態で骨形成と骨吸収のアンカップリングが生じ，骨量減少が進むと考えられている。

　一方，閉経による内分泌代謝的な変化がひととおり落ち着いたと考えられる閉経後10年経過以降の女性でも骨量減少は徐々に進行する。男性でも40歳以降は骨量減少がゆっくり進み，70歳以降には骨粗鬆症の合併症としての骨折罹患率が女性の数分の1程度にまで達すると考えられる。高齢者の骨代謝状態は一般には骨形成，骨吸収ともに低下しており，いわゆる低骨代謝回転でのアンカップリング状態で骨量減少が進むと考えられていたが，高齢者においても骨代謝回転マーカーが高い症例もある。加齢とともに，カルシウムの摂取量や腸管からの吸収が低下し，ビ

タミン D$_3$ 不足状態もきたしやすいことから，二次性の副甲状腺機能冗進症に類似した病態がもたらされ，加齢に伴う男女共通の骨量減少の機序の一つとして考えられる。このようなカルシウム代謝異常は高齢者における骨量減少を説明する一つの機序としてあげることができようが，あくまでも病態を形成する複合要素の1つとして捉えるべきである。

4　骨粗鬆症の診断

　わが国における骨粗鬆症の診断は骨量の評価と鑑別診断の2つの柱からなる[2]。骨量の評価は骨塩定量装置または X 線写真で行うことが可能であるが，前者の結果が優先される。また，先に述べたように脆弱性骨折の有無を確かめることは重要なことであり，医療面接によって情報を得ることに加えて，X 線写真による脊椎圧迫骨折の診断が必要である。高齢者では若年者に比して脊椎の圧迫骨折をすでに有している可能性が高いのみならず，変形性脊椎症や脊椎辷り症など，ほかの疾患を併発していることが多いためである。これらの疾患による臨床症状の鑑別診断にも X 線写真が欠かせない。さらに脊椎の状態を正確に把握することは正確な骨量測定にも必要である。つまり，最も標準的な測定である腰椎の AP 方向での dualenergyX-rayabsorptiometly（DXA）による測定は，この部分に椎体骨折や変形性変化がすでに存在する場合は測定すべきではない。このような場合は大腿骨近位部の DXA による測定値を採用する。国際的には，標準的測定部位としては大腿骨近位部が採用されている。前腕部の DXA，第2中手骨の改良型 microdensitomerty（MD）法（CXD や DIP 法）による末梢骨の測定値についても診断基準を用いることができる。現在わが国で用いられている診断基準は，日本骨代謝学会による原発性骨粗鬆症の診断基準 2000 年版である（表3）[2]。骨量測定値の判定においては，若年者（20歳から44歳）の平均値を基準として，脆弱性骨折がない場合は 70% 未満で，脆弱性骨折がある場合は 80% 未満で骨粗鬆症（osteoporosis）と診断する。なお，脆弱性骨折がない場合は，80% 未満 70% 以上を「骨量減少」（osteopenia）と診断する。

　骨折予防を目的とする骨粗鬆症の治療方針決定する場合は，上記の診断基準に加えて，他の骨折危険因子を考慮することが勧められている。わが国における骨粗鬆症の予防と治療ガイドライン（2006年版）[4]では骨量減少でも，両親いずれかの大腿骨近位部骨折の既往，過度の飲酒，喫煙といった3つの危険因子のうち1つを有している場合は薬物療法を行なうことを検討するように記載されている。これらの根本にある考え方は，骨粗鬆症レベルまで骨量が低下していなくても，それと同等かそれ以上の骨折リスクを持っている場合には薬物治療の恩恵を被るべきである，というものであり，具体的な指針については今後の検討が進む中で改訂されていくものと思われる。

　低骨量で低骨量とは独立した骨折危険因子についての知見も集積されてきており（表4）[5]，それらを用いた前向き10年間の絶対骨折危険率を算定するアルゴリズム（FRAX®）が公開されている[5]。

表2　続発性骨粗鬆症の原因

内分泌性
　性腺機能不全
　甲状腺機能亢進症
　クッシング症候群
栄養性
　壊血病
　蛋白質欠乏
　ビタミン A または D 過剰
薬物
　副腎皮質ホルモン
　メトトレキセート
　ヘパリン
不動性
　全身性（臥床安静，対麻痺，宇宙飛行）
　局所性（骨折後など）
先天性
　骨形成不全症
　マルファン症候群など
その他
　関節リウマチ
　糖尿病
　肝疾患など

表3　原発性骨粗鬆症の診断基準（2000 年改訂版）

低骨量をきたす骨粗鬆症以外の疾患または続発性骨粗鬆症を認めず，骨評価の結果が下記の条件を満たす場合，原発性骨粗鬆症と診断する。

Ⅰ．脆弱性骨折 あり

Ⅱ．脆弱性骨折なし

	骨塩量値	脊椎 X 線像での骨粗鬆症化
正常	YAM の 80％以上	なし
骨量減少	YAM の 70-80％	疑いあり
骨粗鬆症	YAM の 70％未満	あり

YAM：若年成人平均値（20〜44 歳）

5　骨代謝マーカーについて

　骨では骨吸収（骨が溶かされる）と骨形成（骨が作られる）の両方が常に進行し，古い骨が新しい骨におきかわる。この過程は骨リモデリングと呼ばれている。骨のリモデリングにともなってさまざまな代謝産物が産生され，それらは血中に放出され，尿中に排出されるものもある。これらを測定することによって骨代謝，とくに骨リモデリングの様子を反映するものが骨代謝マー

表 4　骨粗鬆症性骨折の危険因子

低骨密度
骨折歴
年齢
両親の骨折歴（大腿骨近位部骨折）
過量のアルコール
喫煙
骨代謝マーカーの高値
易転倒性

カーである．骨吸収系のマーカーとしては I 型コラーゲンの分解産物である，デオキシピリジノリン，I 型コラーゲン架橋 N-テロペプチド（NTX），I 型コラーゲン架橋 C-ペプチド（CTX），破骨細胞が産生する物質である酒石酸抵抗性酸フォスファターゼ（TRACP-5b）などが代表的なものである．骨形成系のマーカーとしてはコラーゲンが生成される際に産生される I 型プロコラーゲン架橋 N-プロペプチド（PINP），I 型プロコラーゲン架橋 C-プロペプチド（PICP），骨芽細胞が産生する骨型アルカリフォスファターゼ（BAP），オステオカルシンなどがある（表 5）．さらに最近，低カルボキシル化オステオカルシン（undercarboxylated osteocalcin，ucOC）や酒石酸耐性酸ファスファターゼが実用化された．これらのうちすべてが骨粗鬆症診療に対して保健適用を得ているわけではなく，保険適用をうけているものについても測定に関する制限はあるものの，骨代謝マーカーを活用した骨粗鬆症診療に期待がもたれている．

　骨代謝回転を反映する骨代謝マーカーの基準値や，臨床の場での利用方法については，わが国でも検討され，「骨粗鬆症診療における骨代謝マーカーの適正使用ガイドライン（2004 年度版）」としてまとめられている[7]．このガイドラインでは，各マーカーの基準値や，骨量減少ならびに骨折発生を指標としたカットオフ値がかかげられている．最近は骨代謝亢進状態が骨粗鬆症性骨折の独立した危険因子であることも注目されている．

表 5　骨代謝マーカー（2011 年現在保険適用を受けているもの）

コラーゲンの分解によるもの
　collagen N telopeptide（NTX）
　collagen C telopeptide（CTX）
　deoxypyridinoline（DPD）
破骨細胞に由来するもの
　tartrate resistant acid phosphatase 5b（TRACP5b）
骨芽細胞に由来するもの
　bone specific alkaline phosphatase（BAP）
　undercarboxylated osteocalcin（ucOC）

6　骨粗鬆症の治療

　骨粗鬆症の治療は骨折予防を目的とし，骨脆弱性の改善を目標とする。しかしながら，骨折予防のためには骨自体の強度のみならず，筋力の増強，関節可動域の確保といった運動能力の維持・増進とともに，転倒防止を念頭においた環境の整備が重要なポイントである。

　わが国においては1998年に骨粗鬆症の薬物療法に関するガイドラインが公表され，2002年，2006年と二回の改訂が行なわれて「骨粗鬆症の予防と治療ガイドライン2006年版」[4]が刊行されているが，さらなる改訂作業が進められている。2006年版では薬物療法のみならず非薬物療法ならび予防に関するエビデンスも整理されている。また，骨折発生抑制を目的とする薬物療法開始の目安が定められ，エビデンステーブルの整備，そして各薬剤に関する推奨レベルが提示されている。現時点では，骨折発生抑制効果についてのエビデンスが豊富なビスホスホネート製剤やSERM（選択的エストロゲン受容体作働薬）といった骨吸収抑制薬が骨粗鬆症の薬物療法において中心的な役割を占めつつあるが，最近「骨折リスクが高い」場合には，骨形成促進作用を有する副甲状腺ホルモン製剤（1-34PTH）がわが国においても使用できるようになった。原則的には単剤を使用し，効果があり，有害事象がない限りできるだけ長く使用するが，臨床像を勘案した併用療法も工夫されている。

　ビスホスホネート製剤については毎日一回服用するタイプに引き続き実用化された週に一回服用するタイプがよく用いられているがさらに最近は一月に一回の服用タイプも実用化された。

　わが国において汎用されている活性型ビタミンD_3製剤は，骨量増加作用はビスホスホネート製剤やSERMに比較すると弱いが，脊椎圧迫骨折や前腕骨骨折の発生を有意に抑制するとの報告もある。さらにおそらく筋肉に作用して，転倒抑制効果を発揮する可能性も示唆されており，高齢者の転倒・骨折抑制における役割が期待されている。ビタミンD不足は高齢者において潜在していることが疑われ，今後のさらなる検討が必要である。また，ビタミンK_2製剤についても骨折発生抑制効果が報告されているが，より高齢者での有用性が示唆されている。ワルファリン服用中の患者には絶対禁忌である。

　骨粗鬆症治療における最大の目的は脆弱性骨折の予防であるが，高齢者の骨粗鬆症診療においては，すでに骨折を発生していることも多く，骨折に対する処置が必要とされることも多い。椎体骨折による疼痛に対しては安静や湿布による局所療法のほかに，カルシトニン製剤（筋注）が有用である。

　骨粗鬆症に対する治療効果を骨量で把握するためには，DXAによる腰椎（変形がない場合）または大腿骨頚部の測定が必要である。前腕骨や中手骨の測定では，骨吸収抑制剤による効果も検出できないことが多い。骨吸収抑制剤による治療効果は骨代謝マーカーによっても把握できる。骨粗鬆症性骨折の発生状況を問診で確認するとともに，脊椎の圧迫骨折については胸腰椎のX線写真を定期的（6カ月〜1年）に撮影して検討する必要がある。

7　高齢者における骨折予防の重要性

　骨粗鬆症によって発症の頻度が上昇する骨折は椎体骨折，前腕骨遠位端骨折，大腿骨近位部骨折，上腕骨近位端骨折である。これらのうち，脊椎椎体圧迫骨折以外はその発症にほとんどの場合転倒・転落がかかわっている。高齢者の転倒はさまざまな内的ならびに外的要因によって引き起こされる。外的要因には転倒しやすい生活環境も含めて考えるべきであり，高齢者人口が増加する近年，住居の内外ともに転倒予防に留意した環境づくりが必要である。高齢者は高血圧，不眠その他，多くの併発症を有している場合が多い。これらに対する薬剤の処方が行われている場合には正しい処方はもとより，正しく服用されることが転倒予防の観点からも必要である。

　さらに転倒が大腿骨頸部骨折に結びつかないように，大転子部を硬質ポリウレタンなどで覆うような「ヒッププロテクター」の開発が進められており[8, 9]，保険適用を受けてはいないものの，骨折リスクが高い要介護状態の高齢者での使用が検討されるべきであろう。

8　おわりに

　骨粗鬆症の診療には内科，整形外科，婦人科，予防医学などさまざまな領域の医師が学際的に協力することが有用である。また，その予防と治療には栄養面と運動面の対策が欠かせない。特に若年者における健康教育の中で骨粗鬆症予防が協調されることがのぞまれる。

文　　献

1) NIH Consensus Development Panel on Osteoporosis Prevention, Diagnosis, and Therapy. *JAMA*, **285**：785-795, 2001
2) 折茂　肇ほか：原発性骨粗霧症の診断基準（2000 年改訂版）. 日本骨代謝学会雑誌，**18**：76-82, 2001
3) 生活習慣病骨折リスクに関する診療ガイド，日本骨粗鬆症学会，生活習慣病における骨折リスク評価委員会編，ライフサイエンス出版（東京）
4) 骨粗鬆症の予防と治療ガイドライン 2006 年版，ライフサイエンス出版（東京）
5) Kanis JA *et al.*, The use of clinical risk factors enhances the performance of BMD in the prediction of hip fracture and osteoporotic fractures in men and women, *Osteoprosis Int.* **18**；1033-1046, 2007
6) Fujiwara S, *et al.*, Development and application of a Japanese model of the WHO fracture risk assessment tool（FRAX-TM）, *Osteoporosis Int.*, DOI 10. 1007/s00198-007-0544-4, 2008
7) 日本骨粗鬆症学会骨粗鬆症の診療における骨代謝マーカーの適正使用に関する指針検討委

員会：骨粗鬆症診療における骨代謝マーカーの適正使用ガイドライン（2004年度版）*Osteoporosis Jpn.*, **12**：191-207, 2004

8) Harada A, Mizuno M, Takemura M *et al.*, Hip fractures prevention trial using hip protectors in Japanese nursing homes, *Osteoporosis Int.*, **12**, 215-221, 2001

9) van Schoor NM, Deville WL, Bouter LM *et al.*, Acceptance and compliance of external hip protectors + a systematic review of the literature, *Osteoporosis Int.*, **13**：917-924, 2002

第2章　生体吸収性ハイドロゲルを用いた生理活性物質の徐放化による骨再生

山本雅哉[*1]，田畑泰彦[*2]

1　はじめに

　骨粗鬆症などをともなう難治性骨折，および腫瘍切除や開頭術などの手術侵襲によって，骨組織が欠損することは少なくない。現在，こうした骨欠損の再建には，自家骨や同種骨などの生体骨に加えて，セラミックス，金属などのバイオマテリアルが用いられている。しかしながら，これらの再建外科治療には問題点が多く，その解決法として，近年，骨組織に対する再生誘導治療（再生医療）が注目されている。骨再生を誘導するためには，骨を作る能力をもつ細胞に対して効率的に生理活性物質を作用させることによって，骨形成を促進する必要がある。これまでに，細胞増殖因子や低分子薬物などの生理活性物質，あるいは間葉系幹細胞などを用いた骨再生が試みられ，その一部は臨床応用されつつある。この章では，生体吸収性ハイドロゲルを用いて，細胞増殖因子や低分子薬物を細胞にうまく作用させ，骨組織を再生修復する再生誘導治療について，われわれの最近の知見を交えながら概説する。

2　骨再生の基本戦略

　骨は，骨芽細胞による骨形成と破骨細胞による骨吸収とを繰り返す，リモデリングといわれる活発な代謝を行っている組織である。骨組織に損傷が生じると，このリモデリングが精緻にコントロールされながらはたらき，骨吸収によって骨マトリックス内に存在する細胞増殖因子が放出され，骨形成が促進される。骨芽細胞は，破骨細胞の骨吸収によって整えられた骨マトリックス表面に接着しながら，新しく骨組織を形成する。このように，骨再生を誘導するためには，細胞，細胞増殖因子，ならびに細胞の足場（細胞外マトリックス）が必要不可欠である。

　これまでに，骨再生を誘導する治療法として，増殖・分化ポテンシャルの高い間葉系幹細胞（MSC）[1]が利用されている。Ohgushiらは，間葉系幹細胞をハイドロキシアパタイト多孔質体へ播種，骨芽細胞へ分化培養後，生体内へ埋入することによって，ハイドロキシアパタイト多孔質内に骨再生を誘導することに成功している[2]。この技術は，すでに臨床応用されている。しかしながら，分化培養に1ヶ月を要し，培養期間が長期にわたることが問題である。この問題を解

＊1　Masaya Yamamoto　京都大学再生医科学研究所　生体材料学分野　准教授

＊2　Yasuhiko Tabata　京都大学再生医科学研究所　生体材料学分野　教授

決するために，骨形成因子（BMP）を用いることによって，培養期間の短縮と効率よい骨形成を実現した[3]。この結果は，骨再生には，細胞のみならず，骨芽細胞への分化あるいはその増殖を促進する生理活性物質の必要性を強く示唆している。すなわち，細胞やその足場を提供するだけでは不十分で，生理活性物質を利用するための方法論の確立が骨再生を誘導するためには重要である。

3　骨再生を誘導する生理活性物質

　骨再生を誘導するためには，骨芽細胞の増殖を促進することが必要である。骨芽細胞の増殖を促進する物質として，多くの細胞増殖因子や低分子薬物が知られている[4]。細胞増殖因子では，トランスフォーミング増殖因子-β（TGF-β），インスリン様増殖因子-I（IGF-I），線維芽細胞増殖因子（FGF），血小板由来増殖因子（PDGF）などがある。細胞増殖因子の種類によって活性化されるシグナル伝達経路は異なるものの，骨芽細胞の増殖と骨マトリックス産生とが促進される[4]。同様に，フラボノイドなどのポリフェノール類，スタチン，ビタミン D3，エストロゲン，副甲状腺ホルモンなどの低分子薬物も，様々なシグナル伝達経路の活性化を介して，骨芽細胞の増殖や分化に関与していることが知られている[4]。詳細は，総説[4]や本書の第Ⅱ編を参照されたい。一方，骨欠損部位へ幹細胞を動員し，動員した幹細胞を骨芽細胞へと分化誘導する方法も考えられている[5~8]。すなわち，幹細胞を動員するケモカインなどの因子に加えて，筋肉などの骨ではない組織に骨形成を誘導することができる BMP を利用して，骨芽細胞への分化を強力に誘導する方法である。これらの細胞増殖因子あるいは低分子薬物を，生体内で骨芽細胞あるいは幹細胞に対して効率よく作用させることができれば，その生物活性を増強し，骨再生を誘導することができると考えられる。

4　骨再生のための細胞増殖因子の利用法

　細胞増殖因子を用いた骨再生には，次の二つの方法が考えられる[9]。一つは，細胞増殖因子をコードする遺伝子を用いる方法である。Lieberman らは，骨髄細胞へアデノウイルスを用いてBMP-2 遺伝子を導入し，遺伝子導入した細胞を脱灰骨基質と組み合わせることにより，ラット大腿骨欠損部の再生に成功した[10]。Fang らは，コラーゲンスポンジへ BMP-4 遺伝子をコードするプラスミド DNA ベクターを含ませることにより，ラット大腿部において骨再生を認めた[11]。しかしながら，アデノウイルスを用いた遺伝子治療では，米国において死亡例が報告され，その抗原性などの安全性に問題がある[12]。一方，非ウイルス性のプラスミドベクターでは，低い遺伝子導入効率などに問題があり，遺伝子導入効率を高めるキャリアの開発が必要不可欠である。また，細胞増殖因子を恒常的に産生する細胞が少なからず残存するため，その副作用の可能性も否定することはできない。

　もう一つは，細胞増殖因子のタンパク質を投与する方法である。しかしながら，細胞増殖因子のリコンビナントタンパク質が高価である，あるいはタンパク質活性発現のためには大量投与が必要であるなどの問題がある。こうした問題を解決するために，われわれは，細胞増殖因子タンパク質，ならびに細胞増殖因子を誘導する低分子薬物をドラッグデリバリーシステム（DDS）技術と組み合わせて徐々に放出（徐放化）する方法を開発している[13~18]。

5　骨再生のための細胞増殖因子のドラッグデリバリーシステム

　DDSとは，薬物を必要な部位へ，必要な濃度で，必要な時期にだけ働かせるための技術，方法論である。DDSの目的には，薬物の徐放化，薬物の長寿命化，薬物の吸収促進，および薬物のターゲッティングなどがある[16, 17]。一般に，細胞増殖因子の生体内半減期はきわめて短く，拡散，あるいはタンパク質分解酵素による分解によって，投与部位から速やかに消失する。したがって，細胞増殖因子のタンパク質を用いた骨再生には，生体内において，生物活性を保持した細胞増殖因子を一定期間，徐放化するDDS技術が必要不可欠である。

　細胞増殖因子など，タンパク質のDDSにおける最大の問題は，その生物活性の低下である[19]。これまでに，BMP，FGF，TGF-β などの骨形成を促進する細胞増殖因子を用いた骨再生では，表1に示すように種々のDDS材料が利用されてきた[20]。しかしながら，多くの場合，骨再生に用いられる細胞増殖因子は，加熱，超音波照射，あるいは有機溶媒との接触などのDDS製剤化プロセスによって，その生物活性を失う。そのため，活性低下を抑える穏和な条件でのDDS製剤化が必要である。その一つの方法として，われわれは，ゼラチンからなるハイドロゲルへ包含させる徐放システムを考案した[13~15]。この徐放システムでは，凍結乾燥したゼラチンハイドロゲルへ細胞増殖因子水溶液を滴下することによって包含させるとともに，ゼラチンと細胞増殖因子との静電相互作用によって，ハイドロゲル内へ細胞増殖因子が固定化される。

　図1は，in vivo におけるハイドロゲルからの種々の細胞増殖因子の徐放挙動を示す[15]。いずれの細胞増殖因子においても，その水溶液投与に比較して，ハイドロゲルを用いることによって，より長期間にわたって細胞増殖因子を生体内に保持することが可能であった。また，細胞増殖因子ならびにゼラチンのそれぞれの生体内における残存量が良好な相関性を示したことから，細胞増殖因子は，主として，ハイドロゲルが分解されることによって，徐放化されていると考えられる[14, 15]。生体内において，細胞外マトリックスと結合した状態で貯えられた細胞増殖因子は，細胞外マトリックスが分解，水可溶化されることによって放出されている[21]。このことは，われわれの開発した細胞増殖因子の徐放システムは，生体内の細胞増殖因子の作用発現システムを模倣していることを示している。本システムでは，細胞増殖因子の徐放性がハイドロゲルの分解性にのみ依存しているため，注射可能な粒子状，貼り付けるシート状など，ハイドロゲルのサイズや形状に関係なく，様々な剤形で細胞増殖因子の徐放が可能である。

表1　細胞増殖因子を用いた骨再生の誘導

細胞増殖因子	キャリア	動物	部位
BMP	ポリ乳酸	イヌ	長管骨
	コラーゲンスポンジ	ラット	長管骨
	β-三リン酸カルシウム	ウサギ	長管骨
	多孔質 HA	ウサギ	頭蓋骨
rhBMP-2	ポリ乳酸（多孔質）	イヌ	脊柱骨
		ラット	頭蓋骨
	コラーゲンスポンジ	イヌ	歯周組織
		ウサギ, ヤギ, イヌ, サル, ヒト	長管骨
		ウサギ, ヒツジ, サル	脊柱固定
	ゼラチン	ウサギ	頭蓋骨
	ポリ乳酸コーティングゼラチンスポンジ	ウサギ, イヌ, サル	長管骨, 顎骨, 頭蓋骨
	多孔質 HA	サル	頭蓋骨
	乳酸-エチレングリコール共重合体	ラット	長管骨
rhBMP-7	コラーゲン	イヌ	脊柱骨
		イヌ	長管骨
bFGF	ゼラチン	ウサギ, サル	頭蓋骨
	コラーゲンミニペレット	ウサギ	長管骨
	コラーゲン	マウス	軟骨
TGF-β1	ゼラチン	ウサギ	頭蓋骨
	石膏, 乳酸-グリコール酸共重合体	ラット	頭蓋骨
	β-三リン酸カルシウム	イヌ	長管骨
	多孔質 HA	イヌ	長管骨
	コラーゲン	ヒヒ	頭蓋骨
PDGF-BB	多孔質 HA	ウサギ	長管骨
	キトサン	ラット	歯槽骨
PDGF/IGF-1	チタンインプラント	イヌ	顎骨

HA：ハイドロキシアパタイト，BMP：骨形成因子，rhBMP：ヒト遺伝子組み換え型骨形成因子，bFGF：塩基性線維芽細胞増殖因子，TGF：トランスフォーミング増殖因子，PDGF-BB：血小板由来増殖因子-BB，IGF-1：インスリン様増殖因子-1

6　徐放化細胞増殖因子による骨再生

6.1　塩基性線維芽細胞増殖因子を用いた骨再生

　塩基性線維芽細胞増殖因子（bFGF）は，血管新生や骨形成などを促進するタンパク質であり，褥瘡・皮膚潰瘍の治療"フィブラストスプレー"として市販されている。これまでに，われわれは，bFGF をゼラチンハイドロゲルから徐放化することによって，頭蓋骨欠損部[22, 23]，ならびに胸骨欠損部[24, 25] に対する骨再生の誘導に成功している。

　bFGF 含浸ゼラチンハイドロゲルをウサギ頭蓋骨に作製した骨欠損部（6 mm 直径）へ埋入したところ，埋入8週間後，骨欠損部は完全に再生自家骨で修復されていた。一方，bFGF 水溶液

第 2 章　生体吸収性ハイドロゲルを用いた生理活性物質の徐放化による骨再生

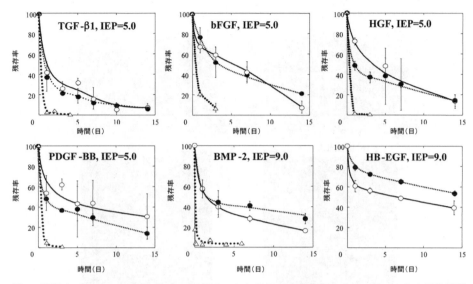

図1　等電点（IEP）5.0 および 9.0 のゼラチンからなる生体吸収性ハイドロゲルからの細胞増殖因子の *in vivo* における徐放
　　○：ハイドロゲルへ含浸，●：ハイドロゲルの生体吸収性，△：細胞増殖因子の水溶液投与

投与では骨再生は認められず，代わりに，線維性の軟組織が欠損部へ侵入していた。骨欠損部の骨密度測定においても，徐放化 bFGF 群は bFGF 水溶液投与群に比較して，有意に骨密度を増加させた。同様に，徐放化 bFGF により，同じ投与量でカニクイザルの頭蓋骨欠損部に対する骨再生の誘導にも成功している[23]。

　一方，心臓血管外科領域において，多くの開心術では，胸骨を切開する必要がある。虚血性心疾患に対する冠動脈バイパス手術では，開存性が高いという理由から，両側の内胸動脈を用いることが多い。適切な手術手技により胸骨は通常よく治癒するが，特に，糖尿病や腎不全などを合併している患者では，胸骨や周辺組織の血流が乏しくなり，組織修復が遅れたり，場合によっては治癒しないこともある。図2は徐放化 bFGF によるラット胸骨の骨再生とその周辺軟組織での血管新生作用の両方が増強された結果である。具体的には，ストレプトゾトシン誘導糖尿病ラットを麻酔下，胸骨を正中切開後，両側の内胸動脈を結紮した。その後，切開面および動脈結紮部をおおうように bFGF 含浸ゼラチンハイドロゲルシートを胸腔内より付着させて固定した。6 週間後の胸骨切開部における骨再生および動脈結紮虚血部位での血管新生作用を評価した。その結果，徐放化 bFGF により，骨再生の誘導および胸骨周辺軟組織の血管新生が認められた。一方，未処置群では，創傷面は全く治らず，感染を起こしている像が見られた。骨欠損部周辺の活性型骨芽細胞の数を調べたところ，徐放化 bFGF 群では，細胞数が増加し，その状態が有意に長く持続した。すなわち，bFGF の徐放化は創傷治癒の起こりにくい場合においても，bFGF の骨芽細胞への活性化作用，その血管新生作用を発現させることができたことを示している[24, 25]。

　以上のように bFGF の効果は，動物種や投与部位に依存しないことから，様々な疾患への臨

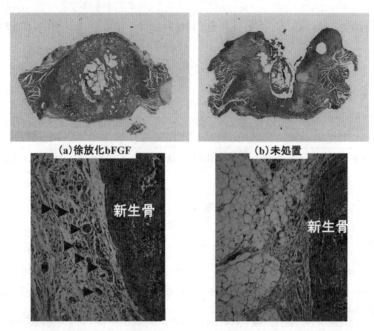

図2　徐放化 bFGF による糖尿病モデルラットの胸骨の再生（埋入 6 週間後の
ヘマトキシリン・エオジン染色像）
（a）徐放化 bFGF 100 μg/欠損部，（b）未処置，▲：血管

床応用が期待される。

6.2　骨形成因子を用いた骨再生

　BMP は強力な骨形成誘導能をもち，骨のみならず（同所性），本来，骨でない筋肉など（異所
性）においても，骨形成を誘導することのできるタンパク質である[26]。この理由から，BMP の
徐放化による骨再生に関する研究が盛んに行われている。例えば，高岡らは，L-乳酸-パラジオ
キサノンランダム共重合体とポリエチレングリコールとからなる，AB タイプのブロック共重合
体を合成し，この共重合体と BMP とを組み合わせることによって，良好な骨形成を得てい
る[27]。さらに，ウサギ，ヤギ，イヌ，サル，ヒトにおける，骨折，骨欠損，顎堤，顎骨，脊椎固
定などの治療モデルに対する BMP を用いた骨再生に関して，前臨床研究あるいは臨床治験が行
われている[28]。例えば，Hollinger らはコラーゲンスポンジ[29] あるいはポリ乳酸スポンジ[30] と
BMP とを組み合わせることによって，ウサギの尺骨欠損（20 mm）の骨再生に成功している。
　われわれは，bFGF と同様に，BMP-2 をゼラチンハイドロゲルから徐放化することに成功し
ている[31]。図 3 は，異なる生体吸収性をもつゼラチンハイドロゲルからの BMP-2 の徐放，なら
びに徐放化 BMP-2 により誘導された異所性骨組織中の骨組織特異マーカーであるオステオカル
シン含量を示す。オステオカルシン含量はハイドロゲルの種類に依存しており，ハイドロゲルの
含水率が 97.8 wt% のものが最も高値を示した。一方，より速く分解するハイドロゲルを用いた

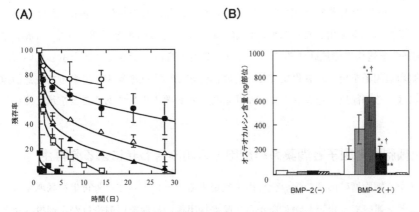

図 3　徐放化 BMP-2 による異所性骨形成
（A）*in vivo* における BMP-2 の徐放
含水率：（○）93.8，（●）96.9，（△）97.8，（▲）99.1，（□）99.7 wt%，（■）BMP-2 水溶液
（B）徐放化 BMP-2 による異所性骨組織中のオステオカルシン含量（埋入 4 週間後）
（□）93.8，（▦）96.9，（▧）97.8，（■）99.1，（▨）99.7 wt%，（▧）BMP-2 水溶液
BMP-2　5 μg/マウス
＊p＜0.05 含水率 93.8 wt%のハイドロゲルに対する有意差
†p＜0.05 含水率 96.9 wt%のハイドロゲルに対する有意差
＊＊p＜0.05 含水率 97.8 wt%のハイドロゲルに対する有意差

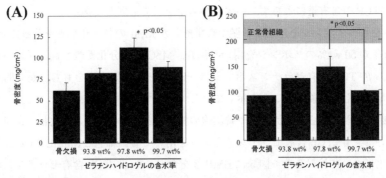

図 4　ウサギ尺骨欠損部（20 mm）およびカニクイザル頭蓋骨欠損部（6 mm）に対する骨再生の誘導
（A）埋入 6 週後のウサギ尺骨欠損部の骨密度
（B）埋入 3ヶ月後のカニクイザル頭蓋骨欠損部の骨密度
＊p＜0.05　他の群に対する有意差

場合，BMP-2 の徐放期間が短く，骨再生を誘導するには不十分であったと考えられる。逆に，より遅く分解するハイドロゲルを用いた場合，徐放化される BMP-2 の量が少なく，骨再生を誘導するために十分な局所の BMP-2 濃度が得られなかったのであろう。これらのバランスから，適度な BMP-2 の徐放性が効率のよい骨再生の誘導に必要であったと考えられる[31]。また，図 4 に示すように，ウサギ[32]やサル[33]においても，同じ BMP-2 の徐放性が，最も高く骨再生を誘導することもわかった。ヒトを含めた霊長類における BMP を用いた骨再生には，げっ歯類とは

異なり，mg オーダーでの大量の BMP 投与が必要であることが報告され，臨床における副作用が懸念されている[33]。サルを用いたわれわれの研究結果は，げっ歯類と同様の少ない BMP-2 投与量でも，BMP-2 を適切に徐放化することにより，骨再生を誘導できることを示している。このように，細胞増殖因子を用いた骨再生では，生物活性が高い細胞増殖因子であっても，治療効果を得るためには，その徐放性をコントロールすることが必要不可欠であることを示している。

7　徐放化細胞増殖因子と間葉系幹細胞との組み合わせによる骨再生

　骨形成を促進する細胞増殖因子の徐放化技術を利用することによって，骨再生を誘導することが可能であることを述べてきた。しかしながら，腫瘍摘出後の放射線照射や抗がん剤投与などによって荒廃した組織や大きな欠損を生じた骨組織の場合，骨欠損部周囲からの細胞浸潤を期待することは，細胞の質的および量的，いずれの面においても困難であり，このままでは十分な骨再生は期待できない。この問題を解決する方法として，われわれは，細胞増殖因子の徐放化能，ならびに細胞の増殖・分化のための空間をもつ多孔質材料をデザインした。すなわち，上述の BMP-2 の徐放化が可能なゼラチンと骨芽細胞に対して高い親和性をもつ β-リン酸三カルシウム（β-TCP）とを混合することによって，多孔質スポンジを作製した。得られたスポンジは孔径約 180 μm，気孔率約 96％であり，β-TCP 粒子が均一に分布していた。また，BMP-2 の徐放性は，β-TCP の含有量によらず，いずれのスポンジでも同じであった[34]。一方，異なる β-TCP 含有率をもつスポンジを用いて骨髄から単離した MSC の骨分化培養を行ったところ，β-TCP の含有率が 50 wt％のスポンジを用いた場合，MSC の骨分化が最も高く誘導された[35]。以上の結果は，β-TCP 含有ゼラチンスポンジは，BMP-2 の徐放化能をもち，かつ間葉系幹細胞の骨分化の足場として機能することを示している。

　次に，放射線照射によって血流低下や幹細胞の枯渇をともなっている骨欠損部に対する骨再生の誘導について，β-TCP 含有ゼラチンスポンジを用いて骨髄細胞と徐放化 BMP-2 とを組み合わせた骨再生について検討した。図 5 に BMP-2 を含浸した β-TCP 含有ゼラチンスポンジを用いた，放射線照射したウサギ尺骨欠損部に対する骨再生について示す。図から明らかなように，

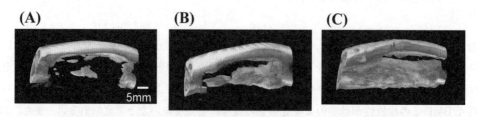

(A)　　　　　**(B)**　　　　　**(C)**

5mm

図 5　放射線照射ウサギ尺骨欠損部（20 mm）に対する骨再生の誘導（治療 6 週後の μCT 像）
　　　(A)スポンジのみ，(B)徐放化 BMP-2，(C)徐放化 BMP-2 ＋自家骨髄 BMP-2　17 μg/ウサ
　　　ギ，大腿骨から採取した自家骨髄　0.5 mL/ウサギ

徐放化 BMP-2 のみ（図 5(B)）と比較して，骨髄細胞を播種したスポンジから BMP-2 が徐放化されることによって，通常の方法では治療効果が期待できない放射線照射骨欠損部において，骨再生の増強されることがわかった（図 5(C)）。一方，骨髄細胞ならびに BMP-2 を含まないスポンジでは，骨再生が誘導されなかった（図 5(A)）。これらの結果は，増殖分化ポテンシャルの高い幹細胞と徐放化細胞増殖因子とを組み合わせることにより，放射線照射後の傷害された骨欠損部においても骨再生を誘導することができることを示している。一般に，腫瘍切除と併用される放射線照射によって，傷害された骨欠損部は再建が困難である。徐放化細胞増殖因子と幹細胞とを組み合わせた骨再生誘導技術が，こうした臨床症例に対して応用可能な技術となりうると考えられる。

8　幹細胞の動員と分化誘導とを組み合わせた骨再生

　徐放化細胞増殖因子と幹細胞とを組み合わせることにより，難治性骨欠損に対して骨再生を誘導できることを述べた。しかしながら，この方法では，幹細胞を採取する必要がある。このため，体内に存在する幹細胞を骨欠損部へ動員することができれば，動員された幹細胞を BMP により骨芽細胞へ分化誘導することにより，骨再生を誘導することが可能になると考えられる。Otsuru らは，コラーゲンスポンジから BMP-2 を徐放化することにより，骨髄から血流を介して幹細胞がコラーゲンスポンジへ動員され，骨再生が誘導されることを示した[5]。同様に，われわれも，異なる生体吸収性をもつゼラチンハイドロゲルを用いて BMP-2 の徐放性を変化させることにより，BMP-2 の徐放性が幹細胞の動員と骨再生に影響を及ぼすことを明らかにしている[6]。一方，Mifune らは，顆粒球刺激因子（G-CSF）を用いることにより，CD34 陽性細胞を動員し，血管新生と骨再生とを誘導することに成功している[7]。われわれは，骨髄から幹細胞を動員することができるケモカインであるストローマ細胞由来因子-1（SDF-1）[36] を BMP-2 と組み合わせてゼラチンハイドロゲルから徐放化することにより，幹細胞の動員，血管新生，ならびに骨再生を誘導できることを見いだした（図 6)[8]。これは，ゼラチンハイドロゲルから徐放化された SDF-1 および BMP-2 の二つの因子が相乗的に作用したことを示唆している。このように生物活性の異なる複数の生理活性物質を徐放化する DDS 技術は，生体がもつ自然治癒能力を高めて，より生理的な条件で骨再生を誘導することができる治療技術として期待されている。

9　低分子薬物の徐放化による骨再生

　生体吸収性ハイドロゲルを用いて細胞増殖因子を徐放化することにより，骨再生を誘導できることを述べてきた。一方，近年，フラボノイドなどのポリフェノール類，スタチン，ビタミン D_3，エストロゲン，副甲状腺ホルモンなどの低分子薬物も，様々なシグナル伝達経路の活性化を介して骨形成を促進できることが明らかにされつつある[4]。このような低分子薬物を用いた骨

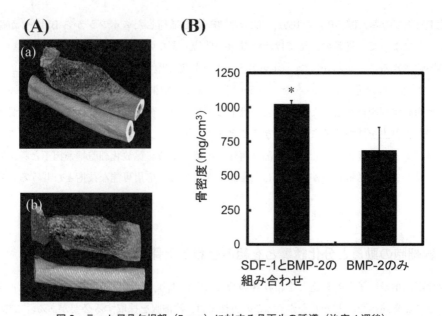

図6　ラット尺骨欠損部（5 mm）に対する骨再生の誘導（治療4週後）
　　　（A）尺骨欠損部のμCT像
　　　（a）徐放化BMP-2＋徐放化SDF-1，（b）徐放化BMP-2
　　　（B）尺骨欠損部の骨密度
　　　BMP-2　3μg/ウサギ，SDF-1　5μg/ウサギ
　　　＊$p < 0.05$　徐放化BMP-2群に対する有意差

形成では，細胞増殖因子のリコンビナントタンパク質を合成する必要もなく，さらに，生理的に細胞増殖因子のシグナルを誘導することができるため，過剰に細胞増殖因子を投与する必要がない。このため，将来的には，低分子薬物を用いた骨再生が，より臨床応用に近い方法になると考えられる。

　一方，これらの低分子薬物の多くは難水溶性である。一般に，難水溶性薬物に対するDDSとして，疎水性高分子を用いた薬物徐放化技術が開発されている。しかしながら，これらの疎水性高分子に対する炎症反応が問題になる場合がある。そこで，われわれは，疎水性高分子に比べて生体反応性の低い，ハイドロゲルから難水溶性薬物を徐放化する方法を開発した[37]。すなわち，すでに臨床応用されている生体吸収性高分子であるゼラチンと乳酸オリゴマーとをグラフト反応させることにより，ミセル形成能をもつ乳酸オリゴマーグラフトゼラチンを作製した（図7）。われわれは，この乳酸オリゴマーグラフトゼラチンを用いて，骨形成作用が報告されている難水溶性薬物のシンバスタチンをゼラチンハイドロゲルから徐放化することを試みた。まず，乳酸オリゴマーグラフトゼラチンを用いてシンバスタチンを水可溶化した。次に，水可溶化シンバスタチンを含むゼラチン水溶液をグルタルアルデヒド（GA）で化学架橋することにより，スタチン含有ゼラチンハイドロゲルを得た。この徐放システムでは，ハイドロゲル内に含有された水可溶化スタチンは，ハイドロゲルの分解とともに徐放化される。図8は，得られたシンバスタチン含

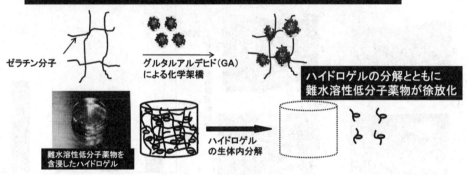

図 7　難水溶性低分子薬物を徐放化できる生体吸収性ハイドロゲルの作製プロセス

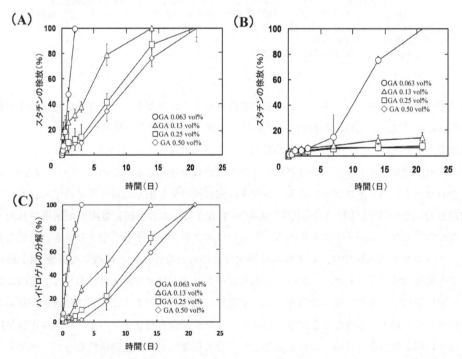

図 8　スタチン含有ゼラチンハイドロゲルからのスタチンの徐放性とハイドロゲル分解性
（A，B）スタチンの徐放，（C）ハイドロゲルの分解，（A，C）コラゲナーゼ含有 PBS，（B）PBS のみ

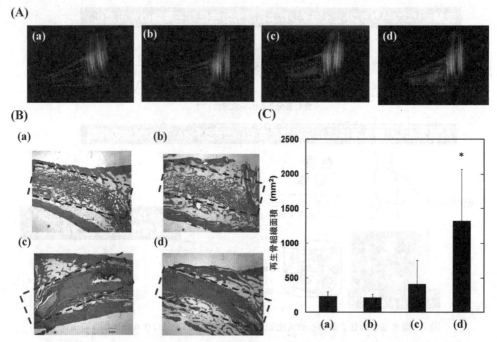

図9 徐放化スタチンによるウサギ抜歯部位の骨欠損に対する骨再生の誘導（埋入5週後）
（A）軟X線像，（B）ヘマトキシリン・エオジン染色像，（B）再生骨組織面積
（a）ゼラチンハイドロゲル，（b）空ミセル含有ゼラチンハイドロゲル，（c）徐放化
スタチン（1 μg），（d）徐放化スタチン（10 μg）
点線囲い：再生骨組織
*$p < 0.05$　他の群に対する有意差

有ハイドロゲルからのシンバスタチンの放出挙動を示す。コラゲナーゼ含有リン酸緩衝生理食塩水（PBS）中では，GA濃度依存的にスタチンの徐放化が見られた（図8A）。一方，コラゲナーゼ非含有のPBS中では，スタチンの放出はほとんど見られなかった（図8B）。これはコラゲナーゼによりゼラチンハイドロゲルが分解し，スタチンが放出されたことを示している。次に，スタチン含有ゼラチンハイドロゲルによる，ウサギ抜歯部位の骨欠損部に対する骨再生の誘導について検討した。その結果，図9Aおよび図9Cに示すように，骨欠損部に骨再生が誘導された。しかしながら，ゼラチンハイドロゲルのみ，あるいはスタチンを含まない空ミセルを含有したゼラチンハイドロゲル埋入群では，いずれも骨再生は認められなかった。組織学的評価（図9B）においても同様の結果が得られ，スタチン含有ゼラチンハイドロゲル埋入群において，他のコントロール群に比べて，有意に高い骨再生の誘導が認められた。このように有意に骨再生が認められた理由として，以下のようなことが考えられる。スタチン含有ゼラチンハイドロゲルが骨欠損部で，徐々に酵素分解をうける。その結果として，骨欠損部の局所で生物活性をもつスタチンが徐放化される。徐放化されたスタチンは，欠損部周辺に存在している細胞に作用，細胞からBMP-2を分泌，その結果として骨再生の誘導が得られた。これらの知見は，従来，別の治療のために

使われてきた薬物を DDS 化し，局所でうまく徐放化することで，これまでにない薬理作用が実現できることを示している。

10　おわりに

　細胞増殖因子や低分子薬物を徐放化することにより，骨再生を誘導することが可能であることを述べてきた。しかしながら，放射線照射を併用した難治性の大きな骨欠損部に対しては，徐放化細胞増殖因子のみならず，間葉系幹細胞などの幹細胞との組み合わせが必要であることも示唆された。さらに，幹細胞を生体内のメカニズムを利用して動員することにより，骨再生誘導を増強できる可能性も明らかにされつつある。今後，幹細胞を利用する方法論や複数の生理活性物質を組み合わせることによって，われわれの徐放化システムがより高い効率で骨再生を誘導する技術となりえることを期待している。

文　　献

1) M. F. Pittenger, A. M. Mackay *et al.*, *Science*, **284**, 143-147 (1999)
2) H. Ohgushi, A. I. Caplan, *J. Biomed. Mater. Res.*, **48**, 913-927 (1999)
3) T. Noshi, T. Yoshikawa *et al.*, *Artif. Organs*, **25**, 201-208 (2001)
4) A. Trzeciakiewicz, V. Habauzit *et al.*, *Nutr. Res. Rev.*, **22**, 68-81 (2009)
5) S. Otsuru, K. Tamai *et al.*, *Biochem. Biophys. Res. Comm.*, **354**, 453-458 (2007)
6) Y. Kimura, N. Miyazaki *et al.*, *Tissue Eng. Part A*, **16**, 1263-1270 (2010)
7) Y. Mifune, T. Matsumoto *et al.*, *Stem Cells*, **26**, 1395-1405 (2008)
8) J. Ratanavaraporn, H. Furuya *et al.*, *Biomaterials*, **32**, 2797-2811 (2011)
9) D. Wu, P. Razzano *et al.*, *J. Cell. Biochem.*, **88**, 467-481 (2003)
10) J. R. Liberman, A. Daluiski *et al.*, *J. Bone Joint Surg.*, **81A**, 905-917 (1999)
11) J. Fang, Y. Y. Zhu *et al.*, *Proc. Natl. Acad. Sci.*, USA **93**, 5753-5758 (1996)
12) J. L. Fox, *Nat. Biotechnol.*, **17**, 1153 (1999)
13) Y. Tabata, S. Hijikata *et al.*, *J. Controll. Release*, **31**, 189-199 (1994)
14) Y. Tabata, Y. Ikada, *Adv. Drug Delivery Rev.*, **31**, 287-301 (1998)
15) M. Yamamoto, Y. Ikada *et al.*, *J. Biomater. Sci. Polym. Edn.*, **12**, 77-88 (2001)
16) 田畑泰彦，松本邦夫編，細胞増殖因子と再生医療，メディカルレビュー社 (2006)
17) 田畑泰彦編，患者まで届いている再生誘導治療，メディカルドゥ (2008)
18) Y. Tabata, *J. R. Soc. Interface*, **6 Suppl. 3**, S311-S324 (2009)
19) A. K. Banga, "Therapeutic Peptide and Proteins, Formulation, Processing, and Deliverly Systems", Technomic Publishing Company Inc. (1995)
20) S. A. Gittens, H. Uldag, *J. Drug Targeting*, **9**, 407-429 (2001)

21) J. Taipale, J. Keski-Oja, *FASEB J.*, **11**, 51-57 (1997)

22) K. Yamada, Y. Tabata *et al.*, *J. Neurosurg.*, **86**, 871-875 (1997)

23) Y. Tabata, K. Yamada *et al.*, *J. Neurosurg.*, **91**, 851-856 (1999)

24) A. Iwakura, Y. Tabata *et al.*, *Circulation*, **102**, III-307-311 (2000)

25) A. Iwakura, Y. Tabata *et al.*, *Circulation*, **104**, I-325-329 (2001)

26) J. M. Wozney, *Spine*, **27**, S2-S8 (2002)

27) N. Saito, T. Okada *et al.*, *Nat. Biotechnol.*, **19**, 332-335 (2001)

28) Wozney, J. M., Rosen, V., *Clin. Orthop. Rel. Res.*, **346**, 26-37 (1998)

29) J. O. Hollinger, J. M. Schmitt *et al.*, *J. Biomed. Mater. Res.* (*Appl. Biomater.*), **43**, 356-364 (1998)

30) D. L. Wheeler, D. L. Chamberland *et al.*, *J. Biomed. Mater. Res.* (*Appl. Biomater.*), **43**, 365-373 (1998)

31) M. Yamamoto, Y. Takahashi *et al.*, *Biomaterials*, **24**, 4375-4383 (2003)

32) M. Yamamoto, Y. Takahashi *et al.*, *Tissue Eng.*, **12**, 1305-1311 (2006)

33) Y. Takahashi, M. Yamamoto *et al.*, *Tissue Eng.*, **13**, 293-300 (2007)

34) Y. Takahashi, M. Yamamoto *et al.*, *Biomaterials*, **26**, 4856-4865 (2005)

35) Y. Takahashi, M. Yamamoto *et al.*, *Biomaterials*, **26**, 3587-3596 (2005)

36) D. K. Jin, K. Shido *et al.*, *Nat. Med.*, **12**, 557-567 (2006)

37) T. Tanigo, R. Takaoka *et al.*, *J. Control. Release*, **143**, 201-206 (2010)

第3章　変形性関節症〜大規模住民調査ROADから〜

吉村典子[*1]，岡　敬之[*2]

1　はじめに

　変形性関節症（osteoarthritis：OA）は老化性退行変化を基盤とした軟骨の変性および骨性増殖を本態とし，これら変化に伴う関節痛・運動障害によって日常生活に不都合をきたす疾患である。平成19年の厚生労働省国民生活基礎調査の結果をみると，OAは高齢者が要介護になる原因の4位，要支援に限ると高齢による衰弱についで2位となり[1]，多くの高齢者の生活の質（Quality of life：QOL）を低下させることによって，その健康寿命を短縮し，さらに医療費の高騰，労働力の低下の一因となっていることは明らかである。

　しかしその予防に必要な基本的疫学指標，即ち有病率や発生率，危険因子を同定することは容易ではない。慢性に進行し経過が長いOAのような疾患は発生の日時を特定することが困難であるため，一般住民の集団を設定して，集団全体について検診を行う必要があるからである。このような事情のために，患者数が極めて多いと考えられるにもかかわらず，OAを目的疾患とした疫学研究はまだ十分とは言えない。

　著者らは，わが国のOAをはじめとする骨関節疾患の基本的疫学指標を明らかにし，その危険因子を同定すること，さらにこれら骨関節疾患の経過，各治療別の経過に影響を及ぼす要因について明らかにすることによってわが国の要介護予防に資することを目的として，2005年より住民データベースの策定を開始した。その結果，2005-2007年で3,040人からなるpopulation-based cohortを設立し，この一連の研究活動をResearch on Osteoarthritis/osteoporosis Against Disability（ROAD）プロジェクトと名付けた[2, 3]。このような一般住民を対象としたコホートを追跡することにより，骨関節疾患の有病率・発生率などの基本的疫学指標を明らかにし，その危険因子となる生活習慣を同定することが可能になった。

　本稿ではまずOAの同定に必要な診断や評価基準について述べ，その後ROADベースライン調査結果から明らかになってきたOAの疫学情報，特に膝と脊椎のOAの有病率，推定患者数，関連要因などについて報告する。

＊1　Noriko Yoshimura　東京大学医学部附属病院　22世紀医療センター　関節疾患総合研究講座　特任准教授

＊2　Hiroyuki Oka　東京大学医学部附属病院　22世紀医療センター　関節疾患総合研究講座　特任助教

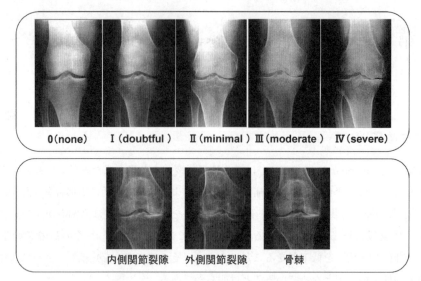

図1　KL 分類（上）と OARSI 分類（下）
KL 分類は骨棘，関節裂隙狭小化，軟骨下骨硬化，pseudocyst を包括した OA 重症度評価であり，数字が大きくなる程重症となる。OARSI 分類は内・外側の関節裂隙，内・外側の大腿骨・脛骨骨棘，骨硬化，アライメント不整の各項目をカテゴリカルに分類した評価法である。

1.1　OA の診断基準

　前述のごとく，OA は，老化性退行変化を基盤とした軟骨の変性および骨性増殖を本態とするため，その診断には画像評価が不可欠となる。画像診断としては X 線画像診断，MRI による診断のふたつが有用である。

1.1.1　X 線画像による診断基準

　X 線撮影装置は広く普及しており，検査が安価かつ簡易であることから OA の診断に広く使用されている。

　OA の代表的 X 線画像評価法には関節裂隙の狭小化や骨棘形成を包括した5段階評価である Kellgren-Lawrence（KL）分類[4] がある（図1）。KL 分類は，KL0：骨棘，関節裂隙狭小化いずれもなし，KL1：骨棘疑い，KL2：明らかな骨棘，KL3：明らかな骨棘に加えて関節裂隙狭小化あり，KL4：KL3 に加えて軟骨下骨硬化ありとする分類法であり，KL2 以上を OA ありとするのが一般的である。しかしながら，KL 分類では骨棘形成と関節裂隙の狭小化を包括した重症度分類も兼ねているため，OA とはまず骨棘が発生し，次いで関節裂隙が狭小化し，その後軟骨下骨の硬化に進行するという仮定のもとに成り立っている分類法である。しかし骨棘がないが関節裂隙の狭小化がある例など，必ずしも仮定した進行に沿っているとは言えない症例も多数存在する。そのような場合 KL 分類ではどのカテゴリーに入れるべきか判断に困る場合も多い。

　そこで Osteoarthritis Research Society International（OARSI）が主導となり 2007 年4月に手・膝・股関節の関節裂隙の狭小化，骨棘などをそれぞれ個別に4段階で評価する OARSI 分類

が公表された[5]（図1）。

　KL分類，OARSI分類，いずれもX線による診断においては有効な方法であるが，いずれもあるカテゴリーに分類する方法であるため，分類を行うものが複数になった場合，あるいは同じ評価者でも別の機会に分類した場合，すなわち評価者間および評価者内評価にばらつきがあることが問題となる。このような従来のOAにおけるX線画像評価の問題点を克服するため，著者らは膝OAの新しい画像診断法 knee OA computer assisted diagnosis（KOACAD）を開発した[6]（図2）。KOACADは，デジタルフィルタによる画像ノイズ除去，骨の輪郭線抽出と情報の統計処理による基準点標準化を経て，内・外側関節裂隙最小距離および面積，脛骨内側骨棘面積および大腿脛骨角（FTA）計測を行うソフトウエアであり，計測基準点設定の際の誤差を最小とすべく上記の動作の全てが全自動で行なわれる。X線画像の手動計測においては，評価者間，評価者内ともに再現性は低いが，KOACADにおいては同一画像読影の完全な再現性が確認されている[6]。このKOACADシステムを脊椎にも応用しKOACADと同様のインターフェイスを持つ脊椎X線計測ソフトウエア（フィルタリングによる画質改善と椎体高・椎間板腔・骨棘・すべりの定量評価を行なう）の開発を行い，特許申請が終了している。同ソフトウエアの精度に関しては現在評価を行なっている段階である。

1.1.2　MRI画像による診断基準

　軟骨変性を基盤とする四肢OAにおいて，軟骨描出能において優れたMRIが診断に有用であることに疑いの余地はない。一方腰椎OAに関してはX線学的な定量評価法も提唱さえされていない状態であり，同疾患とオーバーラップすると考えられる腰部脊柱管狭窄症の診断に汎用されるMRI画像との比較により評価基準を設けることも困難である。

　以下には，四肢MRIにおける画像診断（膝）について紹介する。

　一般のMRI撮影で多用されるスピンエコー（SE）法を用いた場合，関節軟骨はT1強調像で関節液よりやや信号強度が高い中間信号を，T2強調像では低信号を呈することから，T1強調像では関節液，T2強調像では軟骨下骨との境界が不明瞭となる。このため磁場勾配反転によりエコー信号を発生させるグラディエントエコー法（比較的高いフィリップ角で関節液などの水信号が高信号化し軟骨とのコントラストが明瞭となる）と脂肪抑制法（骨髄内脂肪の高信号が抑制され軟骨／骨境界の抽出が容易となる）を併用するパルスシークエンス（spoiled gradient echo：SPGR，fast low-angle shot：FLASH，double-echo and steady-state：DESS など，測定装置メーカーごとに，使用する技術，呼称が異なる）が提唱された（図3）。これらの評価法は欧米においてMRIを用いた膝OA軟骨評価のGold standardとなっているが，1スライスごとに正確な軟骨領域が表現されたとしても，複雑な曲面構造をとる関節軟骨を可視化して軟骨量の低下および病変を判定するのは非常に困難である[7]。

　軟骨量の低下が生じない初期のOAでは，コラーゲン損傷などの変性のみが生じている可能性が高いため，MRIを用いた軟骨の質的評価は，早期診断につながる二次予防の観点から注目を集めている。軟骨を質的に評価する代表的なMRI手法は，コラーゲン損傷を示唆する軟骨の

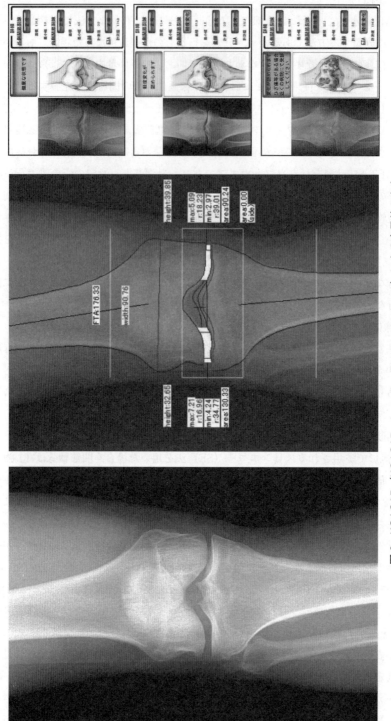

図2 KOACAD (KOACAD, Inotech, Hiroshima, Japan) による定量値の出力
左がオリジナルの膝X線画像、中央はKOACADによる処理結果である。KOACADにおいては、図の如く自動的に補助線を引き、瞬時に結果を出力する。画像右は出力レポートであり、設定したカットオフ値をもとに疾患を3段階評価してレポート出力を行なう。

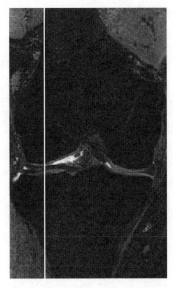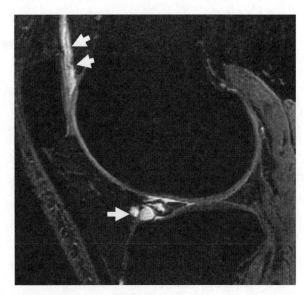

図 3　SPGR 法にて撮像を行った膝 MRI

膝サーフェイスコイルを使用して撮影。右図（矢状断）は，左図（前額断）にて白線で示される部分でのスライスである。3D 画像（等方性ボクセル）であるため，矢状断で撮影を行っても前額断，冠状断での再構成が可能である。右図白矢印は関節液部分を示しており，軟骨より高輝度に描出されるため軟骨とのコントラストは明瞭である。

水分量の変化と異方性を判定する T2 map，グルコサミノグリカン（GAG）の評価に有用と考えられる delayed gadolinium-enhanced MRI of cartilage（dGEMRIC）である。dGEMRIC は，Gd-DTPA2-（2 倍量）の静脈投与より 90 分から 2 時間後に T1map による撮像を行い，変性の程度を評価する手法である。しかし残念ながらまだこれらの手法の *in vivo* での評価は十分とはいえず，今後さらなる研究の発展が望まれる。

1.1.3　臨床症状からみた診断基準

　OA の評価を画像診断のみで行うことに関しては異論も多い。アメリカリウマチ学会（ACR）は 1986 年に膝 OA について，臨床および臨床検査所見，臨床および X 線所見，臨床所見の 3 群における分類基準を公表した。さらに，股関節 OA に関しても 1991 年に同様の分類基準を公表している[8]（表 1）。現在でも同診断基準を採用する研究プロトコルが多いが，公表後 20 年近く経過していること，膝 OA の分類基準では臨床所見は捻髪音と圧痛，X 線所見は骨棘のみを評価項目としていることなど最新の知見と一致しない部分もあるため注意を要する。

　四肢関節の OA に対し脊椎 OA は画像診断上の病名として位置づけられ，その臨床症状との関連については十分に検討されているとは言えない。症候性の腰部脊柱管狭窄症などの脊椎疾患に関して，定量的な画像評価と臨床症状を検討することにより新たな知見が得られる可能性もあるため，更なる研究の進展が望まれる。

表 1　アメリカリウマチ学会（ACR）による膝・股関節 OA の分類基準

膝関節の特発性変形性関節症（OA）の分類基準（1986 年）

臨床および臨床検査所見

膝関節痛および，以下の 9 項目のうち 5 項目以上が該当すること

1. 年齢＞50 歳
2. こわばり＜30min
3. 捻髪音
4. 骨圧痛
5. 骨腫大
6. 熱感なし
7. ESR＜40mm/hr
8. RF＜1：40
9. SFOA

感度 92%，特異性 75%

臨床および X 線所見

膝関節痛および，以下の 3 項目のうち 1 項目以上が該当すること

1. 年齢＞50 歳
2. こわばり＜30min
3. 捻髪音＋骨棘

感度 91%，特異性 86%

臨床所見*

膝関節痛および，以下の 6 項目のうち 3 項目以上が該当すること

1. 年齢＞50 歳
2. こわばり＜30min
3. 捻髪音
4. 骨圧痛
5. 骨腫大
6. 熱感なし

感度 95%，特異性 69%

ESR：赤血球沈降速度（Westergren 法），RF：リウマトイド因子，
SFOA：変形性関節症の滑液の性質（清明，粘性，あるいは白血球数＜2,000/μL）
　＊6 項目中 4 項目あてはまる場合，感度 84%，特異性 89% である

股関節の変形性関節症の分類基準（1991 年）

股関節痛および次に示す 3 項目のうち 2 項目以上が該当すること

1. ESR＜20mm/hr
2. 大腿あるいは寛骨臼骨棘の X 線所見
3. 関節裂隙の狭小化の X 線所見（上方向，軸方向，および／あるいは内側）

本分類法の感度は 89%，特異性は 91% である
ESR：赤血球沈降速度（Westergren 法）

表 2　WOMAC（Westren Ontario and McMaster Universities）

疼痛（5 項目）
1)　平らな所を歩く時
2)　階段の上り下りの時
3)　夜，寝る時
4)　まっすぐに立つ時
5)　椅子に座ったり
横になったりする時

こわばり（2 項目）
1)　朝
2)　日中

ADL（17 項目）
1)　階段を降りる
2)　階段をのぼる
3)　椅子座位から立ち上がる
4)　立っている
5)　身をかがめて，床に落ちたものを拾う
6)　平らなところを歩く
7)　車の乗り降り，バスの乗り降り
8)　買い物に行く
9)　靴下またはストッキングを履く
10)　ベッドから起き上がる
11)　靴下またはストッキングを脱ぐ
12)　ベッドに横たわっている
13)　浴槽に入る，または出る
14)　椅子に座る
15)　洋式トイレを使う
16)　簡単な家事を行う
17)　困難な家事を行う

2　OA の臨床症状の評価ツール

　現在 OA の臨床症状を評価するツールのなかで，Gold Standard と考えられるのは，膝，股関節 OA の評価ツールとして開発された WOMAC（Westren Ontario and McMaster Universities）であろう[9]。WOMAC は疼痛 5 項目，こわばり 2 項目，ADL を含めた身体機能 17 項目（合計 24 項目）の質問で構成された自己記載式の質問票である（表 2）。質問項目は過去 48 時間を振り返り表 2 の項目に関して行う。WOMAC が汎用される理由として，高齢者での Validation study が終了しており 65 ヶ国語で使用可能であるため国際的に同一の基準で評価が可能であること，医師の主観的な評価に頼らないという点が上げられるが，48 時間以内という短期間での振り返り評価であるため，OA 慢性期に特有の症状が捉えられない可能性があることが問題とされてい

る。

　同様な評価ツールに膝では KOOS（Knee injury and Osteoarthritis Outcome Score）[10]，股関節では HOOS（Hip dysfunction and Osteoarthritis Outcome Score）[11] が挙げられるが，同ツールは外傷や術後評価のツールとして開発された経緯から，より若年層での使用が見込まれており，高齢者の関節症の評価には十分に対応しきれていない可能性がある。

3　OA の疫学

　著者らは大規模住民コホート研究 ROAD のベースライン調査結果から，一般住民の OA 特に膝 OA と腰椎 OA の頻度と関連要因を明らかにした。

3.1　膝 OA の有病率と推定患者数

　膝 OA の有病率を推定するために，両膝立位正面 X 線像上の KL スケールを用いて整形外科医が分類し，重症側の KL グレードが 2 以上のものを膝 OA ありとした。ROAD データベースから膝 OA の有病率を検討したところ，男性 42.0%，女性 61.5% であった。膝 OA の性・年齢別分布を図 4 に示す。

　この有病率を，平成 17 年度の年齢別人口構成に当てはめて，ここから本邦の膝 OA 患者数（40歳以上）を推定すると，X 線で診断される膝 OA の患者数は 2530 万人（男性 860 万人，女性1670 万人）となった。これらは無症状であるものを含んでの推計であるが，われわれはすでにX 線上変化を認める OA 潜在患者のうち，男性で 1/4，女性で 1/3 が痛みを伴うことを報告しており[12, 13]，そこから見積もると，膝 OA の有症状患者数は約 800 万人となった。

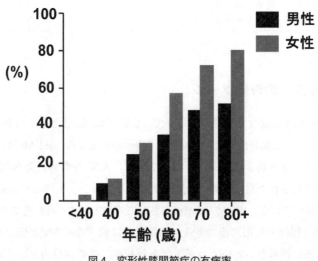

図 4　変形性膝関節症の有病率
（文献 3）より作成）

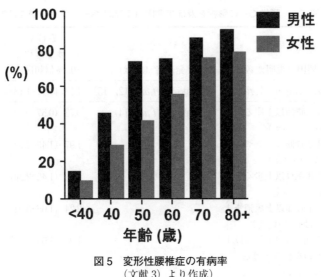

図 5　変形性腰椎症の有病率
（文献 3）より作成）

3.2　腰椎 OA の有病率と推定患者数

　腰椎 OA の有病率を推定するために，腰椎側面 X 線像を，KL スケールを用いて整形外科医が分類し，最重症椎間の KL グレードが 2 以上のものとした。ROAD データベースにおける腰椎の OA の有病率を検討したところ，腰椎 OA の有病率は男性 80.6％，女性 64.6％であった。腰椎 OA の性・年齢別分布を図 5 に示す。

　膝 OA 同様，腰椎 OA の患者数を推定すると，3790 万人（男性 1890 万人，女性 1900 万人）となり，従来の試算よりもはるかに多いことがわかった。このうち有症状患者数を膝と同様の方法で見積もったところ，腰椎 OA の有症状患者数は 1100 万人となった。

3.3　膝 OA，腰椎 OA に関連する要因

① 体格

　著者らは ROAD 参加者のうち，60 歳以上の参加者 2,288 人（男性 818 人，女性 1,470 人）を対象として，OA の有病の有無を目的変数とし，OA に関連する要因として，体格指数（Body mass index（BMI）; kg/m^2）を説明変数として，年齢，性別，居住地域，飲酒，喫煙要因を調整して分析を行った結果，膝 OA，腰椎 OA いずれに対しても BMI が高いことが有意に関連していることがわかった[12, 13]。すなわち BMI が 1 高くなると膝 OA との関連が 14％強くなり，腰椎 OA との関連が 6％強くなることがわかった（表 3）。

② 職業

　山村と漁村の参加者 1,690 人のうち，50 歳以上の 1,471 人（男性 531 人，女性 940 人）を対象として過去に最も長く就労した職業において最も多かった動作（座る，立つ，ひざまづく，ひざのまげのばし（スクワット），歩く，坂を上る，重いものをもつ）の頻度と OA との関連を検討

表3　膝 OA，腰椎 OA に影響を及ぼす要因（ROAD ベースライン調査結果より）

	要因（説明変数）	発表者（文献）	膝 OA オッズ比（95％信頼区間）	腰椎 OA オッズ比（95％信頼区間）
体格[a]	BMI（1kg/m^2 上昇）	Muraki S, *et al.*（12，13）	1.14（1.11-1.18）	1.06（1.03-1.09）
職業（動作）[b]	1日2時間以上座る（はい/いいえ）	Muraki S, *et al.*（14）	0.73（0.57-0.92）	0.78（0.62-0.99）
	1日2時間以上立つ（はい/いいえ）		1.97（1.43-2.72）	有意な関連認めず
	1日3キロ以上歩く（はい/いいえ）		1.80（1.42-2.29）	有意な関連認めず
	1日1時間以上坂道を上る（はい/いいえ）		2.24（1.65-3.04）	有意な関連認めず
	週1回以上10キロ以上のものを持ち上げる（はい/いいえ）		1.90（1.50-2.42）	有意な関連認めず
栄養[c]	食事中ビタミン K（1SD 上昇）	Oka H, *et al.*（16）	0.75（0.63-0.89）	－（解析未実施）

OA：変形性関節症，BMI：body mass index
a：性・年齢，居住地域，飲酒，喫煙を補正
b：性・年齢，BMI を補正
c：性・年齢，BMI，総エネルギーを補正

した[14]。その結果，座ることの多い仕事は KL グレード2以上の膝 OA，腰椎 OA と有意な負の相関が見られることがわかった。さらに立つ，歩く，坂を上る，重いものをもつなどの動作は膝 OA に関連していることがわかったが，腰椎 OA とは有意な関連を認めなかった。これらより職業動作と OA との関連は腰椎よりは膝に顕著にみられることが推定された。

③　栄養

ROAD では栄養と OA の関連についても解析を行った。ROAD 参加者の内，60歳以上で膝の手術を受けていない山村住民719人（男性270人，女性449人）を対象として，brief diet history questionnaire（BDHQ）[15] を用いて行った詳細な栄養調査項目と膝 OA との関連を検討したところ，ビタミン K の摂取量が低い群ほど膝 OA が多いことがわかった[16]。

以上より，OA は年齢，体格，職業，食生活など多岐にわたる生活習慣と関連していることがわかった。

4　おわりに

ROAD ベースライン調査のデータベースの解析により，今回，わが国の中高年における膝，腰椎 OA の有病率は極めて高く，またその有病者数も従来の試算よりはるかに高いことがわかっ

た。X線所見から得られる有所見者数だけではなく，痛みを持つものに限っても，膝OAで800万人，腰OAで1100万人という膨大な有症者数は骨粗鬆症の有病者数に匹敵する数字である。今回の研究において，OAの有病率と分布が明らかになったこと，さらにまだ十分とは言えないまでも，関連する要因が推定されたことは，疾病予防に一歩踏み出したことを意味する。

ROADではすでに3年目の追跡調査を終了し，データを解析中である。追跡調査結果からはOAの発生率とそれに影響を及ぼす要因を推定することが可能となるため，これらの成果によりOA予防へさらに一歩踏み込むことが期待できる。

さらにROADではOAの予防のみならず，骨粗鬆症や，メタボリックシンドローム，認知症など要介護予防を視野に入れた様々な疾病予防に応用可能な研究デザインをとっている。運動器疾患だけではなく，多くの要因が複雑に絡み合った要介護にいたる疾患の課題のひとつひとつを解きほぐすことにより，今後高齢者のQOLの維持改善に貢献していきたい。

文　　献

1) 厚生労働省：平成19年度国民生活基礎調査の概況. http://www.mhlw.go.jp/toukei/list/20-19-1.html

2) Yoshimura N, Muraki S, Oka H, Mabuchi A, En-yo Y, Yoshida M, Saika A, Suzuki T, Yoshida H, Kawaguchi H, Nakamura K, Akune T：Prevalence of knee osteoarthritis, lumbar spondylosis and osteoporosis in Japanese men and women：The Research on Osteoarthritis/osteoporosis Against Disability (ROAD). *J Bone Miner Metab*, 620-628, 2009

3) Yoshimura N, Muraki S, Oka H, Kawaguchi H, Nakamura K, Akune T：Cohort Profile：Research on Osteoarthritis/osteoporosis Against Disability (ROAD) Study. *Int J Epidemiol* **39**, 988-995, 2010

4) Kellgren JH, Lawrence JS：Radiological assessment of osteo-arthrosis. *Ann Rheum Dis* **16**, 494-502, 1957

5) Altman RD, Gold GE：Atlas of individual radiographic features in osteoarthritis, revised. *Osteoarthritis Cartilage* **15** Suppl A, A1-A56, 2007

6) Oka H, Muraki S, Akune T, Mabuchi A, Suzuki T, Yoshida H, Yamamoto S, Nakamura K, Yoshimura N, Kawaguchi H：Fully automatic quantification of knee osteoarthritis severity on standard radiographs. *Osteoarthritis and Cartilage* **16**, 1300-1306, 2008

7) Yoshioka H, Stevens K, Genovese M, Dillingham MF, Lang P：Articular cartilage of knee：normal patterns at MR imaging that mimic disease in healthy subjects and patients with osteoarthritis. *Radiology* **231**, 31-38, 2004

8) 日本リウマチ財団教育研修委員会編：リウマチ基本テキスト第2版, 日本リウマチ財団教

育研究委員会，東京，pp652-653，2005

9) Bellamy N, Bucann WW, Goldsmith CH, *et al* : Validation study of WOMAC : a health status instrument for measuring clinically important patient relevant outcomes to anti-rheumatic drug therapy in patients with osteoarthritis of the hip and knee. *J Rheumatol* **15**, 1833-1840, 1998

10) Roos EM, Roos HP, Lohmander LS, Ekdahl C, Beynnon BD. Knee Injury and Osteoarthritis Outcome Score (KOOS)--development of a self-administered outcome measure. *J Orthop Sports Phys Ther.* **28**, 88-96, 1998

11) Nilsdotter AK, Lohmander LS, Klässbo M, Roos EM. Hip disability and osteoarthritis outcome score (HOOS)--validity and responsiveness in total hip replacement. *BMC Musculoskelet Disord.* **30**, 4-10, 2003

12) Muraki S, Oka H, Mabuchi A, Akune T, En-yo Y, Yoshida M, Saika A, Suzuki T, Yoshida H, Ishibashi H, Yamamoto S, Nakamura K, Kawaguchi H, Yoshimura N : Prevalence of radiographic knee osteoarthritis and its association with knee pain in the elderly of Japanese population-based cohorts : the ROAD (research on osteoarthritis against disability) study. *Osteoarthritis Cartilage* **17**, 1137-1143, 2009

13) Muraki S, Oka H, Mabuchi A, Akune T, En-yo Y, Yoshida M, Saika A, Suzuki T, Yoshida H, Ishibashi H, Yamamoto S, Nakamura K, Kawaguchi H, Yoshimura N : Prevalence of radiographic lumbar spondylosis and its association with low back pain in the elderly of population-based cohorts : the ROAD study. *Ann Rheum Dis* **68** : 1401-1406, 2009

14) Muraki S, Akune T, Oka H, Mabuchi A, Akune T, En-yo Y, Yoshida M, Saika A, Nakamura K, Kawaguchi H, Yoshimura N : Association of occupational activity with radiographic knee osteoarthritis and lumbar spondylosis in the elderly of population-based cohorts : the ROAD study. *Arthritis Care & Research (Arthritis Rheum)* **61**, 779-786, 2009

15) Sasaki S, Yanagibori R, Amano K. Self-administered diet history questionnaire developed for health education : A relative validation of the test-version by comparison with 3-day diet record in women. *J Epidemiol* **8** : 203-215, 1998

16) Oka H, Akune T, Muraki S, Mabuchi A, En-yo Y, Yoshida M, Saika A, Sasaki S, Nakamura K, Kawaguchi H, Yoshimura N : Low dietary vitamin K intake is associated with radiographic knee osteoarthritis in the Japanese elderly : Dietary survey in a population-based cohort of the ROAD study. *J Orthopaedic Science* **14**, 687-692, 2009

第4章　関節軟骨再生；変形性膝関節症治療への展望

亀井豪器[*1]，安達伸生[*2]，出家正隆[*3]，中前敦雄[*4]
中佐智幸[*5]，渋谷早俊[*6]，奥原淳史[*7]，数佐洋美[*8]
新本卓也[*9]，大川新吾[*10]，高沢皓文[*11]，江口明生[*12]，越智光夫[*13]

1　はじめに

関節軟骨はⅡ型コラーゲンやプロテオグリカンなどからなる豊富な細胞外基質，少数の軟骨細胞，および湿重量の70～80％を占める水分により構成される硝子軟骨である[1]。その構造上，関節軟骨は荷重による力学的負荷に対し強い耐性・弾性を示し，また非常に少ない摩擦係数を有しているため円滑な関節運動が行われる。関節軟骨は血管，神経やリンパ管を欠き，また細胞密度が低いため，自己修復能力に極めて乏しい組織である。関節軟骨は一旦損傷を受けると自然治癒は困難であり，放置されると二次的に周囲の軟骨変性を生じ，変形性関節症に進展していく。

現在，関節軟骨損傷に対する治療としては，骨穿孔術（drilling 法，microfracture 法），骨軟骨柱移植術などが一般的な方法として広く行われている[2, 3]。しかし，現在のところ，損傷した関節軟骨を確実に硝子軟骨で修復できるような golden standard となるような方法はない。近年，自己の細胞や組織を用いて失われた組織を再生しようとする再生医療の研究やその臨床応用が進んでおり，軟骨再生においても組織工学的手法を用いた関節軟骨修復の基礎研究，臨床応用が報告されている[4~6]。

2　培養軟骨移植

1994 年，Brittberg らが初めて，単層培養を利用した培養自家関節軟骨細胞移植を報告した[7]。これは，患者の膝関節非荷重部の軟骨片を採取し，酵素処理にて軟骨細胞を単離後単層培養系で

*1, 2, 4～13　広島大学　大学院医歯薬学総合研究科　展開医科学専攻　病態制御医科学講座　整形外科学

*3　広島大学　大学院保健学研究科　保健学専攻　心身機能生活制御科学講座

*1　Goki Kamei, *2　Nobuo Adachi　准教授, *3　Masataka Deie　教授, *4　Atsuo Nakamae　助教, *5　Tomoyuki Nakasa　助教, *6　Hayatoshi Shibuya, *7　Atsushi Okuhara, *8　Hiromi Kazusa, *9　Takuya Niimoto, *10　Shingo Okawa, *11　Kobun Takazawa, *12　Akio Eguchi, *13　Mitsuo Ochi　教授

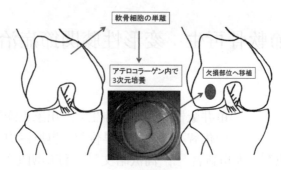

図1　培養軟骨移植

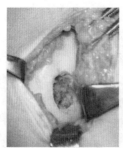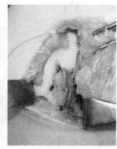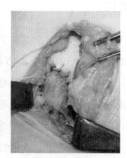

軟骨損傷部位 （郭清後）	培養軟骨を移植	培養軟骨を移植後 に骨膜縫合

写真1　培養軟骨移植：術中所見

増殖させ，培養軟骨細胞を浮遊状態で移植する方法であるが，浮遊状態の細胞が漏出しないのか，単層培養系で脱分化した軟骨細胞は再分化し得るのか，また移植した軟骨細胞は均一に分布するのかなどの問題点が指摘されている。筆者らは，自家軟骨細胞と細胞増殖の足場である scaffold を組み合わせることにより，組織工学的手法を用いて生体外で作製した軟骨様組織を軟骨欠損部に移植する，コラーゲンゲル包埋自家関節軟骨細胞移植を世界に先駆けて開発し，1996年より臨床応用を開始している[8, 9]。

　具体的な術式であるが，まず関節鏡を行い，損傷軟骨の部位，大きさ，深さを評価する。大きさ $2\,cm^2$ 以上の軟骨下骨に達するような高度の軟骨損傷は本法の良い適応である。変形性関節症のような広範囲の軟骨損傷は適応にならない。引き続き患者の膝非荷重部軟骨を鏡視下に採取し，得られた軟骨片を細片し，トリプシンおよびコラゲナーゼで酵素処理することにより軟骨細胞を単離する。これをアテロコラーゲンゲルに包埋後にゲル化させ，患者血清（15%）と抗生物質を加えた培養液にて3週間培養する。3週間の培養期間内に包埋された軟骨細胞はコラーゲンゲル内で増殖し，また周囲に細胞外基質を産生し軟骨様組織となる。3週間後，関節切開にて関節軟骨損傷部を展開し，生体外で作製した軟骨様組織を患者の軟骨欠損部に移植し，脛骨近位より採取した骨膜でパッチするように周囲の軟骨に縫着する（図1，写真1）。術後1〜2週後より

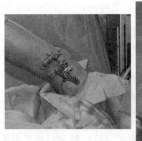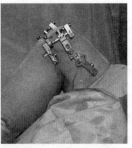

写真 2 distraction arthroplasty（術直後：伸展位，屈曲位）

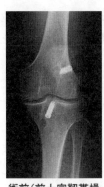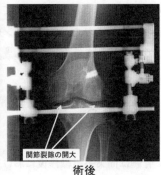

術前（前十字靭帯損
傷後の変形性
膝関節症）

関節裂隙の開大

術後

写真 3 distraction arthroplasty（創外固定器装着前後レントゲン）

可動域訓練を開始，術後 4 週より部分荷重を許可し，術後 6 週にて全荷重歩行を許可する。現在までに約 100 例に施行してきたが，術後 Lysholm score は平均で 90 点以上に改善しており，良好な成績を示している。

　しかし，コラーゲンゲル包埋自家軟骨細胞移植には，採取可能な軟骨片に制限があること，2 段階手術であること，関節切開が必要であること，限局した軟骨欠損部位に対してのみ適応可能であること，現時点では高齢者に対して適応がないなどの欠点がある。このように現在の培養軟骨移植では，広範囲の軟骨損傷を有する変形性膝関節症の患者の治療を行うことは困難であるため，当科では現在，distraction arthroplasty system（創外固定器による可動性を有する牽引装置）を用いて変形性膝関節症患者の治療を行っている[10, 11]。

3 Distraction arthroplasty

　当科では，人工膝関節置換術の適応年齢前の中高年者（65 歳以下）の変形性膝関節症に対して distraction arthroplasty system を用いて，2002 年 4 月より治療を開始している（写真 2, 3）。

大腿脛骨関節の内外側一方，または内外側両方にKellgren-Lawrence分類の3以上の変形を有する患者を適応としている。Distraction arthroplastyの目的は，荷重下で関節裂隙を開いた状態で保ち，再生線維軟骨を荷重から保護し，またその状態で軟骨再生を促すために膝屈伸を可能にすることである。

　当科では軟骨再生を促すために，microfractureやdrillingなどの骨穿孔術を同時に施行している。当科の出家らが2007年に報告しているが，6例6膝に施行し，JOA scoreは術前56点（55〜60点）から81点（70〜85点）に改善，レントゲンローゼンバーグ撮影による関節裂隙の評価では，術前平均0.4 mm（0〜1.0 mm）が術後平均1.6 mm（0〜3.0 mm）に改善を示し，Visual analog pain scalesは術前平均9点（8〜10点）から術後平均4点（1〜7点）に有意に改善した。創外固定器の抜去時に同時に関節鏡での評価を行っており，軟骨欠損部位が線維軟骨様の組織にて良好に被覆されているのが観察された。2例にピン刺入部の表層感染を起こしたが，深部感染などの大きな合併症はなく，良好な成績を得ている[10, 11]。

4　外磁場を用いた軟骨再生

　近年，Pittengerらがヒト骨髄から幹細胞を抽出し，*in vitro*でさまざまな間葉系細胞に分化することを証明して以来，骨髄は間葉系組織修復における有力な細胞源として注目されている。現在までに，間葉系幹細胞を関節内に注入し，軟骨修復を得られたとする様々な報告があるが，幹細胞を関節内に注入するのみでは，欠損部に効率的に細胞を集めることは困難であり，軟骨再生のためにはより多くの細胞を必要とする。しかし，関節内に注入する細胞数が多くなると瘢痕を生じるなどの合併症が報告されている[12]。筆者らは，骨髄間葉系幹細胞を磁気標識した後に関節内に注入し，外磁場装置を用いて効率的に軟骨欠損部に細胞を集積させることにより，軟骨を再生させることを目指し研究を行っている。

　当科では，直径40 cmの円盤状の装置に0.6 Teslaの磁場を発生させることが可能で，流す電流を変化させることで発生する磁場の強さを変化させることが可能な外磁場装置を開発し，研究を行っている（写真4）。当科のKobayashiらは，日本白色家兎の膝蓋骨にϕ3 mm×深さ2 mmの骨軟骨欠損を作製し，磁場（0.6 Tesla）をかけた状態で，Ferumoxide（MRI造影剤）で磁気標識した骨髄間葉系幹細胞を関節内に注入して4時間後に固定し，肉眼的・組織学的に評価した。磁場をかけなかった群では，磁気標識した幹細胞は関節内に散在していたが，磁場をかけた群では磁気標識した幹細胞は骨軟骨欠損部に集積していた。また，組織学的には骨軟骨欠損部に集積していた細胞は鉄染色陽性であり，磁気標識した幹細胞であることを証明した。

　さらにKobayashiらは，豚の凍結膝関節を用いて，関節鏡下に骨髄間葉系幹細胞のデリバリーが可能かどうかの検討を行った。膝蓋骨にϕ10mmの軟骨欠損を作製し，磁場（0.6 Tesla）をかけながら磁気標識した幹細胞（2×10^6個）を関節内に，関節鏡で観察しつつ注入した。磁気標識した幹細胞が軟骨欠損部に集積する様子が確認でき，90分経過した後の関節鏡所見でも注

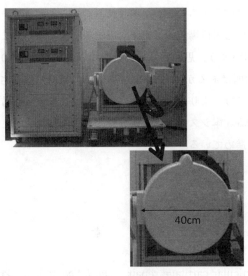

写真 4　磁場発生装置

磁気標識した幹細胞

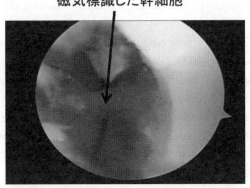

写真 5　関節鏡所見：磁気標識した幹細胞を軟骨欠損部位に誘導

入時に集積した幹細胞が軟骨欠損部位に接着している様子が確認された。関節鏡下に細胞を関節内に注入し，外磁場をかけることにより軟骨欠損部へ効率的に細胞を誘導可能であることを証明した[13]（写真 5）。

In vitro において，Arbab らが，Ferumoxide は幹細胞への細胞毒性はなく，また幹細胞の軟骨分化を阻害しないことを報告している[14]。当科でも Ferumoxide を用いて細胞毒性，軟骨分化を評価しているが，現時点では少なくとも Ferumoxide による悪影響は認めていない。また同時に，Ferumoxide で標識した幹細胞に磁場をかけ，その後の細胞増殖能，軟骨分化を評価しているが，細胞増殖能は増加し，軟骨分化は同等あるいは促進されており，磁場をかけることにより，

細胞増殖能，軟骨分化能は向上することが示唆される。

　しかし，現在使用している外磁場装置は臨床応用するには大きく，また細胞を確実に集積させるためには磁場がやや弱いように思われる。また磁場発生部位が φ40 cm の円盤全体であるため（部位により多少の強弱はあるが），損傷部位に的確に細胞を集積させることが困難である。今後臨床応用していく上では，より小さく，より強い磁場を有する磁場装置が必要であると思われ，現在開発を行っている。本システムは，他分野にも応用可能と考えており，骨，筋，脊髄再生についても現在研究を進めている。

文　　　献

1) Newman A. P., Articular cartilage repair, *Am. J. Sports Med.*, **26**, 309-324 (1998)

2) Steadman J. R. *et al.*, Outcome of microfracture for traumatic chondral defects of the knee：average 11 year follow-up, *Arthroscopy*, **19**, 477-484 (2003)

3) Matsusue *et al.*, Arthroscopic multiple osteochondral transplantation to the chondral defect in the knee associated with anterior cruciate ligament disruption, *Arthroscopy*, **9**, 318-321 (1993)

4) Peterson L. *et al.*, Two-to 9-year outcome after autologous chondrocytes transplantation of the knee, *Clin. Orthop.*, **374**, 212-234 (2000)

5) Nakamura N. *et al.*, Cell-based therapy in articular cartilage lesions of the knee, *Arthroscopy*, **25**, 531-552 (2009)

6) Pei M. *et al.*, Repair of full thickness femoral condyle cartilage defects using allogenic synovial cell-engineered tissue constructs, *Osteoarthritis Cartilage*, **17** (6), 714-722 (2009)

7) Brittberg *et al.*, Treatment of deep cartilage defects in the knee with autologous chondrocyte transplantation, *N. Engl. J. Med.*, **331**, 889-895 (1994)

8) Ochi M. *et al.*, Transplantation of cartilage-like tissue made by tissue engineering in the treatment of cartilage defects of the knee, *J. Bone Joint Surg. Br.*, **84**, 571-578 (2002)

9) Ochi M. *et al.*, Current concepts in tissue engineering technique for repair of cartilage defect, *Artif. Organs*, **25**, 172-179 (2001)

10) Deie M., Ochi M. *et al.*, A new articulated distraction arthroplasty device for 833-838 (2007)

11) Deie M., Ochi M. *et al.*, Knee articulated distraction arthroplasty for the middle-aged osteoarthritis knee joint, *Techniques in knee surgery*, **9**, 80-84 (2010)

12) Agung M., Ochi M. *et al.*, Mobilization of bone marrow-derived mesenchymal stem cells into the injured tissues after intraarticular injection and their contribution to tissue regeneration., Knee Surg Sports Traumatol Arthrosc., **14**, 1307-14 (2006)

13) Kobayashi T. Ochi M. *et al.*, A novel cell delivery system using magnetically labeled mesenchymal stem cells and an external magnetic device for clinical cartilage repair, *Arthroscopy*, **24**, 69-76 (2008)

14) Arbab A. S. *et al.*, Labeling of cells with ferumoxides-protamine sulfate complexes does not inhibit function or differentiation capacity of hematopoietic or mesenchymal stem cells, *NMR Biomed.*, **18**, 553-559 (2005)

第Ⅱ編　骨と機能性食品素材

第Ⅱ編　骨との類似性を有する食品材料

第5章　総論～骨と機能性食品～

上原万里子[*1]，石見佳子[*2]

1　はじめに

骨の健康には，最大骨量に到達する10代後半から20代前半にかけての栄養状態および適度な運動負荷が重要であるにも拘らず，多くの若者は骨粗鬆症予防には熱心でなく，高齢期になり，骨の湾曲，骨折後に，初めてその重要性を認識する。また，骨に多く含まれる成分はカルシウム（Ca）であり，その摂取が重要であることを理解していても，骨代謝に関わる他のミネラル，ビタミンの存在を軽視している場合が多い。糖質，脂質，タンパク質が過不足なく摂取された状態で，ビタミン，ミネラルをバランス良く摂り，その上で，機能性食品素材を効果的に利用し，効率の良い骨粗鬆症予防を考える時代となってきた。

本編では，まず，栄養素としてCaに加え，骨代謝に重要と考えられるマグネシウム（Mg），リン（P），鉄（Fe），亜鉛（Zn），銅（Cu），ビタミンD，ビタミンK，ビタミンC，ビタミンB群を概説し，また，一部は栄養素としての必須性を有するものもあるが，多くは非栄養性の機能性食品素材として，近年，注目されている，β-クリプトキサンチン，大豆イソフラボン，ヘスペリジン，カテキン，フラクトオリゴ糖（FOS），乳塩基性タンパク質（MBP），カゼインホスホペプチド（CPP）他について，ご専門の先生方にご執筆をお願いした。詳細は6章以降をご覧いただくとして，本章（総論）では，いくつかのカテゴリーに分類して，骨の健康維持に有効な主要機能性食品素材を概説する。

2　骨に重要なミネラル

2.1　カルシウム（Ca）

骨粗鬆症の予防にはCaの適正摂取が重要である事は周知の事実だが，Ca摂取だけでは予防しきれない事象の裏側に，他のミネラル摂取の必要性，ミネラル同士の相互作用が隠されている。また，高齢期におけるCa摂取も重要だが，過剰摂取については，むしろ，心血管系，腎臓等の軟組織への石灰化を伴い，問題視されていることから，Ca製剤およびサプリメント等の乱用には注意が必要である[1)]。

＊1　Mariko Uehara　東京農業大学　応用生物科学部　栄養科学科　教授
＊2　Yoshiko Ishimi　㈱国立健康・栄養研究所　食品保健機能研究部長

2.2 マグネシウム（Mg）

Ca と同様，骨は Mg にとっても貯蔵庫である。Mg は約 300 種の生体内酵素反応において活性化因子として作用していることから，生命維持に極めて重要なミネラルである。

骨代謝に関しては，いくつかの疫学研究において Mg 摂取量と骨密度との間に正の相関関係が報告されており，その欠乏は骨粗鬆症発症の危険因子となっている[2, 3]。Mg 欠乏動物では，骨構造の脆弱化により，骨密度よりも骨強度に影響するとした報告もある。骨においてはハイドロキシアパタイトの結晶構造の過剰な成長を阻害し，骨の弾力性を維持するはたらきも担う[4]。

2.3 リン（P）

P も骨にとって重要なミネラルであるが，近年の加工食品摂取の増加により，添加物として使用されているリン酸塩の摂取過多傾向が懸念されている。P は腸管における Ca および Mg の吸収阻害要因として知られており，リン酸塩の摂取過多傾向は，Ca および Mg 代謝に影響を及ぼす一因と考えられることから，その摂取バランスには注意を要する[5, 6]。高 P 食投与ラット（通常の 5 倍量）では，副甲状腺ホルモン（PTH）の二次的な増加により，高回転型の骨量減少が引き起こされ，その際，破骨細胞分化促進因子の RANKL（Receptor activator of NF-κB ligand）の mRNA 発現が上昇し，破骨細胞数の増加による骨吸収が亢進することも報告されている[6]。

2.4 鉄（Fe）

鉄欠乏により貧血が引き起こされることは世界的に知られており，月経の Fe 損失による広範な潜在性鉄欠乏は先進国においても未だ問題の一つとなっている。Fe は骨代謝に必要か？ 間接的ではあるが，答えは Yes である。活性型ビタミン D が Ca の吸収促進因子であることは良く知られており，その活性化の過程における肝臓での 25 位，腎臓での 1α 位の水酸化には，水酸化酵素が必要である。その補酵素として Fe は機能しているため，Fe 欠乏により，水酸化酵素の活性低下に伴う血中活性型ビタミン D の減少が認められ，Ca の代謝を障害する[7]。

2.5 亜鉛（Zn）

Zn は古くから胎児および新生児の骨形成において重要視され，骨型アルカリホスファターゼの成分としても知られており，骨代謝を調節するミネラルとして重要であるが，その調節作用の詳細は不明であった。最近の研究において，Zn は TNF（tumor necrosis factor）-α による NFκB 活性化を介した破骨細胞分化を抑制することで骨吸収を阻害し，骨形成系に関しては，骨芽細胞分化と石灰化を促進し，TGF（transforming growth factor）-β および BMP（bone morphogenetic protein）-2 により誘導された Smad 活性化における TNF-α の阻害影響を軽減することが報告されている[8]。

2.6　銅（Cu）

Cu はコラーゲンの成熟（架橋形成）に必要なリシルオキシダーゼの補酵素的役割を担っていることから，骨質を左右する成分である。銅欠乏動物による骨強度の低下が引き起こされ，閉経女性における 2 年間の Cu 介入試験では骨量減少抑制効果が確認されている[9, 10]。

3　骨に重要なビタミン

3.1　ビタミン D

Ca 摂取のみとビタミン D 摂取との併用を比較した場合，閉経女性で椎体骨折率が変化するとの報告が示すように，ビタミン D は腸管からの Ca の吸収，腎臓からの Ca の再吸収に関与している[11]。ビタミン D は，Ca の腸管吸収上皮細胞からの吸収に際しては Ca 結合タンパク質（CaBP）と，腎臓では尿細管における Ca の再吸収を副甲状腺ホルモン（PTH）およびカルシトニンと協調して Ca 代謝を調節している。P の代謝も，また，ビタミン D，PTH，カルシトニンによって制御されているが，Ca とは逆の作用（再吸収の阻害）を受ける。ただし，前述の Ca の軟組織への沈着を考えた場合，ビタミン D の過剰摂取にも注意が必要である[12]。

3.2　ビタミン K

ビタミン K は，グルタミン酸残基の γ-カルボキシル化（Gla 化）を触媒する γ-グルタミルカルボキシラーゼの補酵素的な働きを有し，骨芽細胞から分泌される非コラーゲン性タンパク質であるオステオカルシンの Gla 化に関与している。オステオカルシンは Gla 化によって Ca と結合が可能となり，骨への石灰化が促進される。また，ビタミン K_2（MK4）は骨芽細胞の核内受容体と結合し，コラーゲン合成に関与する遺伝子の発現を促進することも報告されている[12]。

3.3　ビタミン C

ビタミン C は，コラーゲンの代謝を修飾する事から，骨密度よりも骨強度に寄与している。ビタミン C は，コラーゲン分子に含まれるプロリン残基，リジン残基の水酸化に必須な分子である。プロリンの水酸化はコラーゲン分子の正常な 3 次構造に寄与し，リジンの水酸化はコラーゲン架橋の形成に関与しているため，骨質の維持に重要な役割を果たしている。ビタミン C は骨形成にも重要であり，ODS ラット（先天的アスコルビン酸合成能欠如ラット）においては骨芽細胞機能の著しい低下による骨形成の阻害および骨吸収の亢進も観察されている[13, 14]。従って，ビタミン C はコラーゲン合成に重要であると共に，骨形成および骨吸収にも直接関与する可能性がある。疫学研究においても，ビタミン C 摂取と骨密度との関係はポジティブであり，骨折の罹患率を低下させている[15]。また，ビタミン C は腸管における Fe 吸収促進作用も有することから，前述の鉄欠乏による骨代謝への障害についても軽減する可能性がある。

3.4 ビタミンB群

ビタミンB群のB_6, B_{12}, 葉酸もコラーゲン代謝に関与するが, 近年, Framingham Study[16]およびRotterdum Study[17]において, 高ホモシステイン血症およびそれに伴う酸化ストレスはコラーゲンの分子間架橋異常を惹起し, 骨折リスクを増大させることが明らかとなっており, ホモシステイン代謝に関わるビタミンB_6, ビタミンB_{12}, 葉酸の適正摂取が注目され始めている。

4　骨粗鬆症を予防する野菜や果物の成分

1999年, 「タマネギはラットの骨吸収を抑制する」との記事がNatureに掲載された[18]。翌年, 米国の骨代謝学会誌にフラボノイドのルチンにより, 閉経後骨粗鬆症モデル動物の卵巣摘出（OVX）ラットにおける骨量減少抑制作用が報告され[19], その後, 幾つかの報告により, 活性本体はアグリコンのケルセチンであることが確認されている[20, 21]。また, Nature誌の発表と同年の1999年, 健常女性62名の食事頻度調査から摂取食品, 栄養素を計算し, 果物や野菜の摂取が骨の健康と深く関与することが示唆され, 植物成分による骨粗鬆症予防効果が期待されるようになった[22]。

4.1　β-クリプトキサンチン

β-クリプトキサンチンはカロテノイドの一種であり, 栄養素であるため, その効果が期待されるところであるが, 骨粗鬆症モデル動物では骨量減少の抑制効果が示され[23], 閉経女性の間でミカンを食べる頻度が高く, β-クリプトキサンチンのレベルが高いグループほど骨密度が高い傾向を示すなど, ヒトでの効果も報告されている[24]。

4.2　大豆イソフラボン

大豆イソフラボンはエストロゲン様作用により, 既に骨粗鬆症には有効であると報告され[25], イソフラボンを含有する特定保健用食品としても許可されている。主要イソフラボンのdaidzeinおよびgenisteinの骨量減少抑制効果も報告されているが, 現在はdaidzeinの腸内代謝産物であるequolの機能に注目が集まっている[26, 27]。げっ歯類はいずれの個体もequol産生能を有するが, ヒトでは30-50%のみ（人種差あり）が産生能を有する[28]。equolは閉経後の骨量減少を抑制し, 乳がんのリスクは低下させる選択的エストロゲン受容体モジュレーター（SERM）としての可能性を示す[29, 30]。

4.3　ヘスペリジン

イソフラボンとは異なる機序で骨代謝調節作用を示すフラボノイドにヘスペリジンが挙げられる。ヘスペリジンはコレステロール合成の律速酵素であるHMG-CoA還元酵素の阻害, 即ちスタチン系薬剤様作用を示すことが報告され[31], スタチン系薬剤が有する骨形成促進および骨吸収

抑制作用が[32]ヘスペリジンにも期待されている[33]。

4.4　カテキン

カテキンの有する抗酸化性はよく知られているが，特にガレート基を有する EGCG(epigallo-catechin-3-gallate) は RANKL 誘導による JNK(c-Jun N-terminal protein kinase)/c-Jun の活性化と NF-κB 経路を阻害し，破骨細胞前駆細胞における c-FOS および NFATc(nuclear factor of activated T-cells)-1 の発現を制御して炎症性骨吸収を抑制することも報告されている[34]。

4.5　その他の植物成分

プラムやブルーベリー中のガーリック酸およびクロロゲン酸等のフェノール酸およびアントシアニン，オリーブオイル中のオレウロペイン等のポリフェノールが骨粗鬆症または炎症性骨破壊モデル動物に対して有効であると報告されている[35〜37]。

炎症性骨破壊は T 細胞による骨代謝制御の異常に起因する。T 細胞の活性化による破骨細胞分化促進因子である RANKL の過剰発現は破骨細胞分化を誘導し，骨破壊を亢進させる。第Ⅲ編の「軟骨と機能性食品素材」にも関連するが，強い抗酸化および抗炎症作用を有する物質が骨吸収抑制にはたらく可能性は高い。前述の β-クリプトキサンチン，イソフラボン，ヘスペリジン，カテキンも TNF-α などの炎症性サイトカインの抑制作用が報告されていることから，骨破壊抑制に寄与する物質であることが期待されている。

5　ミネラルの吸収を促進する成分

骨に重要なミネラルの吸収率は高いものでも Ca や Mg の 50% 程度であり，ミネラル吸収を促進する食品成分との併用摂取は骨の健康を考える上で有意義である。これらの成分の中で，ヒトでもその有効性が証明されているものについては，特定保健用食品としても認可されており，特に FOS は多くの論文により，その科学的根拠が支持されている。

5.1　フラクトオリゴ糖（FOS）

FOS は難消化性糖質であることから，小腸では消化吸収されず，大腸内細菌により資化され，有機酸が生成される。その有機酸生成による pH の低下を主要因とし，大腸におけるミネラルの可溶化に続いてその吸収を促進する[38]。更にこの作用はビタミン D を介さないことも報告されている[39]。また，実験動物レベルではあるが，FOS はイソフラボンの代謝を修飾することが報告されており，前述の daidzein 代謝産物である equol 産生にも寄与する可能性を示す[40, 41]。

5.2　カゼインホスホペプチド（CPP）

CPP はカゼイン由来のリン酸を多く含むペプチドである。通常 Ca はアルカリ性に傾いた腸管

では，リン酸基と結合し不溶性の塩を作るため，Ca の吸収は阻害される．しかし，CPP はセリン残基の先端がリン酸化され，リン酸基の陰イオンによりカルシウムとイオン結合するため，自身の不溶化が抑制され，腸管における Ca 吸収率を上昇させる[41]．CPP も特定保健用食品の関与成分として許可されている．

6　複数の有効成分を含有する乳塩基性タンパク質（MBP）

前述の 2〜5 節までに記載した素材は殆どが単一成分であったが，MBP には複数の有効成分が含有され，骨形成および骨吸収の双方が修飾される．乳清タンパク質の多くは，ラクトアルブミンおよびグロブリンのように酸性の等電点を示すが，MBP は塩基性の等電点を有し，カチオン交換樹脂に吸着するタンパク質から構成される複合物である．MBP の骨代謝改善効果については，細胞レベルから動物試験，ヒト試験にまで及ぶ．骨芽細胞および破骨細胞を用いた骨形成促進および骨吸収抑制作用，骨粗鬆症モデル動物の骨量減少抑制作用，若年女性における骨量増加，閉経後女性における骨密度低下抑制効果などが報告され[43〜45]，特定保健用食品としても認可されている．MBP の有効成分として，複数の物質が挙げられている．HMG（high mobility group protein）様タンパク質およびキニノーゲンのフラグメントは骨芽細胞増殖促進作用を有し[45]，システタチン C およびアンジオジェニンは破骨細胞による骨吸収の抑制にはたらく可能性が示唆されている[46]．

7　おわりに

普段，我々が文献検索を行うウェブサイトの PubMed 上で，「bone」または「osteoporosis」と，幾つかの関連 Key word の組み合わせの「phytochemicals」「polyphenols」「flavonoids」で検索してみた（mineral と vitamin は余りにも多いので省略した）．そのうち，一番多くヒットしたのが「flavonoids and bone」の組み合わせで，1415 報（2011 年 9 月現在）であった．第 1 報目は 1952 年に遡るが，2000 年以降で発表された報文は 1096 となり，全体の 77% を占める．1999 年の Nature 誌上でタマネギの成分による骨代謝調節作用が明らかにされて以来，野菜や果物中のフラボノイドをはじめとする非栄養性の機能性素材が注目され始め，研究が進んでいる．MBP，CPP，大豆イソフラボンは既に特定保健用食品の関与成分として許可されているが，今後，本書で紹介した他の食品機能性素材についても，科学的根拠を積み重ね，骨の健康を考える上で，広く活用されることが期待される．

文　　献

1) I. R. Reid *et al.*, *Maturitas.*, **69**, 289-295 (2011)

2) K. L. Tucker *et al.*, *Am. J. Clin. Nutr.*, **69**, 727-736 (1999)

3) R. K. Rude and H. E. Gruber, *J. Nutr. Biochem.*, **12**, 710-716 (2004)

4) A. L. Boskey *et al.*, *J. Orthop. Res.*, **10**, 774-783 (1992)

5) S. Katsumata *et al.*, *Br. J. Nutr.*, **94**, 666-674 (2005)

6) M. Koshihara *et al.*, *Biofactors.*, **22**, 39-42 (2004)

7) S. Katsumata *et al.*, *J. Nutr.*, **139**, 238-243 (2009)

8) M. Yamaguchi and M. N. Weitzmann, *Mol. Cell. Biochem.*, **355**, 179-186 (2011)

9) P. D. Saltman, and L. G. Strause, *J. Am. Coll. Nutr.*, **12**, 384-389 (1993)

10) N. M. Lowe *et al.*, *Proc Nutr Soc.*, **61**, 181-185 (2002)

11) D. P. Trivedi *et al.*, *B. M. J.*, **326**, 1-6 (2003)

12) M. Igarashi *et al.*, *Mol. Cell. Biol.*, **27**, 7947-7954 (2007)

13) Y. Sakamoto, and Y. Takano, *Anat. Rec.*, **268**, 93-104 (2002)

14) A. Goto, and I. Tsukamoto, *Calcif. Tissue Int.*, **73**, 180-185 (2003)

15) D. J. Morton *et al.*, *Bone Miner. Res.*, **16**, 135-40 (2001)

16) R. R. McLean *et al.*, *J. Clin. Endocrinol. Metab.*, **93**, 2206-2212 (2008)

17) N. Yazdanpanah *et al.*, *Bone*, **41**, 987-994 (2007)

18) R. C. Muhlbauer, and F. Li, *Nature*, **401**, 343-344 (1999)

19) M. N. Horcajada-Molteni *et al.*, *J. Bone Miner. Res.*, **15**, 2251-2258 (2000)

20) A. Wattel *et al.*, *J. Cell. Biochem.*, **92**, 285-295 (2004)

21) M. Tsuji *et al.*, *J. Bone Miner. Metab.*, **27**, 673-681 (2009)

22) S. A. New *et al.*, *Am. J. Clin. Nutr.*, **71**, 142-151 (2000)

23) S. Uchiyama, and M. Yamaguchi, *Biol. Pharm. Bull.*, **27**, 232-235 (2004)

24) M. Sugiura *et al.*, *Osteoporos. Int.*, **19**, 211-219 (2008)

25) Y. Ishimi *et al.*, *Endocrinology*, **140**, 1893-1900 (1999)

26) J. Lampe, *Am. J. Clin. Nutr.*, **89**, 1664S-1667S (2009)

27) M. Fujioka *et al.*, *J. Nutr.*, **134**, 2623-2627 (2004)

28) I. R. Rowland *et al.*, *Nutr. Cancer*, **36**, 27-32 (2000)

29) J. Wu *et al.*, *Menopause*, **14**, 866-874 (2007)

30) D. Ingram *et al.*, *Lancet*, **350**, 990-994 (1997)

31) S. H. Bok *et al.*, *J. Nutr.*, **129**, 1182-1185 (1999)

32) G. Mundy *et al.*, *Science*, **286**, 1946-1949 (1999)

33) H. Chiba *et al.*, *J. Nutr.*, **133**, 1892-1897 (2003)

34) J. H. Lee *et al.*, *Mol. Pharmacol.*, **77**, 17-25 (2010)

35) S. Hooshmand and B. H. Arjamandi, *Ageing Res. Rev.*, **8**, 122-127 (2009)

36) L. Devareddy *et al.*, *J. Nutr. Biochem.*, **19**, 694-699 (2008)

37) C. Puel *et al.*, *Clin. Nutr.*, **25**, 859-868 (2006)

38) 太田篤胤ほか, 栄食誌, **46**, 123-129 (1993)

39) M. Takasaki *et al.*, *Int. J. Vitam. Nutr. Res.*, **70**, 206–213 (2000)

40) M. Uehara *et al.*, *J. Nutr.*, **131**, 787–795 (2001)

41) A. Ohta *et al.*, *J. Nutr.*, **132**, 2048–2054 (2002)

42) A. Mora-Gutierrez *et al.*, *J. Dairy Res.*, **74**, 356–366 (2007)

43) Y. Toba *et al.*, *Bone*, **27**, 403–408 (2000)

44) S. Aoe *et al.*, *Osteoporos. Int.*, **16**, 2123–2128 (2005)

45) J. Yamamura *et al.*, *Biohem. Biophys. Res. Commun.*, **269**, 628–632 (2000)

46) Y. Morita *et al.*, *Bone*, **42**, 380–387 (2008)

第6章　主要ミネラルと骨量および骨代謝

1　カルシウム

秋山聡子[*1]

1.1　はじめに

　身体には体重の1〜2％量のカルシウムが含まれており，そのうち99％は骨および歯に存在する。骨ではヒドロキシアパタイト $Ca_{10}(PO_4)_6(OH)_2$ として存在し，骨量の約40％を占めていることから，カルシウムは骨の主要構成成分であり，骨はカルシウムの貯蔵庫である。

　細胞や動物を用いたカルシウム代謝と骨代謝の研究は盛んに行われている。近年，カルシウム摂取量と骨代謝に関する疫学研究が数多く報告され，いくつかのメタアナリシスがある。そこで本稿では，まず，カルシウムと骨代謝との関連について概略を述べ，引き続き疫学研究の結果に基づいたカルシウム摂取量と骨量や骨折との関連について述べる。

1.2　カルシウムと骨代謝

　食物中のカルシウムは消化管上部では活性型ビタミンDに依存した能動輸送で吸収され，消化管下部では濃度依存性の受動輸送により吸収される。血液中のカルシウム濃度は狭い範囲で一定に保たれている。そのため，カルシウム摂取が不足するとカルシウム吸収が低下し，血中カルシウム濃度の低下を招く。血中濃度の低下は副甲状腺ホルモン（PTH）の分泌を促進する。PTHの主な作用は血中のカルシウム濃度を一定に保つことであり，その標的組織は骨と腎臓である。PTHは骨からのカルシウム溶出（骨吸収）を促進し，腎臓カルシウム再吸収を刺激して血中カルシウム濃度を上昇させる。血中のPTHが上昇することにより骨量が減少し，骨折リスクが高まる。

　一方，骨は骨芽細胞による骨形成と破骨細胞による骨吸収の繰り返しによるリモデリングを常に受けている。前述のように，骨は血中カルシウム濃度の変動などの急な変化に対してはPTHの作用によって骨吸収を高めカルシウムを動員するが，長期的には骨形成と骨吸収のバランスを調節し，骨量を一定に維持している。骨リモデリングにより一般成人では，約200mg/日のカルシウムが骨から溶出し，新しく入れ替わる。カルシウムの吸収は効率的ではないので，骨形成には600mg/日のカルシウムが必要である。また，介入試験ではカルシウム摂取量が低い場合，骨吸収が亢進するが，男女とも食事から1000mg/日以上のカルシウムを摂取することで，骨吸収を抑制することが報告されている[1〜4]。

＊1　Satoko Akiyama　東京農業大学　短期大学部　栄養学科　助教

表1　カルシウム摂取量と骨密度の関連に関する横断研究のメタアナリシス

	対象者数（研究数）	相関係数*	95%-CI**
18-50歳	2493（18）	0.08	0.05-0.08
18-30歳	716（6）	0.01	− 0.07-0.01
30-50歳	930（6）	0.14	0.08-0.14

＊：交絡因子を調整した偏相関係数
＊＊：信頼区間
（文献5より改編）

1.3　カルシウム摂取量と骨量および骨折

　18-50歳の男女を対象とした横断研究を用いたメタアナリシス（27研究，3611名）[5]によると，閉経期前女性（24研究，3227名）に関しては，解析部位や手法が異なるにもかかわらず，カルシウム摂取量と骨密度には明瞭な相関関係が認められた。しかし，18-30歳と30-50歳に区別して解析すると，30-50歳では有意な相関が認められたが，18-30歳では有意な相関は認められなかった（表1）。Cummingら[6]が報告している閉経後女性を対象とした横断研究を用いたメタアナリシス（5研究，363名）においては，有意な正の相関が認められている。これらの疫学研究の報告から，女性におけるカルシウム摂取量と骨の関連性には，年齢が大きく影響することが示唆された。また，カルシウム摂取量と骨密度の関連については，多くの介入研究が行われている。Mackerrasら[7]が報告したメタアナリシス（13研究）によると，カルシウム摂取量の補充は，前腕骨遠位部，腰椎および大腿骨頸部の骨密度が有意に増加または骨密度減少が抑制されることが認められた。Sheaら[8]が報告したメタアナリシス（15研究）でもカルシウム摂取量を補充することで腰椎および大腿骨頸部の骨密度が増加したことが観察されている。さらに，日本人を対象に行った疫学研究でも，カルシウム摂取量と骨密度との間に有意な正の相関を認めた研究が存在している[9~11]。いずれの研究でもカルシウム摂取量が少ない場合の骨量減少の危険性を示唆している。

　カルシウム摂取量と骨折の発生率との関連を検討したメタアナリシスでは，有意な相関は認められていない[12~14]。これらのメタアナリシスに用いられた研究では，カルシウム摂取量が比較的高い欧米人を対象としたものが多く，カルシウム摂取量がある程度確保されていれば，それ以上摂取しても骨折の発症リスクに影響しないことが示唆されている。一方，わが国で行われた40-59歳の女性，33970名（コホートⅠ）と，40-69歳の女性，41664名（コホートⅡ）を対象とした前向きコホート研究では，有意な関連（カルシウム摂取量が少ない集団では骨折の発症率が増加する）が認められている[15]。また，欧米と比較するとカルシウム摂取量が低い香港において48-62歳の女性，454名を対象とした症例対照研究でもカルシウム摂取量と椎骨骨折発症との間に有意な相関が観察されている[16]。

　これらの疫学研究の知見から，カルシウム摂取量が多ければ多いほど骨密度の低下や骨折の発

症を抑制するのではなく，カルシウムは摂取量の低い集団では骨密度や骨折リスクとの間に有意な関連があることが示された。従って，骨密度低下や骨折の予防の面から，カルシウム摂取量の確保は不可欠であるといえる。しかし，「摂取量の低い集団」の摂取量は研究によって異なり，具体的な摂取量はまだ明確ではない。さらに，日本人におけるエビデンスは少ないため今後の検討が必要である。

文　　献

1) Riis BJ, Nilas L, Christiansen C. Does calcium potentiate the effect of estrogen therapy on postmenopausal bone loss? *Bone Miner.*, 1987 ; **2** : 1-9.

2) Chevalley T, Rizzoli R, Nydegger V, Slosman D, Rapin CH, Michel JP, Vasey H, Bonjour JP. Effects of calcium supplements on femoral bone mineral density and vertebral fracture rate in vitamin-D-replete elderly patients. *Osteoporos Int.*, 1994 ; **4** : 245-252.

3) Dawson-Hughes B, Harris SS, Krall EA, Dallal GE. Effect of calcium and vitamin D supplementation on bone density in men and women 65 years of age or older. *N. Engl. J. Med.*, 1997 ; **4** : 670-676.

4) Elders PJ, Netelenbos JC, Lips P, van Ginkel FC, Khoe E, Leeuwenkamp OR, Hackeng WH, van der Stelt PF. Calcium supplementation reduces vertebral bone loss in perimenopausal women : a controlled trial in 248 women between 46 and 55 years of age. *J. Clin. Endocrinol. Metab.*, 1991 ; **73** 533-540.

5) Welten DC, Kemper HC, Post GB, van Staveren WA. A meta-analysis of the effect of calcium intake on bone mass in young and middle aged females and males. *J. Nutr.*, 1995 ; **125** : 2802-2813.

6) Cumming RG. Calcium intake and bone mass : a quantitative review of the evidence. *Calcif, Tissue Int.*, 1990 ; **47** : 194-201.

7) Mackerras D, Lumley T. First-and second-year effects in trials of calcium supplementation on the loss of bone density in postmenopausal women. *Bone.*, 1997 ; **21** : 527-533.

8) Shea B, Wells G, Cranney A, Zytaruk N, Robinson V, Griffith L, Ortiz Z, Peterson J, Adachi J, Tugwell P, Guyatt G ; Osteoporosis Methodology Group and The Osteoporosis Research Advisory Group. Meta-analyses of therapies for postmenopausal osteoporosis. VII. Meta-analysis of calcium supplementation for the prevention of postmenopausal osteoporosis. *Endocr. Rev.*, 2002 ; **23** : 552-559.

9) Hirota T, Nara M, Ohguri M, Manago E, Hirota K. Effect of diet and lifestyle on bone mass in Asian young women. *Am. J. Clin. Nutr.*, 1992 : **55** : 1168-1173.

10) Sasaki S, Yanagibori R. Association between current nutrient intakes and bone mineral density at calcaneus in pre-and postmenopausal Japanese women. *J. Nutr. Sci. Vitaminol.*

(Tokyo)., 2001 : **47** : 289-294.

11) Nakamura K, Ueno K, Nishiwaki T, Okuda Y, Saito T, Tsuchiya Y, Yamamoto M. Nutrition, mild hyperparathyroidism, and bone mineral density in young Japanese women. *Am. J. Clin. Nutr.,* 2005 ; **82** : 1127-1133.

12) Cumming RG, Nevitt MC. Calcium for prevention of osteoporotic fractures in postmenopausal women. *J. Bone Miner, Res.,* 1997 ; **12** : 1321-1329.

13) Xu L, McElduff P, D'Este C, Attia J. Does dietary calcium have a protective effect on bone fractures in women? A meta-analysis of observational studies. *Br. J. Nutr.,* 2004 ; **91** : 625-634.

14) Bischoff-Ferrari HA, Dawson-Hughes B, Baron JA, Burckhardt P, Li R, Spiegelman D, Specker B, Orav JE, Wong JB, Staehelin HB, O'Reilly E, Kiel DP, Willett WC. Calcium intake and hip fracture risk in men and women : a meta-analysis of prospective cohort studies and randomized controlled trials. *Am. J. Clin. Nutr.,* 2007 ; **86** : 1780-1790.

15) Nakamura K, Kurahashi N, Ishihara J, Inoue M, Tsugane S ; Japan Public Health Centre-based Prospective Study Group. Calcium intake and the 10-year incidence of self-reported vertebral fractures in women and men : the Japan Public Health Centre-based Prospective Study. *Br. J. Nutr.,* 2009 ; **101** : 285-294.

16) Ho SC, Chen YM, Woo JL, Lam SS. High habitual calcium intake attenuates bone loss in early postmenopausal Chinese women : an 18-month follow-up study. *J. Clin. Endocrinol. Metab.,* 2004 ; **89** : 2166-2170.

2　マグネシウム

松﨑広志[*2]

2.1　はじめに

　身体に含まれるマグネシウム量は成人において 25g 程度とされ，その内 50〜60% が骨に存在
しており，骨は体内におけるマグネシウムの貯蔵庫である。また，マグネシウムの欠乏状態や摂
取不足は骨粗鬆症発症の危険因子の一つと考えられているが，骨代謝に対するマグネシウムの関
わりについては不明な点が多く残されている。しかし，近年の実験的研究によりマグネシウムと
骨代謝との関係が明らかにされつつある。

2.2　マグネシウム摂取量と骨量および骨代謝

　ハワイ在住の日系アメリカ人を対象とした Yano ら[17] の報告によると男性（61-81 歳，1208 名）
ではマグネシウム摂取量（238mg/日）と骨密度との間に相関関係は認められなかったが，サプ
リメントを含めマグネシウム摂取量を 381mg/日 とした場合（259 名）では，有意の相関関係が
認められた。また，女性（43-80 歳，912 名）ではマグネシウム摂取量（191mg/日）と骨密度と
の間に有意の相関関係が認められたが，サプリメントを含めマグネシウム摂取量を 321mg/日 と
した場合では，相関関係は認められなかった。New ら[18] も，女性（45-49 歳，944 名，マグネシ
ウム摂取量 311mg/日）においてマグネシウム摂取量と骨密度との間に有意の相関関係を認めて
いる。さらに，Tucker ら[19] は，年齢 69-97 歳の男女の股関節部 3 部位と前腕部 1 部位の骨密度
とマグネシウム摂取量との関係について検討したところ，マグネシウム摂取量の低い人に比べ高
い人では，股関節部 1 部位（男女とも）と前腕部（男性）の骨密度が高かったと報告している。

　骨粗鬆症患者に対しては，Stendig-Lindberg ら[20] が 31 名の閉経後骨粗鬆症患者にマグネシウ
ムを補給したところ，1 年後には骨密度の増加が認められたが，次の 2 年間では骨密度の変化は
みられなかったとしている。また，閉経後の骨粗鬆症モデルラットである卵巣切除ラットを用い
た実験結果によると，高マグネシウム食を投与したラットでは大腿骨の破断応力と破断エネル
ギーが増加し，マグネシウム補給は骨強度を増加させる効果があることを報告している[21]。

　これらの知見から，マグネシウム摂取量は骨量と相関関係を示し，その摂取量の増加は骨量の
維持や増加に有用であると考えられる。

　骨代謝マーカーへの影響については，マグネシウム摂取量は骨形成マーカーである血清中オス
テオカルシン濃度との間に有意な相関関係は認められないが，骨吸収マーカーである尿中ピリジ
ノリンとデオキシピリジノリン排泄量との間には有意な負の相関関係が認められた[22]。Doyle
ら[23] は，20-28 歳の健常な女性 26 名を対象に 28 日間にわたりマグネシウムを給与し，骨代謝
マーカーの変化を観察したところ，骨形成マーカー（血清中オステオカルシン濃度，骨型アルカ
リフォスファターゼ活性）や骨吸収マーカー（尿中ピリジノリンおよびデオキシピリジノリン排

＊2　Hiroshi Matsuzaki　東京農業大学　短期大学部　栄養学科　准教授

泄量）にマグネシウム補給の影響は認められなかったと報告している。また，Dimai ら[24]は健常な男性（27-36 歳，12 名）を対象にマグネシウムを給与したところ，骨形成と骨吸収を示す血清中生化学的マーカーの低下を観察している。一方，卵巣切除ラットに，正常食の 3 倍量のマグネシウムを投与し骨代謝マーカーを検討したところ，血清中オステオカルシン濃度の増加と尿中デオキシピリジノリン排泄量の低下を観察し，閉経後の骨粗鬆症モデルラットにおいてマグネシウム補給は骨形成と骨吸収に影響することを報告している[21]。

2.3 マグネシウム欠乏と骨量および骨代謝

1940 年代から，骨量や骨代謝に及ぼすマグネシウム欠乏の影響について多くの実験的研究が行われている。それによると，マグネシウム欠乏ラットでは骨量，骨梁数，骨梁幅の減少[25]や骨強度の低下[26]が認められ，マグネシウム欠乏は骨の脆弱化の要因となることが示されている。

骨量および骨強度の維持には骨形成と骨吸収のバランスが重要であるが，マグネシウム欠乏は骨形成や骨吸収に影響することが，骨形態計測や骨代謝マーカーの結果より明らかにされている。マグネシウム欠乏時の骨形成と骨吸収の評価を骨形態計測にて行った結果によると，マグネシウム欠乏ラットで骨芽細胞数の低下と破骨細胞数の増加[25, 27]，さらに骨石灰化面，骨石灰化速度，骨形成率の低下[28]が認められた。また，マグネシウム欠乏ラットでは骨形成マーカーである血清中オステオカルシン濃度の低下や骨吸収マーカーである尿中 I 型コラーゲン C 末端テロペプチド排泄量の増加が引き起こされることも報告されている[29, 30]。つまり，マグネシウム欠乏による骨量や骨強度の減少は，骨形成の低下や骨吸収の増加によって引き起こされると考えられる。

一方，insulin-like growth factor-1（IGF-1）は骨形成を促進するが，マグネシウム欠乏ラットでは血清中 IGF-1 濃度が低下[31]することから，マグネシウム欠乏ラットで認められる骨形成の低下は血清中 IGF-1 濃度の低下が一因であると考えられる。さらに，Rude ら[25]はマグネシウム欠乏ラットで骨吸収亢進に関与するサブスタンス P と tumor necrosis factor-α（TNF-α）の増加を観察したことから，マグネシウム欠乏時の骨量低下はサブスタンス P と TNF-α の増加に起因すると報告した。また，マグネシウム欠乏ラットでは血清中 soluble receptor activator of nuclear factor kappaB ligand（sRANKL）濃度[31]が増加する。RANKL は破骨細胞の分化と活性化に関与することから，マグネシウム欠乏時の骨吸収亢進には RANKL の増加も関与すると考えられる。

文　　献

17）　Yano K, Heilbrun LK, Wasnich RD, Hankin JH, Vogel JM. The relationship between diet and bone mineral content of multiple skeletal sites in elderly Japanese-American men and women living in Hawaii. *Am. J. Clin. Nutr.*, 1985；**42**：877-888.

18) New SA, Bolton-Smith C, Grubb DA, Reid DM. Nutritional influences on bone mineral density：a cross-sectional study in premenopausal women. *Am. J. Clin. Nutr.*, 1997；**65**：1831-1839.

19) Tucker KL, Hannan MT, Chen H, Cupples LA, Wilson PWF, Kiel DP. Potassium, magnesium, and fruit and vegetable intakes are associated with greater bone mineral density in elderly men and women. *Am. J. Clin. Nutr.*, 1999；**69**：727-736.

20) Stendig-Lindberg G, Tepper R, Leichter I. Trabecular bone density in a two year controlled trial of peroral magnesium in osteoporosis. *Magnes. Res.*, 1993；**6**：155-163.

21) Toba Y, Kajita Y, Masuyama R, Takada Y, Suzuki K, Aoe S. Dietary magnesium supplementation affects bone metabolism and dynamic strength of bone in ovariectomized rats. *J. Nutr.*, 2000；**130**：216-220.

22) New SA, Robins SP, Campbell MK, Martin JC, Garton MJ, Bolton-Smith C, Grubb DA, Lee SJ, Reid DM. Dietary influences on bone mass and bone metabolism：further evidence of a positive link between fruit and vegetable consumption and bone health？ *Am. J. Clin. Nutr.*, 2000；**71**：142-151.

23) Doyle L, Flynn A, Cashman K. The effect of magnesium supplementation on biochemical markers of bone metabolism or blood pressure in healthy young adult females. *Eur. J. Clin. Nutr.*, 1999；**53**：255-261.

24) Dimai HP, Porta S, Wirnsberger G, Lindschinger M, Pamperl I, Dobnig H, Wilders-Truschnig M, Lau KHW. Daily oral magnesium supplementation suppresses bone turnover in young adult males. *J. Clin. Endocrinol. Metab.*, 1998；**83**：2742-2748.

25) Rude RK, Gruber HE, Norton HJ, Wei LY, Frausto A, Mills BG. Bone loss induced by dietary magnesium reduction to 10%of the nutrient requirement in rats is associated with increased release of substance P and Tumor necrosis factor-α. *J. Nutr.*, 2004；**134**：79-85.

26) Kenney MA, McCoy H, Williams L. Effects of magnesium deficiency on strength, mass, and composition of rat femur. *Calcif. Tissue Int.*, 1994；**54**：44-49.

27) Rude RK, Kirchen ME, Gruber HE, Meyer MH, Luck JS, Crawford DL. Magnesium deficiency-induced osteoporosis in the rat：uncoupling of bone formation and bone resorption. *Magnes. Res.*, 1999；**12**：257-267.

28) Matsuzaki H, Miwa M. Dietary Calcium supplementation suppresses bone formation in magnesium-deficient rats. *Int. J. Vitam. Nutr. Res.*, 2006；**76**：111-116.

29) Carpenter TO, Mackowiak SJ, Troiano N, Gundberg CM. Osteocalcin and its message：relationship to bone histology in magnesium-deprived rats. *Am. J. Physiol.*, 1992；**263**：E107-E114.

30) Matsuzaki H, Fuchigami M, Miwa M. Early changes in bone formation and resorption of magnesium-deficient rats. *Jpn. J. Health. Fit. Nutr.*, 2008；**13**：15-19.

31) Katsumata S, Matsuzaki H, Tsuboi R, Uehara M, Suzuki K. Moderate magnesium-

restricted diet affects bone formation and bone resorption in rats. *Magnes. Res.*, 2006；
19：12-18.

3　リン

松﨑広志[*2]

3.1　はじめに

リンは生体にとって必須のミネラルであり，成人の生体内に約 600g 存在する。体内のリンの約 85% はハイドロキシアパタイトとして骨を構成し，リンはカルシウムとともに骨の恒常性維持に重要な役割を果たしている。また，リン摂取量，すなわちリンの摂取不足や過剰摂取は骨代謝に様々な影響を及ぼす。

リンは動植物すべての組織に含まれており，多くの食品に広く分布しているため，日常より摂取するリン量は調理による損失を考慮しても通常，リンが不足することはなく，むしろ食品添加物として各種リン酸塩が加工食品に広く用いられている関係で，リンの摂取過多が問題視されている。そこで，本稿では骨代謝に対するリン過剰摂取の問題に焦点をあてる。

3.2　リン過剰摂取と副甲状腺ホルモン分泌

副甲状腺ホルモン（PTH）はリン代謝を調節するホルモンであり，活性型ビタミン D や線維芽細胞増殖因子 23（FGF-23）などとともに，腎臓，腸管，骨に作用し生体内リンの恒常性を保っている。

リン過剰摂取について検討を行った米国での報告[32] によると健常な男女に 2 g のリンを給与したところ，尿中サイクリック AMP 排泄量の増加を認め，リンの過剰摂取により副甲状腺機能が亢進することが示されている。また，健常な女性（21-34 歳）にリンを単回給与（1500mg）し，血清中 PTH 濃度を観察したところ，リン給与 30 分後に 73% の増加が観察された[33]。Calvo ら[34] も，男女（18-25 歳）に高リン（1660mg）低カルシウム（420mg）食を給与したところ，男女とも血清中 PTH 濃度が増加したことを報告している。ヒトを対象とした実験結果と同様に，動物実験においても血中 PTH 濃度はリン負荷により増加することが認められている[35~37]。以上の様に，リンの過剰摂取は PTH 分泌を刺激することが示されている。骨において PTH は骨吸収を促進することから，リン過剰摂取時の PTH 分泌亢進は骨代謝に影響すると考えられ，多くのヒトおよび動物を対象とした実験で検討されている。

3.3　骨代謝に対するリン過剰摂取の影響

Whybro ら[38] が行ったヒトにおける食事中リンの介入試験によると，リン負荷により血清中 PTH 濃度の増加が観察されたにもかかわらず，骨形成マーカーや骨吸収マーカーの変化は観察されなかった。その他の研究報告においても，リンを負荷し，骨形成マーカーである血清中骨型アルカリホスファターゼ活性[39] や骨吸収マーカーである尿中ハイドロキシプロリン[39, 40]，デオキシピリジノリン[41, 42] 排泄量を観察したところ，有意な変化は認められなかった。一方，Kemi

＊2　Hiroshi Matsuzaki　東京農業大学　短期大学部　栄養学科　准教授

ら[43]は，20-28歳の健常な女性にリン負荷したところ，血清中PTH濃度の増加とともに血清中骨型アルカリホスファターゼ活性の低下と尿中I型コラーゲン–N–テロペプチド排泄量の増加を観察し，リン負荷は骨形成を減少し，骨吸収を亢進することを示した。また，高リン低カルシウム食給与により尿中ハイドロキシプロリン排泄量の増加を認め，リン負荷は骨吸収を促進する[34]ことや骨吸収ではリン負荷の影響は認められなかったが，血清中I型プロコラーゲン–C–プロペプチド濃度と血清中骨型アルカリホスファターゼ活性の低下を認め，リン負荷は骨形成に影響することも報告されている[33]。

　実験動物を用いたリン負荷実験の成績をみると，リン負荷は大腿骨の骨密度や骨強度の低下を引き起こすことが報告されている[44, 45]。また，骨量や骨強度の減少は骨形成や骨吸収の変動により引き起こされるが，リン負荷時では破骨細胞数，骨石灰化速度および骨形成率が増加することが，骨形態計測の結果より示されている[44, 45]。さらに，リン負荷により骨形成マーカーである血清中オステオカルシン濃度[37, 44]や骨吸収マーカーである尿中I型コラーゲンC末端テロペプチド[44]やハイドロキシプロリン[46]排泄量は増加する。これらの結果から，リン負荷は骨形成と骨吸収の亢進，すなわち，高回転型の骨代謝変動を引き起こすと考えられる。また，高回転型の骨代謝変動は骨量減少の一因であり[47]，リン負荷は高回転型の骨量減少を引き起こすと考えられる。

　従来から，リンの過剰摂取は骨粗鬆症の危険因子であるといわれている。ヒトおよび動物を対象とした研究により，リン負荷は骨代謝に悪影響を及ぼしたと報告される一方，リン負荷は骨代謝に影響を及ぼさなかったとする結果もあり，骨粗鬆症の発症との関係については，さらに検討が必要である。

3.4　摂取リン酸塩の種類の影響

　現在，加工食品には食品添加物として様々な種類のリン酸塩が添加されており，我々は無意識のうちに様々な種類のリン酸塩を摂取しているものと考えられ，骨代謝に対する摂取リンの影響については，摂取量の問題とともに摂取するリン酸塩の種類についても検討する必要がある。そこで，著者ら[48]は投与リン酸塩としてリン酸二水素カリウムとトリポリリン酸カリウムを用い，PTH分泌と骨代謝に投与リン酸塩の違いが影響するか否かについて検討を行った。その結果，リン酸二水素カリウムとトリポリリン酸カリウムどちらのリン酸塩を用いた場合もリン負荷時では，大腿骨の骨密度や骨強度の低下，骨形成マーカーと骨吸収マーカーの増加，血清中PTH濃度の増加を観察したが，投与リン酸塩の違いによる影響は認められなかった。この結果は，PTH分泌や骨代謝に摂取するリン酸塩の種類は影響しないことを示唆するものであるが，この点について検討した研究報告は大変少ないため，リン過剰摂取の問題とあわせて摂取リン酸塩の種類についても今後のさらなる研究が必要である。

文　　　献

32)　Bell RR, Draper HH, Tzeng DYM, Shin HK, Schmidt GR. Physiological responses of human adults to foods containing phosphate additives. *J. Nutr.*, 1977 ; **107** : 42-50.

33)　Karkkainen M, Lamberg-Allardt C. An acute intake of phosphate increases parathyroid hormone secretion and inhibits bone formation in young women. *J. Bone Miner. Res.*, 1996 ; **11** : 1905-1912.

34)　Calvo MS, Kumar R, Heath H III. Elevated secretion and action of serum parathyroid hormone in young adults consuming high phosphorus, low calcium diets assembled from common foods. *J. Clin. Endocrinol. Metab.*, 1988 ; **66** : 823-829.

35)　Sie T-L, Draper HH, Bell RR. Hypocalcemia, hyperparathyroidism and bone resorption in rats induced by dietary phosphate. *J. Nutr.*, 1974 ; **104** : 1195-1201.

36)　Masuyama R, Kajita Y, Odachi J, Uehara M, Shigematsu T, Suzuki K, Goto S. Chronic phosphorus supplementation decreases the expression of renal PTH/PTHrP receptor mRNA in rats. *Am. J. Nephrol.*, 2000 ; **20** : 491-495.

37)　Matsuzaki H, Fuchigami M, Miwa M. Dietary magnesium supplementation suppresses bone resorption via inhibition of parathyroid hormone secretion in rats fed a high-phosphorus diet. *Magnes. Res.*, 2010 ; **23** : 126-130.

38)　Whybro A, Jagger H, Barker M, Eastell R. Phosphate supplementation in young men : lack of effect on calcium homeostasis and bone turnover. *Eur. J. Clin. Nutr.*, 1998 ; **52** : 29-33.

39)　Brixen K, Nielsen HK, Charles P, Mosekilde L. Effects of a short course of oral phosphate treatment on serum parathyroid hormone (1-84) and biochemical markers of bone turnover : A dose-response study. *Calcif. Tissue Int.*, 1992 ; **51** : 276-281.

40)　Zemel MB, Linkswiler HM. Calcium metabolism in the young adult male as affected by level and form of phosphorus intake and level of calcium intake. *J. Nutr.*, 1981 ; **111** : 315-324.

41)　Bizik BK, Ding W, Cerklewski FL. Evidence that bone resorption of young men is not increased by high dietary phosphorus obtained from milk and cheese. *Nutr. Res.*, 1996 ; **16** : 1143-1146.

42)　Grimm M, Muller A, Hein G, Funfstuck R, Jahreis G. High phosphorus intake only slightly affects serum minerals, urinary pyridinium crosslinks and renal function in young women. *Eur. J. Clin. Nutr.*, 2001 ; **55** : 153-161.

43)　Kemi VE, Karkkainen MUM, Lamberg-Allardt CJE. High phosphorus intakes acutely and negatively affect Ca and bone metabolism in a dose-dependent manner in healthy young females. *Br. J. Nutr.*, 2006 ; **96** : 545-552.

44)　Katsumata S, Masuyama R, Uehara M, Suzuki K. High-phosphorus diet stimulates receptor activator of nuclear factor-κB ligand mRNA expression by increasing parathyroid hormone secretion in rats. *Br. J. Nutr.*, 2005 ; **94** : 666-674.

45)　Huttunen MM, Tillman I, Viljakainen HT, Tuukkanen J, Peng ZQ, Pekkinen M,

Lamberg-Allardt CJE. High dietary phosphate intake reduces bone strength in the growing rat skeleton. *J. Bone. Miner. Res.*, 2007 ; **22** : 83-92.

46) Draper HH, Sie T-L, Bergan JG. Osteoporosis in aging rats induced by high phosphorus diets. *J. Nutr.*, 1972 ; **102** : 1133-1141.

47) Ravn P, Rix M, Andreassen H, Clemmesen B, Bidstrup M, Gunnes M. High bone turnover is associated with low bone mass and spinal fracture in postmenopausal women. *Calcif. Tissue Int.*, 1997 ; **60** : 255-260.

48) Matsuzaki H, Ohdachi J, Kajita Y, Miwa M. Effect of high dietary phosphorus concentration and different dietary phosphorus forms on bone strength and bone turnover in rats. *Jpn. J. Health. Fit. Nutr.*, 2008 ; **13** : 10-14.

第7章　微量ミネラル（Fe, Zn, Cu）の骨への応用

勝間田真一[*]

1　鉄（Fe）

　鉄は赤血球中のヘモグロビンの構成成分であるため，摂取量の不足や出血などにより欠乏状態が続くと貧血を引き起こすことが知られている。この鉄欠乏性貧血の発症率は世界的に高く，大きな栄養問題としてとらえられている。また，鉄は生体内における種々の酵素の補欠分子族であることから，鉄欠乏により貧血だけでなく，生体内の様々な代謝に影響を及ぼすことが示唆されている。近年，いくつかの研究グループにより，鉄の摂取量と骨代謝の関係についての研究が報告されている。ヒトにおいて，鉄摂取量は閉経後女性における骨密度と正の相関があることが報告されている[1, 2]。実験動物においても，ラットへの鉄欠乏食投与は骨塩量，骨密度，骨強度を低下させたと報告されている[3~5]。著者らの研究[6~8]においても同様の結果が得られているため，これらの研究の知見を基に鉄欠乏と骨代謝の関係について紹介する。

　被験動物として3週齢Wistar系雄性ラット18匹を用い，3日間の予備飼育を行った後，正常食投与（Control）群，鉄欠乏食投与（Iron-deficient）群，制限給餌（Pair-fed）群の3群に分け，4週間の飼育観察を行った。一般的にラットへと鉄欠乏食を投与すると，飼料摂取量の低下を招くことが知られているため，摂取するエネルギーや栄養素の量の違いによる影響を除くために，制限給餌群の給餌は鉄欠乏食投与群の摂取量に合わせて正常食を投与した。4週間の飼育観察により，貧血の指標であるヘモグロビン濃度は正常食投与群（13.9 ± 0.4 g/dl），制限給餌群（14.6 ± 0.5 g/dl）に比較し，鉄欠乏食投与群（3.6 ± 0.1 g/dl）で有意に低値を示し，ヘマトクリット値も正常食投与群（0.52 ± 0.01），制限給餌群（0.51 ± 0.01）に比較し，鉄欠乏食投与群（0.09 ± 0.01）で有意に低値を示した。また，大腿骨骨塩量および骨密度は正常食投与群，制限給餌群に比較し，鉄欠乏食投与群で有意に低値を示した（図1 A, B）。このように，ラットへの4週間の鉄欠乏食投与により明らかな貧血症状を示すことが確認され，同時に骨塩量および骨密度に影響が観察されたことから，貧血は骨代謝変動を引き起こすことが示唆された。

　骨は骨形成と骨吸収のバランスによりその機能が維持されている。鉄欠乏ラットの骨代謝変動を観察するために，まず，骨代謝マーカーを用いて評価を行った。オステオカルシンは骨芽細胞が分泌する非コラーゲン性タンパク質であるため，その血中濃度は骨形成の指標とされている。また，デオキシピリジノリンは破骨細胞による骨吸収時に骨のⅠ型コラーゲンから産生される分解産物であり，その尿中排泄量は骨吸収の指標とされている。実験結果より，骨形成マーカーで

　＊　Shin-ichi Katsumata　東京農業大学　応用生物科学部　栄養科学科　助教

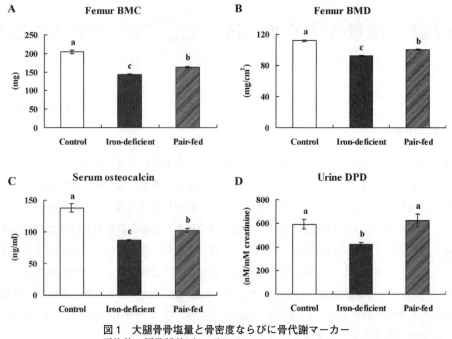

図1 大腿骨骨塩量と骨密度ならびに骨代謝マーカー
平均値±標準誤差（$n=6$）
異なるアルファベット間で有意差あり（$p<0.05$）
BMC：骨密度，BMD：骨塩量，osteocalcin：オステ
オカルシン，DPD：デオキシピリジノリン

ある血清オステオカルシン濃度は正常食投与群，制限給餌群に比較し，鉄欠乏食投与群で有意に低値を示した（図1 C）。また，骨吸収マーカーである尿中デオキシピリジノリン排泄量は正常食投与群，制限給餌群に比較し，鉄欠乏食投与群で有意に低値を示した（図1 D）。以上の結果から，ラットへの鉄欠乏食投与時の骨量減少は骨形成と骨吸収が共に低下することにより引き起こされていることが示唆された。

この実験においては同時に骨形態計測の手法を用いて，骨代謝の評価を行った。骨形態計測は骨の非脱灰骨標本を作製し，骨構造パラメーター，骨形成パラメーター，骨吸収パラメーターを計測する方法である[9]。事前にカルシウムキレート剤であるカルセインやテトラサイクリンを投与することにより骨形成面を観察することができる。骨形成に関するパラメーターである骨芽細胞面（Ob.S/BS），骨石灰化面（MS/BS），骨石灰化速度（MAR），骨形成率（BFR/BS）は正常食投与群，制限給餌群に比較し，鉄欠乏食投与群で有意に低値を示した（図2）。また，骨吸収に関するパラメーターである破骨細胞面（Oc.S/BS），破骨細胞数（N.Oc/BS）は正常食投与群，制限給餌群に比較し，鉄欠乏食投与群で有意に低値を示した（図3）。したがって，骨代謝マーカーの結果と同様に骨形態計測の結果からも，ラットへの鉄欠乏食投与は骨形成と骨吸収の低下を引き起こし，骨塩量や骨密度の低下を招いたことが示唆された。

鉄欠乏食投与による骨量減少の原因として，鉄が関与するビタミンD代謝の変動が考えられ

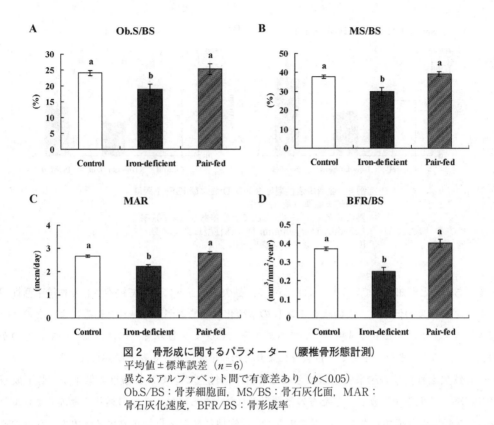

図2 骨形成に関するパラメーター（腰椎骨形態計測）
平均値±標準誤差（$n=6$）
異なるアルファベット間で有意差あり（$p<0.05$）
Ob.S/BS：骨芽細胞面, MS/BS：骨石灰化面, MAR：
骨石灰化速度, BFR/BS：骨形成率

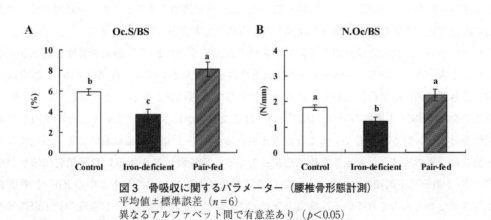

図3 骨吸収に関するパラメーター（腰椎骨形態計測）
平均値±標準誤差（$n=6$）
異なるアルファベット間で有意差あり（$p<0.05$）
Oc.S/BS：破骨細胞面, N.Oc/BS：破骨細胞数

る。ビタミンDは通常，肝臓と腎臓における二つの水酸化反応により活性型ビタミンDに変換され，生体内でその作用を発揮する。実験結果より，血清中の活性型ビタミンD（1,25-dihydroxyvitamin D_3）濃度は正常食投与群，制限給餌群に比較し，鉄欠乏食投与群で有意に低値を示した（図4 A）。ビタミンDの活性化反応である水酸化反応に関わる酵素の活性には鉄が

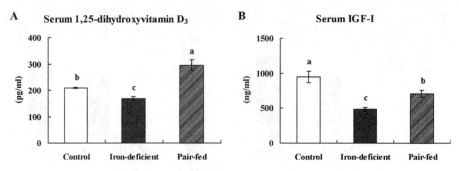

図4　血清中活性型ビタミン D および IGF-I 濃度
平均値±標準誤差（n＝6）
異なるアルファベット間で有意差あり（p＜0.05）
1,25-dihydroxyvitamin D_3：活性型ビタミン D,
IGF-I：インスリン様成長因子 I

必要であることが知られている[10]。したがって，鉄欠乏ラットにおいて観察された血清中活性型ビタミン D 濃度の低下は，このビタミン D の水酸化反応酵素が傷害された結果によるものと推察される。実際に，ヒトの試験においても鉄欠乏とビタミン D 状態との関係についていくつかの報告がある[11]。また，ビタミン D 欠乏により骨形成率が低下することは知られており[12]，ラットへの鉄欠乏投与の結果引き起こされた血清中活性型ビタミン D 濃度の低下が，骨形成率（BFR/BS）の低下を引き起こしたものと推察された。さらには，前述の通り，オステオカルシンは骨芽細胞が分泌するタンパク質であるが，活性型ビタミン D によりオステオカルシンの遺伝子発現調節がされている[13]。したがって，鉄欠乏時の血清中オステオカルシン濃度の低下は血清中活性型ビタミン D 濃度の低下に反映されたものとも考えられる。

　ヒトにおいて，鉄欠乏は血清中インスリン様成長因子 I（IGF-I）の血中濃度を低下させるという報告がされている[14]。ラットへの鉄欠乏食投与実験においても，血清中 IGF-I 濃度は正常食投与群，制限給餌群に比較し，鉄欠乏食投与群で有意に低値を示した（図4 B）。この鉄欠乏時の血清中 IGF-I 濃度の低下原因についてはまだ明らかにされていないが，その原因として活性型ビタミン D が関与していることが考えられる。IGF-I は骨組織において骨芽細胞により分泌され，骨形成にとって重要な役割を担っている。活性型ビタミン D は骨芽細胞様細胞からの IGF-I の分泌を調節し[15]，ラットにおける活性型ビタミン D の投与も血中の IGF-I 濃度を上昇させた[16]と報告されている。鉄欠乏ラットにおいても血清中の IGF-I 濃度の低下が観察されたが，これもおそらく血清中活性型ビタミン D 濃度の低下により引き起こされたものと推察される。さらには，活性型ビタミン D は小腸からのカルシウム吸収を上昇させることは知られているが，血清中活性型ビタミン D 濃度が低下した鉄欠乏ラットにおいてもカルシウム吸収率が低下する[8]ことから，このことも骨密度が低下する一要因であると考えられる。

　鉄欠乏食投与による骨量減少の二つ目の原因として，コラーゲン合成への影響が挙げられる。骨に多く存在するコラーゲンは I 型コラーゲンであるが， I 型コラーゲンは骨が石灰化するため

の基質として重要な役割を果たしている。したがって，正常な骨代謝を維持するためにはカルシウムやリンといったミネラルだけでなく，Ⅰ型コラーゲンを含めた骨基質タンパク質も重要である。したがって，前述した鉄欠乏時の血清中オステオカルシン濃度の低下も正常な骨代謝を維持できない一つの要因となる。Ⅰ型コラーゲン合成において重要な役割をする酵素として知られているのが，プロリルヒドロキシラーゼ（prolyl hydroxylase）とリシルヒドロキシラーゼ（lysyl hydroxylase）である。これらの酵素には鉄が補因子として存在する[17]ため，鉄欠乏によりⅠ型コラーゲンの合成が低下し，結果として骨塩量と骨密度の低下，さらには骨強度の低下につながった可能性がある。実際にラットへの鉄欠乏食投与は大腿骨中のヒドロキシプロリン量を低下させたことが観察され，骨のⅠ型コラーゲン量の減少を示唆する結果を得ている[7]。

　ラット胎児頭蓋冠由来細胞培養系において，鉄のキレーターであるデフェロキサミン（deferoxamine）の処理により，骨芽細胞への分化が抑制され，石灰化ノジュールの低下を引き起こした[18]。また，同時に，アルカリホスファターゼやオステオカルシンといった骨芽細胞関連遺伝子の発現の抑制も観察されている。

　以上のように，鉄欠乏は貧血だけでなく骨代謝にも影響を及ぼすことが示唆されている。そのメカニズムに関してはまだ不明な点が多いが，鉄が補因子として関与する酵素反応に影響を及ぼす可能性が示唆されている。つまり，鉄欠乏による活性型ビタミンD合成の低下とコラーゲン合成の低下を原因として，骨塩量，骨密度，骨強度が低下している可能性がある。

2　亜鉛（Zn）

　亜鉛は成長や発達のために必須な微量元素として知られているが，骨にも関わり合いが強い。骨は亜鉛の貯蔵庫として存在し，不足時に亜鉛の軟組織への放出を行っている[19]。したがって，亜鉛の摂取が不足すると，骨代謝に悪影響を及ぼすことが考えられる。実際に，ラットへの亜鉛欠乏食投与実験において，骨塩量，骨密度，骨強度の低下が引き起こされることが観察されている[20, 21]。さらに，ラットを用いた骨形態計測の結果から，亜鉛欠乏は骨形成が低下することにより骨量減少を引き起こすことが示唆されている[22]。この骨量減少の原因として，亜鉛依存性の酵素やホルモンの影響が考えられる。

　アルカリホスファターゼ（ALP）は骨芽細胞により分泌され，正常な骨形成や骨石灰化にとって重要な酵素である。この酵素は亜鉛メタロエンザイムであり，亜鉛欠乏ラットにおいて，骨中アルカリホスファターゼ活性が低下する[21, 23]。したがって，骨形成能が低下し，骨量減少につながったと考えられる。

　前述の通り，骨においてIGF-Ⅰは骨形成にとって重要な因子であるため，その血中濃度の減少は，骨粗鬆症のリスクを増加させる。ラットへの亜鉛欠乏食投与は血清中IGF-Ⅰ濃度を低下させ[20, 24]，ヒトにおいても，亜鉛摂取と血中IGF-Ⅰ濃度の関係についての報告[25]がある。このように，亜鉛摂取は血中IGF-Ⅰ濃度に強い影響を及ぼすことが知られている。したがって，

IGF-Iの低下を引き起こすことも亜鉛欠乏が骨形成を低下させる一要因である。また，ラット大腿骨において，亜鉛欠乏食投与はアルカリホスファターゼやIGF-IのmRNA発現量を低下させることも示され，これら因子の転写段階から影響を受けていることが示唆されている。

さらに，アルカリホスファターゼ以外にも炭酸脱水酵素（carbonic anhydrase II）や酒石酸抵抗性酸性ホスファターゼ（TRAP）といった骨代謝に関係する亜鉛含有酵素が存在することが知られているため，亜鉛と骨代謝の関係についてはさらなる詳細を検討する必要がある。

3　銅（Cu）

銅は酸化還元反応を触媒するスーパーオキシドジスムターゼ（SOD）の活性に必須として知られている微量元素である。骨代謝に関係する銅含有酵素としてはリシルオキシダーゼ（lysyl oxidase）が挙げられるが，この酵素はコラーゲン架橋の形成に関与する。したがって，銅欠乏はリシルオキシダーゼ活性を低下[26]させることにより，骨コラーゲン架橋を減少させ[27]，その結果として，骨強度を低下させる[3, 28, 29]と考えられている。さらには，銅とIGF-Iの関係についても示唆されている報告[29]もある。しかし，銅欠乏による骨量減少の詳細は不明である。また，ヒトにおいては，銅欠乏の先天性代謝異常症であるメンケス症候群の患者において骨量減少がみられることが知られている[30]。

文　　　献

1)　M. M. Harris *et al.*, *J. Nutr.*, **133**, 3598-3602（2003）

2)　J. Maurer *et al.*, *J. Nutr.*, **135**, 863-869（2005）

3)　D. M. Medeiros *et al.*, *J. Trace Elem. Exp. Med.*, **10**, 197-203（1997）

4)　D. M. Medeiros *et al.*, *J. Nutr.*, **132**, 3135-3141（2002）

5)　D. M. Medeiros *et al.*, *J. Nutr.*, **134**, 3061-3067（2004）

6)　S. Katsumata *et al.*, *Biosci. Biotechnol. Biochem.*, **70**, 2547-2550（2006）

7)　N. Matsumoto *et al.*, *J. Clin. Biochem. Nutr.*, **43 (Suppl. 1)**, 582-585（2008）

8)　S. Katsumata *et al.*, *J. Nutr.*, **139**, 238-243（2009）

9)　A. M. Parfitt *et al.*, *J. Bone Miner. Res.*, **2**, 595-610（1987）

10)　H. F. DeLuca, *Am. J. Clin. Nutr.*, **29**, 1258-1270（1976）

11)　M. Lawson *et al.*, *Eur. J. Clin. Nutr.*, **53**, 268-272（1999）

12)　C. S. Tam *et al.*, *Endocrinology*, **118**, 2217-2224（1986）

13)　K. G. Yoon *et al.*, *Biochemistry*, **27**, 8521-8526（1988）

14)　P. Isguven *et al.*, *Endocr. J.*, **54**, 985-990（2007）

15)　T. L. Chen *et al.*, *Calcif. Tissue Int.*, **48**, 278-282（1991）

16)　S. Tanaka *et al.*, *Bone*, **32**, 275-283 (2003)

17)　L. Tuderman *et al.*, *Eur. J. Biochem.*, **80**, 341-348 (1977)

18)　J. G. Messer *et al.*, *Bone*, **46**, 1408-1415 (2010)

19)　J. R. Zhou *et al.*, *J. Nutr.*, **123**, 1383-1388 (1993)

20)　L. Rossi *et al.*, *J. Nutr.*, **131**, 1142-1146 (2001)

21)　H. J. Hosea *et al.*, *Exp. Biol. Med.*, **229**, 303-311 (2004)

22)　J. Eberle *et al.*, *J. Trace Elem. Med. Biol.*, **13**, 21-26 (1999)

23)　A. Prasad *et al.*, *J. Clin. Invest.*, **46**, 217-224 (1967)

24)　N. X. Ninh *et al.*, *J. Endocrinol.*, **144**, 449-456 (1995)

25)　S. Nishiyama *et al.*, *J. Am. Coll. Nutr.*, **18**, 261-267 (1999)

26)　M. J. Werman *et al.*, *J. Nutr.*, **125**, 857-863 (1995)

27)　C. Farquharson *et al.*, *Proc. Soc. Exp. Biol. Med.*, **192**, 166-171 (1989)

28)　J. Jonas *et al.*, *Ann. Nutr. Metab.*, **37**, 245-252 (1993)

29)　Z. K. Roughead *et al.*, *J. Nutr.*, **133**, 442-448 (2003)

30)　D. M. Danks, *Ciba Found. Symp.*, **79**, 209-225 (1980)

第8章　ビタミンD

津川尚子*

1　はじめに

　食物から摂取されるビタミンD（D）には，側鎖構造の異なるD_2とD_3があり，D_2系化合物はきのこ類に，D_3系化合物は魚類に多く含まれる（図1）。一方，生体内ではプロビタミンD_3である7-デヒドロコレステロール（7-DHC）が皮膚に存在し，これに日光の紫外線が照射されるとD_3が生成する。7-デヒドロコレステロールはコレステロール生合成過程の最終中間体であり，皮膚で産生された7-DHCに紫外線が照射されるとD_3が生成するが，経口摂取した7-DHCは肝臓における初回通過効果により，ほとんどが還元されてコレステロールになる。きのこ類に多く含まれるプロビタミンD_2（エルゴステロール）も，同様に初回通過で還元されてブラシカステロールとなるため，経口摂取したプロビタミンD_2/D_3にD効果は望めない[1]。D_2は，鳥類に対してはほとんど作用を示さないが，人に対するD_2とD_3の効果は同等である。

　皮膚で生合成されたDおよび食事から摂取されたDは，大部分が肝臓の25位水酸化酵素により代謝されて25-ヒドロキシビタミンD（25-D）となる（図2）。25-DはD結合蛋白質（DBP）と結合して血中を循環し，腎臓で1α位水酸化酵素（CYP27B1）によって活性型である1α,25-ジヒドロキシビタミンD（1,25-dihydroxyvitamin D：1,25-D）に代謝され，核内受容体（vitamin D receptor：VDR）結合を介して生理作用を発揮する。DBPとの結合性が高い25-Dの血中半

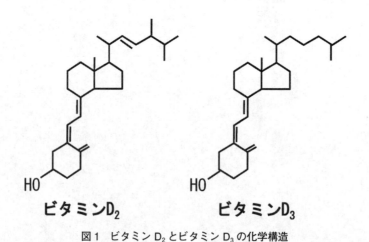

ビタミンD₂　　　　　**ビタミンD₃**

図1　ビタミンD₂とビタミンD₃の化学構造

＊　Naoko Tsugawa　神戸薬科大学　衛生化学研究室　准教授

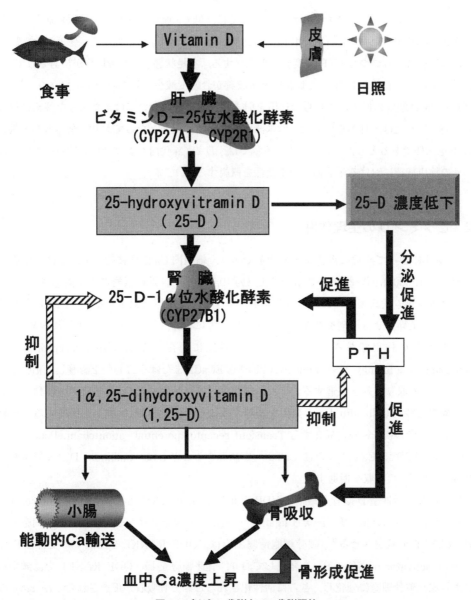

図2　ビタミン代謝とCa代謝調節

減期は長く，日照によるD産生量や摂取量を反映するため，Dの栄養状態を知るうえで最も重要な指標となる。これに対して，腎臓における1,25-Dの産生はカルシウム（Ca）需要に応じて副甲状腺ホルモン（PTH）などのCa代謝調節ホルモン厳密に調節されるため，種々の骨代謝疾患の指標として重要になる。Dの主な生理作用は，VDRを介した活性型Dの作用である。一方，25-DのVDR結合能は活性型Dの約1/500で非常に低いものの，25-Dの血中濃度変化が骨代謝だけでなく免疫や発がん，動脈硬化，高血圧，死亡など種々の生体変化に関与することが疫学研

究を中心に明らかになってきた。これらの報告では，低 Ca 血症，クル病・骨軟化症といった顕著な症状を惹起するいわゆる「欠乏状態」を評価したものではなく，血中 Ca 濃度や活性型 D 濃度は正常に維持されつつも PTH 濃度がやや上昇する「不足状態」の健康影響が検討されている。骨に対しては，栄養的な D 補給による D 不足改善が骨密度減少や骨折の予防に役立つ。しかし，なぜ血中 25-D 濃度の低下がこれらの作用を引き起こすのかについては未だ明確な答えは得られていない。D 不足は，日本だけでなく欧米諸国においても問題となっており，全体の約半数以上は D 不足状態であると考えられている。本稿では，D の Ca 代謝および骨における基本的な役割と，骨の健康維持における栄養面での重要性を概説する。

2　ビタミン D の生理作用

Ca は生体にとって非常に重要なミネラルであり，細胞内 Ca 濃度に比べて，血液・細胞外液ではその約 10,000 倍高い約 2.4～2.5mmol/L（約 10mg/dL）付近に厳密に維持調節されている。D は，カルシウム代謝調節における重要なホルモンとして副甲状腺ホルモン（PTH）と共に血中 Ca 濃度を上昇させる役割を持つ。その作用は，主に小腸，腎臓，骨で発揮される VDR を介した活性型 D の作用である。小腸では，刷子縁膜に局在する Transient receptor potential cation channel subfamily V member 6（TRPV6/ECaC2 または CaT1）[2] を誘導し，粘膜上皮細胞内への Ca の取り込みを促進する。また，細胞内に取り込まれた Ca を漿膜側へ移動させる際の緩衝効果を持つ Calbindin-D_{9k} の発現を誘導することで，能動的 Ca 輸送を促進する。腎臓では，遠位尿細管の刷子縁膜に局在する Transient receptor potential cation channel subfamily V member 5（TRPV5/ECaC1 または CaT2）[2] を誘導するとともに，Calbindin-D_{28k} の発現を上昇させることで Ca 再吸収を促進する。

骨において，活性型 D は骨芽細胞の VDR を介して ODF/RANKL（osteoclast differentiation factor/receptor activator of NF-κB ligand）の遺伝子発現を上昇させ，骨芽細胞の細胞膜上に ODF/RANKL を発現させる[3]。破骨細胞前駆細胞は，ODF/RANKL を認識する受容体 RANK（receptor activator of NF-κB）を発現しており，骨芽細胞膜上の ODF/RANKL を認識することにより成熟破骨細胞に分化し，さらに活性化されることで骨吸収が促進される。*In vitro* の実験系で証明される活性型 D の骨に対する影響は，主に骨吸収促進であり，体内では骨代謝回転の調節に寄与すると考えられる。D の生体内での役割を明確に証明するモデルとして，VDR 遺伝子欠損マウスがある。このマウスは，離乳するまで正常な Ca 代謝・骨代謝を維持するが，離乳後には低 Ca 血症と骨および軟骨の石灰化異常が起こり，顕著な D 欠乏状態に陥る[4]。しかし，このマウスを高 Ca 飼料でレスキューすると，血中 Ca 濃度の正常化と共に骨や軟骨の異常が改善される。軟骨における改善が完全ではないと報告されるものの，VDR 遺伝子欠損マウスの骨代謝異常の大部分がレスキュー飼料で改善されたことから，D の主な役割は小腸および腎臓における血中 Ca 濃度上昇作用にあると考えられる。

3　ビタミン D 不足

　1998 年，Thomas ら[5] は血中 25-D 濃度低下に伴って血中 PTH 濃度が上昇することを報告した。VDR との結合能が非常に低い 25-D の血中濃度変化が生体に影響を及ぼすメカニズムについては不明な部分が多いものの，血中 PTH 濃度がビタミン D 不足の鋭敏なマーカーとなるためにこれを指標としてビタミン D 不足が評価されるようになった。

　血中 PTH 濃度を指標として D 栄養を評価すると，その基準となる 25-D 濃度は 12-20ng/mL（25-50nmol/L）の軽度の D 不足，5-12ng/mL（12.5-25nmol/L）の中程度の D 不足（D 欠乏に近い），5 ng/mL（12.5nmol/L）未満の極度の D 不足（D 欠乏）に分けられる。この 3 段階の D 栄養状態での PTH 濃度上昇率は，軽度で 15％未満，中程度で 15-30％，極度で 30％以上とされる[6]。このことから，20ng/mL（50nmol/L）以上が D 充足状態と考えられるが，PTH 濃度を十分に低下させるためには，30ng/mL 以上の濃度維持が必要である[7~9] との報告もあり，最近では D 不足の基準を 30ng/mL とする傾向にある。また，骨折や骨密度を指標とした骨の健康においては 32-40ng/mL（80-100nmol/L）が必要と報告される[10~12]。日本人の血中 25-D 濃度は平均的に 20ng/mL 付近であることが多く，基準を 20ng/mL とした場合は約半数が不足，30ng/mL とすると大部分が不足状態と判断される。

4　骨におけるビタミン D の栄養学的意義

　血中 25-D 濃度の低下に伴って最も変化する指標が PTH の血中濃度上昇であり，D 不足では欠乏時ほどの PTH 濃度上昇はないものの，持続的な高 PTH 濃度の曝露が骨代謝に悪影響を及ぼすことが危惧される。欧米では，高齢者を対象に D 補給による血中 25-D 濃度変化と骨密度・骨折に関する研究が多く行われている。Bischoff-Ferrari ら[13] によるメタアナリシスでは，10 μg（400IU）/日の D 補給では骨折に対する効果は認められず，700-800IU（17.5-20 μg）/日の D 補給で大腿骨頸部骨折（相対危険度 RR = 0.74）および非椎体骨骨折（RR = 0.77）のリスクが有意に低下することが示された。ただ，これらの介入試験では 500-1,200mg/日の Ca も同時に摂取され，Chochrane library においても D 単独補給では骨折予防効果が期待できないことが報告されている[14]。D 補給量と 25-D の血中到達濃度，骨折予防効果の関係から，25-D の血中到達濃度が高いほど有意な骨折予防効果が期待でき[13]，30ng/mL（75nmol/L）以上の維持が効果的と考えられる（図 3）。一方，若年者を含む成人男女の血中 25-D 濃度と Ca 摂取量の骨密度に対する効果を相互的に評価した報告では，血中 25-D 濃度 20ng/mL 以上では Ca 摂取量の影響を受けずに 25-D 濃度の上昇に伴って骨密度が増加するが，血中 25-D 濃度 20ng/mL 未満の D 不足状態では女性において Ca 摂取不足の影響が出やすいことが示されている（図 4）[15]。この報告における Ca 摂取 4 分位群は，第 1 群：＜566mg/日，第 2 群：567-671mg/日，第 3 群：672-825mg/日，第 4 群：826-2,143mg/日であり，D 不足になると＜566mg/日の低 Ca 摂取で特に骨

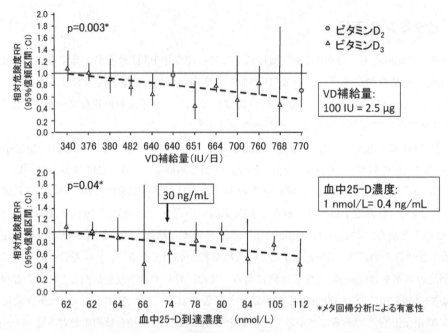

図3　ビタミンD補給量あるいは血中25-D到達濃度と非椎体骨骨折予防効果のメタ回帰分析
（文献13）より引用，一部改変）

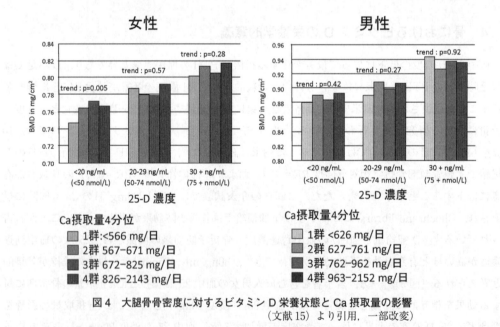

図4　大腿骨骨密度に対するビタミンD栄養状態とCa摂取量の影響
（文献15）より引用，一部改変）

密度が減少しやすい。日本人の場合，566mg/日のCa摂取量は50パーセンタイル値に相当することから，欧米人よりもさらにD栄養を充実させることが重要と考えられる。

　乳児期から成長期の骨とD栄養と骨についての報告は，成人に比べるとかなり少ない。しか

し，小児におけるD欠乏症のくる病は，現在でも小児科領域においてまれな疾患ではない。新生児の血中25-D濃度は母親の血中25-D濃度と相関し，出生時の血中濃度を反映しつつその後6-8週間まで低下するが，離乳食を摂取し始める6ヶ月以降は次第に上昇する。新生児期の乳児にとって，主なD補給源はミルクであり調整粉乳中には7-14μg（280-560IU）/LのDが添加されているが，母乳中には0.6-3μg/L程度しか含まれていない[16, 17]。このことから，日照を受けずに母乳栄養に偏っている乳児ではD欠乏が危惧される。日照を受けずに母乳のみで育った乳児の血中25-D濃度は，生後6週目には出生時に比べて約4ng/mL低下し[18]，生後8週間でDの貯蔵はなくなる[19]。Yorifujiらが行った疫学調査[20]では，新生児の22%に頭蓋癆がみられ，頭蓋癆と診断された新生児の37%において10ng/mL未満の血中25-D濃度の低値が見られる。乳児へのD補給は10μg/日（400IU）が適当とする報告が多いが，適度な紫外線を受けつつ10μg/日補給を6ヶ月間受けた乳児の血中25-D濃度は37ng/mL（92.4nmol/L）[21]である。この結果は，10μg/日の補給で過剰症を起こす危険性はないが，血中25-D濃度は一般的な濃度に比べるとやや高くなることを示しており，我が国では5μg/日が目安量に設定されている。

　幼児・小児期では，必要なDの大部分を日光照射により得るが，緯度の違いや季節変動，生活スタイルによる日照量不足によってD不足状態は生じる。2.5μg/日（100IU）が，正常なD栄養状態を維持するに必要とされるが，7-9歳の小児において10μg/日を約12ヶ月間補給すると対照群に比べて骨密度が有意に高くなる[22]。思春期では，25-Dから1,25(OH)$_2$Dへの代謝が増加する[23]。1,25(OH)$_2$Dの血中濃度の上昇は，急速な骨形成のためのCa供給源として腸管Ca輸送を高めるが，D要求性が増すという証拠はない。我々の研究では，思春期における骨量とD栄養の関係は，成長ホルモンなどの影響を強く受ける前期（12-13歳）に比べて，後期（17-18歳）に強く現れることを示唆する結果を得ている。

　妊婦ではCa要求性が高まっているため，25-Dから1,25-Dへの代謝産生が高くなる。妊娠期間中，血中25-Dはおおむね変化しない[23, 24]が，血中1,25-Dは妊娠第3期に上昇し[25, 26]，出産後には低下する。妊娠中の1,25-Dの産生増加には妊娠週数に伴って増加するIGF-I，エストロゲン，PTHrPなど様々な因子が関与すると考えられ，Ca要求性に応じたPTH上昇も一因と考えられるが，PTH濃度の上昇に関して一定の見解は得られていない。妊娠中のD栄養は，母親自身の健康だけでなく胎児への影響も踏まえて考える必要がある。母親自身の骨代謝とD栄養状態との直接的な関係を示す詳細な報告はなく，妊婦に対して特別に追加しなければならない理由は見当たらない。しかし，妊婦のD栄養状態と子癇などの関係が報告されることから[27〜29]，妊婦へのD補給試験が行われている。最近のデータとして，妊婦の血中25-D濃度維持には，10μg，50μg（400IU，2000IU）/日よりも100μg（4000IU）/日のほうが安全で効果的だとするものもあるが，骨量との関係は評価されていない[30]。一方，授乳婦では，出産後に骨量は減少し，骨吸収抑制の指標となるOPG/OCIFレベルが出産時をピークに産後1ヶ月目までは低下することから，骨吸収が加速的に起こると推察される[31]。しかし，最近，妊娠と授乳による骨量減少は可逆的であり，分娩後19カ月目には授乳期間にかかわらず妊娠前の骨密度に回復することや，

この時期の BMD と Ca・D 栄養に有意な関連は認められていないことが報告された[32]。授乳婦に対する D 補給に関する論文はいくつかあるが，ほとんどが母乳を介した乳児への D 補給を目指したもので，補給量も 25-50 μg（1,000-2,000IU）/日と多い。いずれにしても授乳婦に対して特に D 補給させなければならない理由はみあたらないが，産後は戸外活動の量が減少し，生理的にも骨量減少が促進される時期であること，また，授乳に必要な D を補給する必要性などから，2010 年版食事摂取基準では成人の目安量 5.5μg/日に 2.5μg/日を追加した，8 μg/日が目安量となっている。

5 おわりに

近年，D 不足による骨の健康障害が注目され，国内外ともに多くの研究が積み重ねられ，最近，Holick らを中心とした専門家により D 欠乏，D 不足の評価・治療・予防に関するガイドラインが発表された[33]。しかし，D 不足に対する血中 25-D 濃度のカットオフ値の決定や，乳児・成長期の D 栄養や妊婦・授乳婦への D 補給の効果に関する研究は全体的に不足しているといえる。高齢者を中心とした D 栄養と骨の健康については，Ca 栄養を同時に充実させることの重要性が EBM レベルで証明されてきたが，一方，血中 25-D 濃度の変化がもたらす PTH 濃度変化や骨代謝への影響に関するメカニズムには不明な点が多い。D と骨の関係は古くから知られるものの，今後検討されるべき課題は多く残されている。

文　　献

1) N. Tsugawa, *et al.*, *J. Nutr. Sci. Vitaminol.*, **38**, 15 (1992)
2) J. G. Hoenderop, *et al.*, *J. Biol. Chem.*, **274**, 8375 (1999)
3) H. Yasuda, *et al.*, *Proc. Natl. Acad. Sci.*, *USA*, **95**, 3597 (1998)
4) T. Y. Yoshizawa, *et al.*, *Nat. Genet.*, **16**, 391 (1997)
5) M. K. Thomas, *et al.*, *N. Engl. J. Med.*, **338**, 777 (1998)
6) P. Lips, *Endocr. Rev.*, **22**, 477 (2001)
7) M. F. Holick, *N. Engl. J. Med.*, **357**, 266 (2007)
8) R. P. Heaney, *J. Steroid Biochem, Mol. Biol.*, **97**, 13 (2005)
9) N. O. Kuchuk, *et al.*, *J. Clin. Endocrinol. Metab.*, **94**, 1244 (2009)
10) M. F. Holick, *Am. J. Clin. Nutr.*, **80**, 1678 (2004)
11) R. Vieth, *et al.*, *J. Clin. Endocrinol. Metab.*, **88**, 185 (2003)
12) M. F. Holick, *et al.*, *J. Clin. Endocrinol. Metab.*, **90**, 3215 (2005)
13) H. A. Bischoff-Ferrari, *et al.*, *Arch. Intern. Med.*, **169**, 551 (2009)
14) A. Avenell, *et al.*, *The Cochrane Database of Systematic Reviews.* Issue 3. Art. No.：

CD000227. DOI：10.1002/14651858.CD000227.pub2（2005）

15)　H. A. Bischoff-Ferrari, *et al., J. Bone Miner. Res.,* **24**, 935（2009）

16)　H. Nakao, *Kobe J. Med. Sci.,* **34**, 121（1988）

17)　B. L. Specker, *et al., J. Pediatr.,* **107**, 372（1985）

18)　T. Markestad, *Eur. J. Pediatr.,* **141**, 77（1983）

19)　T. Hoogenboezem, *et al., Pediatric Research,* **25**, 623（1989）

20)　J. Yorifuji, *et al., J. Clin. Endocrinol. Metab.,* **93**, 1784（2008）

21)　F. R. Greer, *et al., J. Pediatr.,* **114**, 204（1989）

22)　S. A. Zamora, *et al., J. Clin. Endocrinol. Metab.,* **84**, 4541（1999）

23)　L. Aksnes, *et al., Am. J. Obstet. Gynecol.,* **151**, 99（1985）

24)　M. Whitehead, *et al., Br. Med. J.（Clin. Res. Ed），* **283**, 10（1981）

25)　D. D. Bikle, *et al., J. Clin. Invest.,* **74**, 1966（1984）

26)　K. Seki, *et al., Am. J. Obstet. Gynecol.,* **164**, 1248（1991）

27)　A. Halhali, *et al., J. Clin. Endocrinol. Metab.,* **85**, 1828（2000）

28)　C. J. Robinson, *et al., Am. J. Obstet. Gynecol.,* ［Epub ahead of print］（2011）

29)　A. Merewood *et al., J. Clin. Endocrinol. Metab.,* **94**, 940（2009）

30)　B. W. Hollis, *et al., J. Bone Miner. Res.* ［Epub ahead of print］doi：10.1002（2011）

31)　H. Uemura, *et al., J. Endocrinol.,* **174**, 353（2002）

32)　U. K. Møller, *et al., Osteoporos Int.* ［Epub ahead of print］（2011）

33)　M. F. Holick, *et al., J. Clin. Endocrinol. Metab.,* ［Epub ahead of print］（2011）

第9章　ビタミンK

佐藤俊郎[*]

1　はじめに

ビタミンKは，1929年にデンマークの科学者Damによって血液凝固に必須の因子として発見された。その後長い間ビタミンKに関する研究は，血液凝固を対象として詳細に行われてきたが，1970年代以降，血液凝固系因子以外にも骨や血管などからビタミンK依存性タンパク質が発見され，骨粗鬆症や動脈硬化の予防・治療などの研究が進められてきた。血液凝固系に必要な量のビタミンKは，通常の食事で不足することはないが，骨代謝に重要な役割をするビタミンK依存性タンパク質"オステオカルシン（Osteocalcin；OC）"を活性化するためには，必ずしも十分ではないことが知られるようになってきた[1]。

ビタミンKのうちでも特にビタミンK$_2$が骨代謝に対する効果が高いことが知られ，1995年から骨粗鬆症の治療薬として利用されている[2]。ビタミンK$_2$の骨粗鬆症治療効果の特徴としては，骨密度を高める機能は顕著ではないが，骨質を改善して骨折を予防する効果が期待されることにある。

2　ビタミンKの構造とコファクター機能

自然界のビタミンKには，植物によって作られるビタミンK$_1$（フィロキノン）と主に微生物によって作られるビタミンK$_2$（メナキノン-n，MK-n）がある（図1）。ビタミンK$_1$は単一の化合物であるが，ビタミンK$_2$は，側鎖の長さの違いによりMK-4からMK-15に分類される。

食品中に含まれるビタミンKとしては，緑黄色野菜に含まれるビタミンK$_1$が主で，ビタミンK$_2$は，動物性食品にごく微量含まれる他，例外的に納豆にMK-7が多く含まれる。納豆のMK-7は納豆菌によって作られるものである。

ビタミンKは，ビタミンK依存性タンパク質にある特異的なグルタミン酸残基をγカルボキシグルタミン酸（Gla）残基に転換し，活性化するのに必要なビタミンである（図1）。ビタミンK依存性タンパク質を表1にまとめた。肝臓からは，血液凝固を促進するタンパク質と抑制するタンパク質が作られ，血液凝固は正常に維持されている。骨からは骨代謝を調節するOCが作られる。また，血管などからマトリックスGlaタンパク質（Matrix Gla protein；MGP）が作られる。カルシウムが血管に沈着（石灰化）すると動脈が硬くなり弾力性がなくなるが，MGPは血

---

* Toshiro Sato　㈱J-オイルミルズ　ファイン研究所　所長

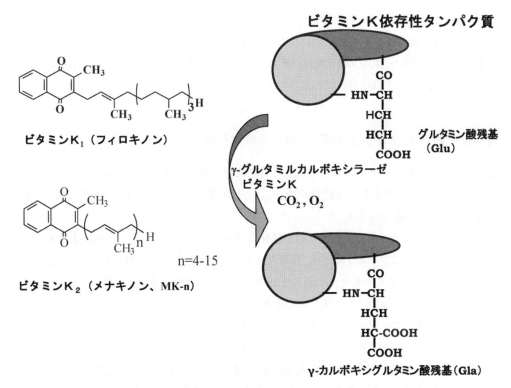

ビタミンK₁（フィロキノン）

ビタミンK₂（メナキノン、MK-n）

n=4-15

ビタミンK依存性タンパク質

γ-グルタミルカルボキシラーゼ
ビタミンK
CO_2, O_2

グルタミン酸残基（Glu）

γ-カルボキシグルタミン酸残基（Gla）

図1　ビタミンKの構造と補因子としての作用

表1　ビタミンK依存性タンパク質

Gla 含有タンパク質名	機能
プロトロンビン，Ⅶ因子，Ⅸ因子，Ⅹ因子	血液凝固促進因子
プロテインC，プロテインS	血液凝固抑制因子
オステオカルシン（OC）	骨代謝調節
マトリックスGlaタンパク質（MGP）	石灰化阻害
Gla-rich protein	石灰化阻害
GAS6	細胞増殖調節
ペリオスチン	結合組織創傷修復
Transmembrane Gla protein	不明
Proline rich Gla protein 1, 2	不明

管の石灰化を防止し動脈硬化を防いでいる。

3　オステオカルシン

オステオカルシン（OC）を欠損したマウスでは，骨がむしろ太くなるが[3]，骨の脆弱性が高まっており，骨質は悪くなっていた[4]。OCの機能は完全には解明されていないが，骨代謝を正

常にコントロールし，骨質の維持に関わっているものと考えられる。また，OC は骨代謝マーカーとして利用され，特にビタミン K 不足になると増加する血中の低カルボキシル化 OC（undercarboxylated OC；ucOC）は，大腿骨頸部骨折の独立したリスクファクターとされ，骨のビタミン K 充足状態の指標として臨床診断に利用されている。

4　骨代謝とビタミン K 摂取に関する疫学研究

食品からの日常的なビタミン K 摂取により骨密度や骨質が改善され，骨折が予防されることが重要である。予防効果を介入試験で証明することは困難なケースもあり，大規模な疫学研究による証明が重要である。

ビタミン K 摂取と骨代謝に関係する観察研究は数多く報告されている。納豆由来 MK-7 摂取量，総ビタミン K 摂取量，ビタミン K_1 摂取量と大腿骨頸部骨折に負の相関があることが報告されている[5~8]。またビタミン K 不足になると血中の ucOC が増加するが，高齢者の血中 ucOC 濃度と大腿骨頸部骨折のリスクが相関することが知られている[9, 10]。血中ビタミン K 濃度と大腿骨頸部骨折率が逆相関すること[11]や血中ビタミン K 濃度と ucOC 濃度の逆相関[12]が明らかにされており，ビタミン K 摂取による OC の活性化と骨折率の低下は密接なつながりがある。以上のことから，骨代謝におけるビタミン K 必要量は明確になっていないが，現状の食事内容の範囲でビタミン K を多く摂取することにより，骨粗鬆症のリスクを低減できることが示唆される。

5　成長期の骨代謝とビタミン K 摂取

20〜30 歳で最大となる骨量（最大骨量）が高いと骨粗鬆症が発症しにくくなるため，骨粗鬆症の予防では，若い時期の最大骨量を増やしておくことが重要とされている。子供は骨代謝回転が速く，血中 OC 濃度，特に血中 ucOC 濃度が成人と比べてかなり高い[13]（図 2）。子供の血中 ucOC 濃度と骨密度に有意な逆相関がみられる[14, 15]ことから，骨代謝を指標にすると多くの子供は潜在的なビタミン K 欠乏状態になっていると考えられる。最近，子供を対象とした MK-7 の介入試験が実施され，$45 \mu g$/日の MK-7 摂取で，OC の活性化がみられることが証明された[16]。近年，子供の骨量低下が問題視されている[17]ことから，ビタミン K の充分な摂取は成長期の子供にとって重要と考えられる。

6　骨粗鬆症予防に必要なビタミン K 量とビタミン K の種類による活性比較

現在定められているビタミン K の食事摂取基準は，血液凝固を正常に維持するために必要な量として定められてきた。しかしながら，骨の健康を指標とすると潜在的なビタミン K 不足状態の人がかなりいることがわかってきた。血中 ucOC 濃度を指標として，骨に必要な食事由来ビ

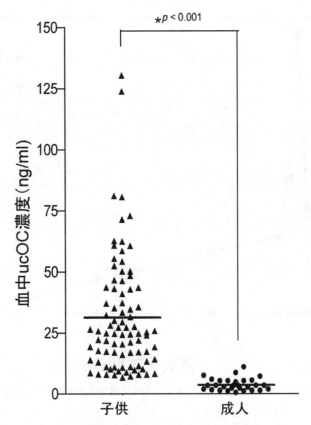

*p < 0.001

図2　子供と成人の血中 ucOC 濃度の比較[13]

タミンK量が詳細に研究されており[18]，骨の健康維持に必要なビタミンK量が近く定められるものと期待される。

　一方，ビタミンKの吸収は食品形態によって差があり，ブロッコリーやほうれん草など野菜に含まれるビタミン K_1 は吸収されにくく，油を使って調理すると吸収性が高まる[18]。

　サプリメントでは良く吸収される[19] ことから，栄養補助食品等でビタミンKを摂取することは意味のあることである。

　現在，ビタミン K_1，MK-4 および MK-7 が食品由来のビタミンK として比較的多く摂取されている。従来からビタミンK活性は，MK-7 などの側鎖の長いビタミン K_2 の活性が高いことが動物実験[20, 21] ならびにヒト試験[22, 23] で明らかにされている。MK-4 では，OC を活性化するのに一日 1500 μg 以上摂取する必要がある[24] のに対し MK-7 では数十 μg の摂取で有意に OC を活性化することができる。これは，MK-7 の吸収性が高く，MK-4 が栄養レベルでは吸収されないことと一致する[25]（図3）。MK-7 は血中半減期が長く，143 μg/日の摂取で OC の顕著な活性化がみられ，等量のビタミン K_1 と比べ3倍以上の活性化が見られる[23]（図4）。

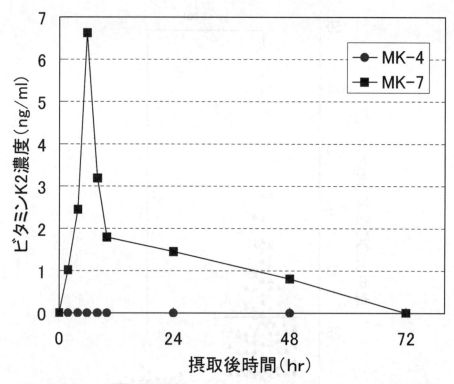

図3　健常者における 420 μg の MK-4 および MK-7 摂取後の血中ビタミン K₂ 濃度の比較

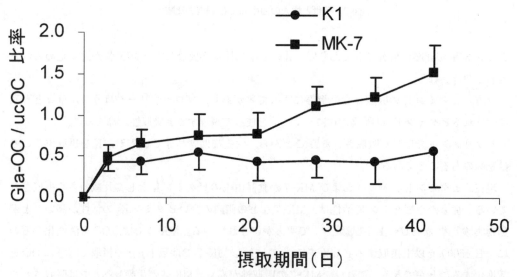

図4　健常者におけるビタミン K₁ および MK-7 連続摂取時のオステオカルシンの活性化率の比較[23]

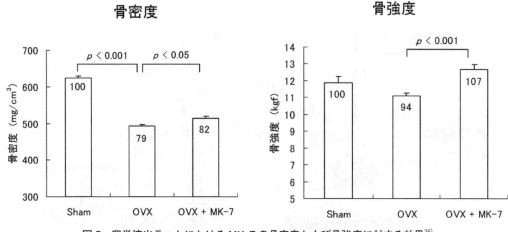

図 5　卵巣摘出ラットにおける MK-7 の骨密度および骨強度に対する効果[26]
Sham：偽手術，OVX：卵巣摘出

7　骨質とビタミン K 摂取

　旭松食品の村澤ら[26] は，骨粗鬆症モデルである卵巣摘出ラットを用いて MK-7 の骨に対する効果を調べた。その結果，偽手術（Sham）群に対して卵巣摘出（OVX）群で骨密度が顕著に下がるのに対し，MK-7 摂取群で骨密度の低下が抑制された。このとき，MK-7 の骨密度に対する効果はそれほど強いものではなかったが，骨強度は卵巣摘出群と比べて顕著に高くなった（図5）。すなわち，MK-7 の骨に対する効果は，骨密度ではなく，骨質改善により骨を折れにくくする作用があるものと示唆された。

　医薬で用いられている高用量（45mg/日）の MK-4 を閉経後の女性に対して 3 年間投与した介入研究においても，骨密度には変化が見られないものの，骨塩量の減少が抑制されており，骨強度の指標は維持されていた[27]。また，ビタミン K_1（5 mg/日）を 2〜4 年間投与した研究では，2 年後，4 年後とも骨密度の減少を抑える効果は認められなかったが，骨折例が有意に半減した[28]。

　ビタミン K が骨質を改善するメカニズムとしては，OC を活性化して骨代謝を調節する他，ビタミン K_2 のうち MK-4 に骨芽細胞から生産されるコラーゲンを蓄積させる機能が明らかにされた[29]。コラーゲンは骨組織の約 50% を占め，骨の弾力性や骨質に深く関係すると考えられている。我々も MK-7 にコラーゲン量を増やす効果を確認しており，ビタミン K_2 は，コラーゲン増加作用により骨質を高めるものと考えられる。

　骨のマトリックスには，オステオカルシンの他にも異所石灰化を抑制するマトリックス Gla タンパク質やプロテイン S，Gas6 などのビタミン K 依存性タンパク質が産生されている。これらのビタミン K 依存性タンパク質の骨での役割はまだ不明であるため，今後研究が進むことが期待される。一方，ビタミン K のうちビタミン K_2 は，γ-カルボキシル化と別の作用メカニズム

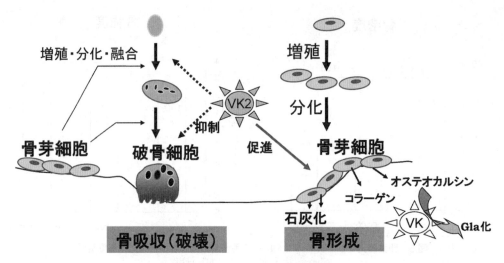

図6　ビタミンK_2の骨代謝への作用

で，骨芽細胞を活性化するとともに[30]，破骨細胞の作用を抑制し[31]，骨代謝を調節することが知られている（図6）。最近，MK-7の骨形成および骨吸収に対する作用は，MK-7がNF-κBの活性化経路を抑制することにより作用するものであることが明らかにされた[32]。

8　生体内でのMK-4への転換

　食品から摂取されたビタミンK類の一部は，体内でMK-4に変換される[33, 34]。このため，MK-4はビタミンK依存性タンパク質のγ-カルボキシル化（Gla化）とは別の作用があると考えられ，活性型ビタミンKと呼ばれることもある。最近，この変換酵素が同定された[35]。生体内でのMK-4への転換の生理的意義や，MK-4の骨代謝に対する効果の詳細な作用機序が明らかにされるものと期待される。一方で，食品から経口で摂取した場合，MK-4のバイオアベイラビリティ自体は大変低い（図3）ため，栄養レベルのMK-4を摂取しても血中や臓器中のMK-4濃度は上がらず，むしろ前駆体となるMK-7を摂取した方が臓器中のMK-4が顕著に増加することがわかっている[36]。ビタミンAやビタミンDなどと同様に，食品からとるビタミンは前駆体が多いことは理にかなっているのかもしれない。

9　おわりに

　変異原性試験（エームス試験）で著名なエームス博士は，近年"トリアージ理論"（triage：〈仏語〉優先順位付けによる効率的分配）を提唱し[37]，動物の体は，微量栄養素が不足すると，長期的な生存を犠牲にし，短期的な生存と生殖のために優先的に栄養素を利用するようにできている

と解説している。そのため，長期にわたって進行する加齢に関わる病気に，微量栄養素の不足が関係するとしている。この長期的で潜在的な欠乏の評価は，通常行われている1～3年程度の臨床研究で評価できるとは限らず，加齢の進行とともにさらに長期に効いてくる可能性もある[38]。エームス博士は，トリアージ理論の最も優れた例としてビタミンKをとりあげ，怪我をしたときに生死に関わる止血機能のためにビタミンKは優先されて使われ，長期的で潜在的なビタミンK不足が，骨粗鬆症や動脈硬化，がんの発症など加齢にともなう疾患の引き金となりうるとしている[38]。

　現在，欧米でもビタミンK必要量は血液凝固系を指標に決められている。納豆由来のMK-7は，各国のビタミンK必要量や所要量，摂取基準の範囲においてでも，OCやMGPを活性化できることから，納豆を食べる習慣のない欧米で特に注目されるようになっている。日本では，納豆以外にも海草，抹茶などビタミンKを特に多く含む食品がある。それでも，骨代謝を指標にするとビタミンK不足がみられ，特に高齢者のビタミンK不足は深刻であることが明らかとなってきている。骨粗鬆症は若いころからの長期的な予防が大切であり，食品によるビタミンKの適切な摂取が骨粗鬆症のみならず，変形性関節炎[39]など，多くの加齢に伴う疾病の予防につながることに期待したい。

文　　　献

1)　Booth, S. L., *et al.*：*Am. J. Clin. Nutr.*, **77**, 512-516（2001）

2)　Shiraki, M. *et al.*：*J. Bone Miner. Res.*, **15**, 515-522（2000）

3)　Ducy, P. *et al. Nature*, **382**, 448-452（1996）

4)　Boskey, A. L. *et al.*, *Bone*, **23**, 187-196（1998）

5)　Kaneki, M., *et al.*：*Nutrition*, **17**, 315-321, 2001.

6)　Yaegashi, Y., *et al.*：*Eur. J. Epidemiol.*, **23**, 219-225, 2008.

7)　Feskanish, D., *et al.*：*Am. J. Clin. Nutr.*, **69**, 74-79, 1999.

8)　Booth, S. L., *et al.*：*Am. J. Clin. Nutr.*, **71**, 1201-1208, 2002.

9)　Vergnaud, P. *et al.*：*J. Clin. Endocrinol. Metab.*, **82**, 719-724（1997）

10)　Seibel M. J. *et al.*：*J. Clin. Endorcinol. Metab..*, **82**, 717-718（1997）

11)　Tsugawa, N. *et al.*：*J. Bone Miner. Metab.*, **26**, 79-85（2008）

12)　Tsugawa, N. *et al.*：*Am. J. Clin. Nutr.*, **83**, 380-386（2006）

13)　van Summeren, M. *et al.*：*Pediar. Res.*, **61**, 366-370（2007）

14)　O' Connor, E., *et al.. Br. J. Nutr.*, **97**, 661-666,（2007）

15)　van Summeren, M., *et al.*：*Br. J. Nutr.*, **100**, 852-858,（2008）

16)　van Summeren, M. *et al. Br. J. Nutr.* **102**, 1171-1178（2009）

17)　Clark, E. *et al. J. Bone Miner. Res.* **21**, 1489-1495. 2006.

18) 津川尚子, 第 65 回日本栄養・食糧学会大会　講演要旨集 pp67 (2011)

19) Garber, A., *et al.* : *J. Nutr.*, **129**, 1201-1203, 1999.

20) Groenen-van Dooren, M. M. C. L. *et al. Biochem. Pharmacol.*, **50**, 797-801 (1995)

21) Sato, T. *et al.*, *Br. J. Nutr.*, **87**, 307-314 (2002)

22) Schurgers, L. J. & Vermeer, C., *Haemostasis*, **30**, 298-307 (2000)

23) Schurgers, L. J. *et al.*, *Blood*, **109**, 3279-3283 (2007)

24) 竹内綾子ほか, 日本臨床栄養学会雑誌 **26**, 254-260 (2005)

25) 佐藤俊郎ほか, ビタミン, **82**, 262 (2008)

26) 村澤久司ほか, 食品素材の機能性創造・制御技術 p131-146. ニューフード・クリエーション技術研究組合, 恒星社厚生閣 (1999)

27) Knapen, M. H. J., *et al.* : *Osteoporosis Int.*, **18**, 963-972 (2007)

28) Cheung, A. M., *et al.* : *PloS Med.*, **14**, e196 (2008)

29) Ichikawa, T. *et al.*, J. Biol. Chem. 281, 16927-16934 (2006)

30) Yamaguchi, M. *et al.*, *Mol. Cell. Biochem.* **223**, 131-137 (2001)

31) Yamaguchi, M. & Ma, Z. J., *Mol. Cell. Biochem.* **228**, 39-47 (2001)

32) Yamaguchi, M. & zWeitzmann, M. N.., *Int. J. Mol. Med.* **27**, 3-14 (2011)

33) Thijssen, H. H. W. & Drittij-Reijnders, M. J. *Br. J. Nutr.*, **72**, 415-425 (1994)

34) Yamamoto, R. *et al*, *J. Nutr. Sci. Vitaminol.* (*Tokyo*), **42**, 133-143 (1997)

35) Nakagawa, K. *et al. Nature*, **468**, 117-121 (2010)

36) 佐藤俊郎ほか, ビタミン **81**, 377-381 (2007)

37) Ames, B. N. *Proc. Natl. Acad. Sci.*, **103**, 17589-17594 (2006)

38) McCann, J. C. & Ames, B. N. *Am. J. Clin. Nutr.* **90**, 889-907 (2009)

39) Neogi, T., *et al.* : *Arthritis Rheum.*, **54**, 1255-1261, 2006.

第10章　B群ビタミン，ビタミンCと骨の健康維持

末木一夫*

1　はじめに

　高ホモシステイン血中濃度は，科学的根拠の多少はあるが，心臓血管系疾患，神経管閉鎖障害，アルツハイマー性認知症等のリスク因子として位置づけられてきている。さらに，近年骨粗しょう症による骨折のリスク因子としても考慮しなければならない報告が2004年に発表された[1, 2]。高ホモシステイン血中状態になる原因としては，遺伝的（メチレンテトラヒドロ葉酸還元酵素〈MTHFR〉多型），栄養的（不適切なB群ビタミン，アミノ酸状態等），生理的（年齢，性，妊娠，閉経後，腎臓機能不良等）および食事や生活習慣（喫煙，飲酒，運動等）あるいは治療下でのある種の薬剤によるB群ビタミン不足状態等が考えられる。

　高齢者が罹患する病気の内で骨粗しょう症は，生活の質（QOL）の悪化と早期の死を招く一因となる。

　骨粗しょう症を予防するためには，当然のことながら，骨を強くしておくことが重要になる。そのためには，適切な栄養素の摂取・運動・休養が大切である。正常な骨の状態を維持するには，骨量と骨密度を高くすることで骨強度が高まるという考え方が主流であり，そのためには"適切量のカルシウムとビタミンDを摂取しましょう"という健康栄養政策があり，重要である。一方，最近骨粗しょう症とは診断されない集団，すなわち骨密度値が正常の集団で骨折が生じている症例が良く見受けられるようになった。この原因を検討していく過程で，"骨強度"に加えて"骨質"も重要な因子であることがわかってきた。すなわち，建造物で例えると適切な設計の基で，良質な建築材料と適切な量を使用することが長持ちする建造物をつくる。骨でも同様のことが言えることから，健全な骨の状態を維持するには骨の量と質が重要である。

　さて，骨の組成をみると，ご存知のようにコラーゲンとカルシウムが1：1（体積比）で，コラーゲンによる架橋が強固なものが良い骨となる。一方，以前にも紹介させていただいたが，アミノ酸であるメチオニンの中間代謝産物であるホモシステインの血中濃度が高くなると骨質因子であるコラーゲンの架橋形成にも悪影響を及ぼすことがわかってきた。と共に，B群ビタミン不足が骨基質の主要な構成成分であるコラーゲンの劣化を誘導して，骨を脆くすることを証明する報告がでてきた。こうした内で本報告では，最近注目を浴びてきたB群ビタミン摂取による骨の健康維持に関する話題につき，概要を紹介させていただく。

　＊　Kazuo Sueki　国際栄養食品協会　専務理事；NPO法人国際生命科学研究機構　事務局次長

2 骨

　骨の構成内容は有機物（膠様質：コラーゲン）と無機物（石灰質）からできており，無機成分が骨の約60％を占めている。構成している主な無機成分は，リン酸カルシウム（85％），炭酸カルシウム（10％），リン酸マグネシウム（1.5％）で，骨に適切な強度を与えている。体で使われるカルシウムは骨に貯蔵され，血中カルシウム濃度は常に一定に保たれている。すなわち，カルシウム貯蔵庫としての骨は重要な役割を果たしている。

3　コラーゲン（ビタミンC）

　ビタミンC（アスコルビン酸）は，オキシゲナーゼの補因子としてコラーゲンの合成に関与している。これらの酵素反応においてアスコルビン酸は，金属イオンを還元型にすることで活性を促進する。もちろん他の還元剤であるシステインやグルタチオン，テトラヒドロ葉酸，2-メルカプトエタノール，ジチオスレイトール等は，*in vitro* でのこれらの反応に代わることができるが，最も効果的なのはアスコルビン酸である。生体内では，アスコルビン酸がこれらの反応の補因子として適していることが，動物実験やヒトでの欠乏-再投与試験で明らかにされた。3種のジオキシゲナーゼ（プロリル 4-ヒドロキシラーゼ，プロリル 3-ヒドロキシラーゼ，リジルヒドロキシラーゼ）がコラーゲンの合成に必要である。すなわち，未成熟のコラーゲンポリペプチド鎖のプロリン残基とリジン残基の水酸化によりコラーゲンに特異的な3本鎖らせん構造を構成するための分子間架橋が可能になる。アスコルビン酸が欠乏するとペプチドの水酸化が起きず，プロコラーゲンは三重らせん構造が形成できないので，非らせん型三量体が細胞内に蓄積される。このようなコラーゲン構造の不完全さは，壊血病の症状，傷の治癒期間の遅延等の原因となる。ビタミンC欠乏モルモットによる実験によって，骨や皮膚，腱の形成に必要なコラーゲンの合成におけるアスコルビン酸の本質的な役割が明らかとなった。DNAの突然変異によるリジルヒドロキシラーゼ活性低下を特徴とする Ehlers-Danlos 症候群タイプⅥの患者由来繊維芽細胞を使用した実験では，アスコルビン酸がコラーゲン生成量を60～100％増加させることがわかった。アスコルビン酸が酵素活性，ペプチドの水酸化およびコラーゲン生成量を増加させ，この反応経路でのアスコルビン酸の利用が明らかにされた。

　また，タンパク質摂取が骨の代謝に影響するいくつかの作用機序が想定される。タンパク質摂取の増加は，骨のコラーゲン高親和性タンパク質を改善し得るという報告がある[3]。骨容積の3分の1は50％のタンパク質から構成されており，前記したようにリジンとプロリンのヒドロキシル化は骨基質中の多くの非コラーゲンタンパク質のアミノ酸類の翻訳後の修飾を含むⅠ型コラーゲンの合成に不可欠である。骨量とタンパク質の関係は多くの疫学研究において，正の相関性を支持する多くの報告が発表されている。

　コラーゲンの分子間をつなぎ止める構造体である架橋は，機能によって2種類にわけられる。

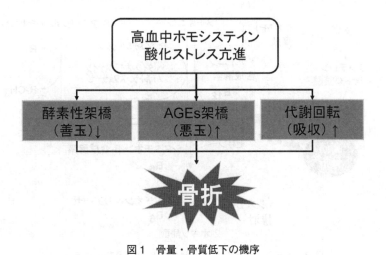

図 1　骨量・骨質低下の機序

すなわち，「酵素依存性架橋」と「終末糖化産物（AGEs：ペントシジン等）架橋」である。前者は，骨強度を高める "善玉架橋" で，骨芽細胞から分泌されるリジルオキシダーゼの作用により遺伝的に定められた部位のみに形成される。一方，後者は，骨を脆弱にする "悪玉架橋" で，酸化ストレス・カルボニルストレスの増大や糖化反応の亢進（高血糖）により誘導される（図 1）。

4　ホモシステイン

　アミノ酸であるメチオニンが肝臓において再循環代謝される際に産生されるチオール基を有する中間代謝物がホモシステインである。ホモシステインは肝臓中で再びメチオニンに代謝されるが，これらの変換の際に必要となるのが B 群ビタミンである葉酸，ビタミン B_6，および B_{12} である。これらの栄養素が不足するとホモシステインからメチオニンへの変換が阻害されるため，ホモシステインが過剰になって，高ホモシステイン血症という状態になる。ホモシステインの高血中濃度は，動脈硬化や血栓を引き起こすために心筋梗塞などの心臓疾患や脳卒中発症のリスク因子と見做されている物質（図 2）。軽度高ホモシステイン血症者は，5〜7% と報告されているが，冠動脈疾患患者や脳血管疾患患者では，それぞれ 30%，42% に上昇する症例もある。

　本来，メチオニンの正常な再循環代謝過程は，「メチオニン ⇒ ホモシステイン ⇒ メチオニン」で，この代謝過程中の中間生成物であるホモシステインは，その全てが再びメチオニンへと代謝されるのではなく，一部は「システイン」というアミノ酸に変化し，一部は尿中へ排出される。

　ビタミン B_6 はアミノ酸代謝を促進する役割から，ホモシステインがシステインに変わる際に補助的に関わっている。したがって，ビタミン B_6 が不足すると結果的にホモシステインが増えることになる。

　一方，葉酸はホモシステインがメチオニンへと戻る再循環代謝過程に必要な栄養素で，こうし

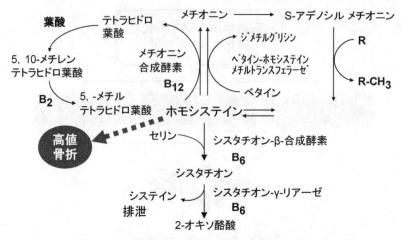

図2　ホモシステイン代謝と関与する 酵素及びビタミン

た葉酸の働きを助けるのがビタミン B_{12} の役割である。したがって，葉酸とビタミン B_{12} が，ともに不足すればメチオニンの正常な再循環代謝過程が阻害されるため，高血中ホモシステイン濃度状態になる。

　そして，この血中に流れ出したホモシステインは，血中の悪玉コレステロール（LDL）と結びつき，その後白血球の一種であるマクロファージ（貪食細胞）に取り込まれて血管壁に付着する。以上のような経過を経て動脈硬化が進行していくと考えられている。このように血中ホモシステイン濃度が増加するのを抑制する葉酸・ビタミン B_6・ビタミン B_{12} の3種類のB群ビタミンが不足しなければ，心臓疾患になるリスクを低減することができると報告されている。

5　骨粗しょう症

　加齢や女性の閉経に伴う女性ホルモンの減少による，破骨細胞の活性化による骨吸収の亢進によって，骨吸収が骨芽細胞による骨形成を上回る結果，骨密度が低下する疾病で，骨折リスクが高まる疾病と捉えられている。一方で，骨粗しょう症と心臓血管系疾病は，共通した病態の上にあることが近年明らかになってきた。すなわち，両方の疾病に共通するリスク因子として，下記のものがあげられている。

① 　B群ビタミン摂取量の不足。特に B_6，B_{12}，葉酸
② 　メチレンテトラヒドロ葉酸還元酵素（MTHFR）の遺伝子多型（C677：TT 型）
③ 　上記2種類の因子が原因となる高血中ホモシステイン濃度

6　ホモシステインと骨

　高ホモシステイン血中濃度状態である高ホモシステイン血症（100 μmol/L 超）は，劣性の常染色体に発症する疾病で，普遍的に骨粗しょう症と相関している。しかしながら，この相関性に関する病理生理学的な機構は充分に理解されていない。一方，骨中のコラーゲン繊維を強固にしている正常な架橋構造構築に関与するリジルオキシダーゼ（補酵素としてビタミン B_6）の拮抗阻害によって高ホモシステイン血中濃度状態が誘導されるという報告がある。ちなみに，日本人の食事摂取基準 2010 年版においては，心血管疾患・脳血管障害のリスク因子として血清ホモシステイン濃度を 14 μmol/L 未満に維持することと明記されている。すなわちこの記述は，葉酸等の B 群ビタミンによる調節を重要視していることになる。

7　B 群ビタミン不足と骨質（コラーゲン架橋）との関係

　前記したように最近は，骨量・骨密度＝骨強度からのみの診断で，骨粗しょう症の治療あるいは予防がなされている医療行為の見直しが提唱されている。というのは骨強度因子として，骨密度に加えて良質な骨質が重要な因子であることがわかってきたからである。すなわち，骨密度非依存性に骨折リスクを高める因子として骨質の劣化が浮上してきた。

　良質な骨質とは，すなわちコラーゲンの分子間架橋形成が正常に維持されているということである。関連データとして加齢性の骨折患者の海綿骨を分析して，コラーゲンの異常度を認めたと同時に血中ビタミン B_6 濃度も有意に低値であったと，斉藤らは報告している[3]。

　若年者と高齢者の健常人と大腿骨頸部骨折者の骨単位あたりのコラーゲン量を酵素依存性架橋と AGEs 架橋の両面から測定した結果を（図 3-a，3-b）に示す。骨折患者において，善玉架橋が少なく，悪玉架橋が多いことが認められる[4, 5]。

　女性患者 25 例（78±6 歳）および対照者 25 例（77±6 歳）で，善玉架橋，悪玉架橋，血中ホモシステイン濃度および血中ピリドキサール（ビタミン B_6）濃度を測定評価した研究の結果，骨折患者では，高骨密度者における善玉架橋の減少，高および低骨密度者での悪玉架橋の増加がみられると共に，血中ホモシステイン濃度の増加および血中ピリドキサール濃度の低下が観察された。これらの結果から，骨密度値の高低にかかわらず悪玉架橋は，骨粗しょう症患者では骨質の悪化を引き起こすと思われる[5]。

　それでは，これらの反応にホモシステインは，どのように作用しているのであろうか？

　まず，"善玉架橋"の形成に関わる酵素であるリジルオキシダーゼの作用を遺伝子およびタンパク質レベルで多段階的に阻害する。また，酸化ストレスの増大をもたらし"悪玉架橋"の増加をもたらす。

　ビタミン B_6 は，リジルオキシダーゼ活性には必須の補酵素であるので，リジルオキシダーゼの活性は，ビタミン B_6 不足状態では，活性が低下し善玉架橋の形成が低下する。骨量の低下を

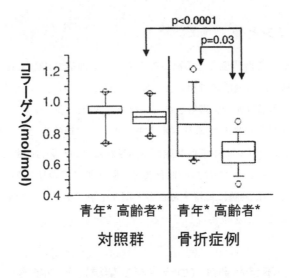

*…骨単位

図 3-a　酵素依存性架橋含量

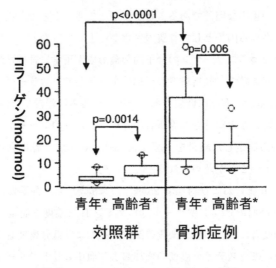

図 3-b　AGEs 架橋（ペントシジン）含量
出典：Saito M *et al.*, *Osteoporos. Int.*, **21**, 195-214（2010）

伴わない骨質の低下がおこり，結果として骨強度が低下する。また，ビタミン B_6 は，抗 AGEs 作用があることから，ビタミン B_6 不足状態では，悪玉架橋の形成が促進される。すなわち，ビタミン B_6 不足と高血中ホモシステイン濃度は，コラーゲン架橋形成の異常に大きく関与するリスク因子であると思われる。

表 1　コックス回帰による TT 多型と骨粗しょう症の組み合わせに関連するハザード比

	ハザード比	95％信頼区間	P 値
TT	1.57	1.11-2.23	0.01
TT + non-OP	1.49	0.91-2.45	0.11
Non-TT + OP	3.64	2.50-5.29	<0.01
TT + OP	7.21	4.34-11.97	<0.01
TT + non-OP[a]	1.32	0.80-2.17	0.28
Non-TT + OP[a]	2.39	1.54-3.69	<0.01
TT + OP[a]	3.33	1.83-6.01	<0.01

非 TT 多型に対する TT 多型のハザード比（上のカラム）
非 TT 多型で骨粗しょう症患者でない集団に対する TT 多型と骨粗しょう症者のハ
ザード比（下のカラム），OP；骨粗しょう症。
a：年齢，体格および脊椎骨骨折罹患を調整

出典：Shiraki M *et al.*, *J. Bone Miner. Metab.*, **26**, 595-602（2008）

8　関連するヒト試験結果

　日本における前向き観察調査研究である長野コホート調査研究は，1993 年に始まり 2006 年に
終了した。対象者は，502 名で，長野県に居住する閉経後の女性で歩行可能な集団。平均年齢は，
約 65 歳で，全対象者が 1 年以上，最長 13 年以上の追跡期間で，観察期間の中央値は，5.1±3.4
年であった。骨折は脊椎圧迫骨折が約 80％を占め，より高齢者で頻度が高かった。血中ホモシ
ステイン値と同様に尿中の骨の分解産物値がより高値で，骨密度はより低値であった。また，
MTHFR 遺伝子多型（TT 型）者は，非 TT 型者に比べて血中ホモシステイン値がより高く，骨
折発症者もより多かった。これらの相関性は，骨粗しょう症患者と非骨粗しょう症患者でも調査
されたが，非骨粗しょう症患者で非 TT 型者である集団に比べて非骨粗しょう症患者で TT 型
者，骨粗しょう症患者で非 TT 型者および骨粗しょう症患者で TT 型者のハザードリスク比は，
それぞれ 1.49（0.91〜2.45），3.64（2.50〜5.29）および 7.21（4.34〜11.97）を示した（表 1）[6]。こ
れらの結果は，骨折発症のリスク因子として，MTHFR 遺伝子多型（TT 型）は，従来の骨折に
関するリスク因子と共にリスク因子である可能性が強い。MTHFR 遺伝子多型の解析は，メチ
オニン代謝過程における全体的な評価をするのにより適切である。なぜならば，高血中ホモシス
テイン濃度は，骨芽機能，リジルオキシダーゼ活性の抑性および／あるいはコラーゲンの酸化的
架橋の産生を誘導することで，コラーゲン繊維の強度を減弱することになる。これらの因果関係
を明確にするために，血中ホモシステイン量とコラーゲン代謝の相関関係をさらに検討する必要
がある。
　Ｂ群ビタミンの介入試験報告[7]として，佐藤らは，脳梗塞患者（血中ホモシステイン値：平均
19.9 μM）を対象に，ビタミン B$_{12}$（1500 μM/ 日）および葉酸（5 mg/日）の投与による大腿骨

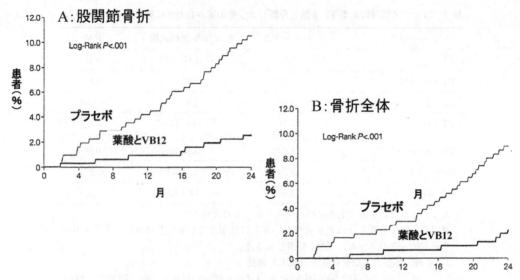

図4　葉酸とビタミン$_{12}$あるいはプラセボ投与における股関節部骨折及び
骨折全体の新規発症の相関性に関する Kaplan-Meier plot
出典：Sato Y *et al.*, *JAMA*, **293**, 1082-1088（2005）

表2　骨密度，血漿中ホモシステイン，血清中ビタミンの変化率

		平均変化率					
		1年後			2年後		
		プラセボ群 （298名）	葉酸と VB$_{12}$ （299名）	*P*値	プラセボ群 （278名）	葉酸と VB$_{12}$ （281名）	*P*値
骨密度	片麻痺症例	−1.8（0.2）	−1.7（0.2）	.89	−3.0（0.2）	−2.9（0.2）	.69
	健側	−1.0（0.1）	−0.9（0.1）	.85	−1.9（0.2）	−1.9（0.2）	.92
濃度	血漿中ホモ システィ ン	18.2（1.1）	−36.1（1.7）	<.001	31.2（1.4）	38.1（1.7）	<.001
	血清中 コバラミン	−9.1（3.2）	209.5（14.6）	<.001	−20.5（3.0）	214.4（17.0）	<.001
	血清中葉酸	−12.1（1.4）	47.2（3.2）	<.001	−30.1（1.8）	51.2（3.8）	<.001

プラセボ群とビタミン投与群の比較。ランク-トランスフォームドデータ適用の共分散モデル解析
コンピュータX線デンシトメトリー（骨密度測定）によるアルミニウム相当量としての骨の厚さ
出典：Sato Y *et al.*, *JAMA*, **293**, 1082-1088（2005）

頸部骨折の発症率を二重盲検プラセボ対照比較試験で調査したところ，上記B群ビタミン投与
群の新規骨折発症における相対リスク値は0.20（95％信頼限界，0.08〜0.50）を示した。なお，
試験1年後の血中ホモシステイン値は，B群ビタミン投与群で36％低下，一方プラセボ群で
18％増加していた（図4・表2）。B群ビタミン補給によって，ホモシステイン代謝過程を正常化

することによる骨質改善効果が得られる。その結果，骨折リスクの低減効果が期待される。

　前記した日本人を対象にした，長野コホート調査研究では，骨密度が低下していなくても，血中ホモシステイン値の高い集団は骨折リスクが2～4倍高いと報告されている。欧米で実施された同様の研究であるアムステルダム加齢縦断研究[1]，フラミンガム研究[2]およびロッテルダム研究[1]でも同様の結果が報告されている。

　また，ビタミンB$_6$低値群における大腿骨頸部骨密度の減少率の逆相関[8]，ビタミンB$_6$摂取量と骨折リスクの逆相関[9]，骨密度および骨質の異常者における血中ビタミンB$_6$低濃度[5]等多くの関連する報告がある。

9　MTHFR遺伝子多型と骨密度／骨折リスクの相関

　海外でも多くの疫学研究が実施されており，一部相関性が一致しない研究報告もあるが，わずかな血中ホモシステイン濃度の上昇が正常な集団における骨粗しょう症の病因に何らかの影響を及ぼしている可能性が想定される。オランダ人（男女，55歳超，2,406名）を対象にしたロッテルダム研究，アムステルダム研究では，ホモシステイン値は，大腿骨頸部，腰椎の骨密度には影響しないが，ヒップと手首の骨折では2倍のリスクを示した。これらの結果からホモシステインは骨のミネラル量とは，無関係に骨の微細な構造の発達を阻害するという推測が提唱された。米国人（男女，平均年齢59歳，1,999名）を対象にしたフラミンガム研究では，血中ホモシステイン値が最も高い四分位群は最も低い四分位群に比べて，ヒップの骨折が男性で約4倍，女性で約2倍高かったと報告している。

10　結語と今後の方向性

　ホモシステイン濃度が骨折のリスクに対する原因機序であるならば，公衆衛生的な影響は重要なものになる。特にアジア系人種は，MTHFR遺伝子多型者がコーカシアン人種に比較して約2倍多いことから，骨折発症の適切なリスク因子となるだろう。

　ホモシステイン値の上昇と骨密度および骨折のリスクにおける相関は，多様な大規模人口集団において確認される必要があり，B群ビタミンの摂取，種々のビタミンの体内状態の測定，MTHFR遺伝子多型の測定を評価すべきであり，MTHFR遺伝子多型と葉酸の相互作用，他のB群ビタミンとの相互作用，B群ビタミンを含めた栄養素間の相互作用も検討する必要があろう。また，佐藤らによって実施されたB群ビタミン投与療法あるいは，B群ビタミンサプリメント，ビタミンCサプリメント，タンパク質サプリメントの摂取および／あるいはこれらの栄養素が豊富な食事によってホモシステインがリスク因子のひとつと言われている多くの疾病の発症予防が可能になるような公衆衛生プログラムが検討されても良いのではないだろうか。安価なB群ビタミン（ビタミンB$_2$，B$_6$，B$_{12}$および葉酸）の適切な摂取によって骨質を改善して，骨量

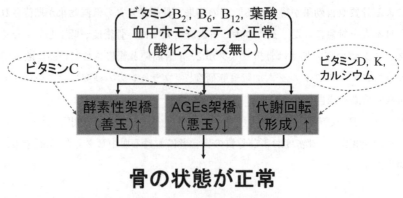

図5　骨量・骨質正常状態維持

を維持しながら，運動・休養と共に正常な骨の状態を維持することで良質な QOL が得られる可能性が高くなるであろう。

　2007 年に日本整形外科学会によって提唱された概念である運動器症候群（ロコモティブ・シンドローム）の発症予防には，お勧めかもしれない。

　上記したように血中ホモシステイン濃度を調節するには体内の正常な代謝反応のために必要な，十分なメチル化過程が重要になってくる。食事に十分なメチル基供与物質を含む食事を心がけることが正常値の維持に役立つ。有害なアミノ酸物質であるホモシステインは体内で無毒化されるが，加齢と共にこの無毒化反応は低下する。加齢以外にこのメチル化反応を阻害する要因として喫煙，高脂肪食や野菜の少ない食事，バランスの崩れた食生活などが考えられている。新鮮な野菜を充分に摂り，適切な量のタンパク質を含んだ食習慣が大切になる。また，骨の健康維持に適切なビタミン摂取量を確保するためには，ビタミン D，K，B_2，B_6，B_{12}，葉酸，C，カルシウムが配合されたビタミン剤あるいはサプリメントの摂取がわかりやすいかもしれない。正常な骨の維持に関与するビタミンおよびカルシウムに関する関係を図5に示した。

文　　　献

1)　van Meurs JB, *N. Engl. J. Med.,* **350**, 2033-2041（2004）
2)　Mclean RP, *N. Engl. J. Med.,* **350**, 2042-2049（2004）
3)　M Saito, *Calicif Tissue Int.,* **79**, 160-168（2006）
4)　M Saito, *Osteoporos. Int.,* **17**, 986-995（2006）
5)　M Saito, *Osteoporos. Int.,* **21**, 195-214（2010）
6)　M Shiraki, *J. Bone Miner. Metab.,* **26**, 595-602（2008）
7)　Y Sato, *JAMA,* **293**, 1082-1088（2005）

8)　Mclean RR, *J. Clin. Endocrinol. Metab.,* **93**, 2206-2212 (2008)

9)　Yazdanpanah, N, *Bone,* **41**, 987-994 (2007)

第11章 β-クリプトキサンチン

杉浦 実*

1 はじめに

　近年の栄養疫学研究から，果物や野菜の摂取量とがんや循環器系疾患，糖尿病等の生活習慣病リスクとに有意な負の関連があることが数多く報告されている[1~3]。果物・野菜類はビタミンやミネラル，食物繊維等の重要な供給源となるが，最近の研究からこれらの食品中に豊富に含まれるカロテノイド類の生体調節機能が注目されている。がんや循環器系疾患，糖尿病等の発症には酸化ストレスが大きく関与していることが近年明らかになっているが，カロテノイドは何れも強力な抗酸化作用を有することから，これら生活習慣病の予防に有効ではないかと考えられている[4~8]。

　一方，最近の栄養疫学研究から，果物を豊富に摂取することが健康な骨の形成や維持に有効であることが数多く報告されるようになってきた[9~16]。果物が骨に対して有用であるその理由としては，先ず，果物には骨の形成に重要なコラーゲンを合成する上で必須な栄養素であるビタミンCが豊富に含まれていることが挙げられる。また，動物性タンパクの過剰摂取による含硫アミノ酸が代謝性アシドーシスを誘発し，その結果，骨吸収が盛んになり骨に悪影響を及ぼすことが明らかになっているが，これを防ぐためには，カリウム，カルシウム，マグネシウム等のカチオンの摂取が重要と考えられている。果物にはカリウム等のミネラル類が豊富に含まれており，代謝性アシドーシスを平衡化することで骨吸収を防ぐ働きがあると考えられている。

　そのためWHO（世界保健機関）とFAO（国際連合食糧農業機関）が2003年に発表した報告書「Diet, Nutrition and the prevention diseases」では，健康な骨の維持形成や骨粗鬆症に関連した骨折の予防には，果物・野菜の摂取量を増やすことも重要だろうとしている[1]。このように果物・野菜の摂取が骨の健康に役立つことが多くの疫学研究から示されているが，骨代謝に影響するのはビタミン・ミネラル類だけだろうか？　果物・野菜にはフラボノイドやカロテノイド類が豊富に含まれており，近年，これら植物性二次代謝産物の骨に及ぼす影響が検討されている。本章では，日本の代表的な果物であるウンシュウミカン（以下ミカン）に特徴的に多く含まれているβ-クリプトキサンチンの骨粗鬆症に対する予防効果の可能性について紹介する。

＊　Minoru Sugiura　�農業・食品産業技術総合研究機構　果樹研究所　カンキツ研究領域
　　主任研究員

2 カロテノイド類と β-クリプトキサンチン

2.1 ヒト血中に存在する主要なカロテノイド

　カロテノイドは果物・野菜に多く含まれている天然色素成分で，これまでにおよそ 750 種類が単離同定されている[17]。カロテノイドは 8 個のイソプレン単位が結合して構成された炭素数 40 の基本骨格を有する化合物群の総称であり，9 個の共役二重結合からなる炭素数 22 のポリエン部とその両末に水酸基やカルボニル基，カルボキシル基，エポキシ基等が付いた構造を有している[18]。人は普段の食生活において様々な食品からカロテノイドを摂取しているが，ヒト血中に存在する主要なカロテノイドには，リコペン・α-カロテン・β-カロテン・ルテイン・ゼアキサンチン・β-クリプトキサンチンの 6 種がある（図 1）[19]。このうち体内でビタミン A に変換されるのは α-カロテン・β-カロテン・β-クリプトキサンチンの 3 つである。近年，カロテノイドの生理機能に関する研究が大きく進展し，プロビタミン A としての働き以外にも，抗酸化作用，発がん抑制作用，免疫賦活作用など様々な生体調節機能を有することが明らかになっている。また最近の栄養疫学研究から，カロテノイドが有するがんや循環器系疾患，糖尿病などの生活習慣病に対する予防効果等，新たな生体調節機能が次々と明らかになってきた。現在，がんや心筋梗塞，

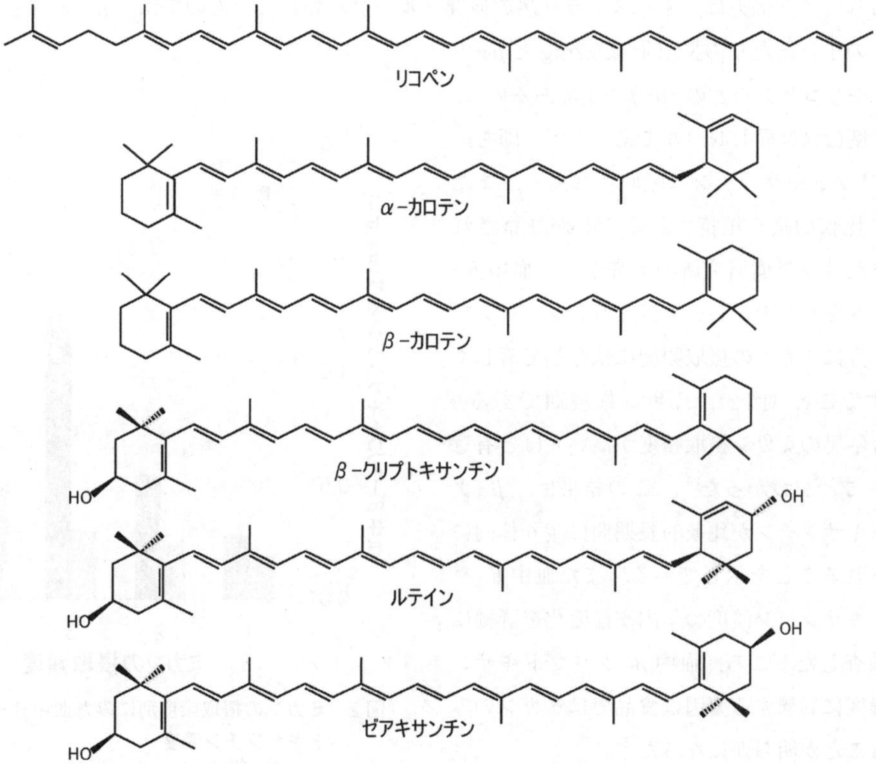

リコペン

α-カロテン

β-カロテン

β-クリプトキサンチン

ルテイン

ゼアキサンチン

図 1　ヒト血中に存在する主要なカロテノイド

糖尿病，肝臓疾患など様々な生活習慣病の発症に酸化ストレスが関与することが多くの研究で明らかになっているが，カロテノイド類はその化学構造上に二重結合を多く含むために抗酸化作用が大きく，酸化ストレスから防御することで様々な病気の予防に役立つのではないかと考えられている。

　ところで，ヒト血中に存在する主要なカロテノイド6種のうち β-クリプトキサンチンの生体調節機能に関する研究については β-カロテンやリコペン等に比較して著しく遅れている。β-クリプトキサンチンは日本のミカンに高濃度で含まれるが，我が国のようにミカンを日常的に食す習慣がない諸外国では血液中や母乳中の β-クリプトキサンチン濃度が低く[20, 21]，他のカロテノイドほど重要視されなかったのではないだろうか。我が国ではミカンが最も消費量の多い国産果樹であるが，β-クリプトキサンチンの摂取量や血中濃度の高い人が諸外国とは比較にならないほど多いと考えられる。そのため，β-クリプトキサンチンが日本人の健康に対して大きく貢献してきたのではないかと推察される。

2.2　β-クリプトキサンチンの血中濃度

　これまでに報告されている欧米における栄養疫学研究のデータをみると興味深いことがわかる。それは β-クリプトキサンチンの摂取量が少ない割にその血中濃度が高く維持されていることである[22, 23]。例えば，オーストラリアの研究グループが報告したものでは，β-クリプトキサンチンの1日あたりの摂取量は0.2mgと β-カロテンやリコピンなどの10分の1であるのに，血中濃度はほぼ同じレベルであった[23]。即ち，β-クリプトキサンチンは吸収され易く，また体内に比較的長く維持されることが推察される。また我々果樹研究所の調査から，血中 β-クリプトキサンチンレベルはミカンシーズンである1月にミカンの摂取頻度に依存して著しく上昇すること（図2），ミカン端境期である9月でも冬場のミカン摂取頻度が高い人ほど有意に高いことがわかった[24]。この結果は，β-クリプトキサンチンが比較的長期間に渡り体内に蓄積されることを示している。また血中 β-クリプトキサンチン濃度の年内季節変化を詳細に追跡調査したところ，血中 β-クリプトキサンチン濃度に影響する要因は食品ではミカンのみであることが明らかになった[25]。

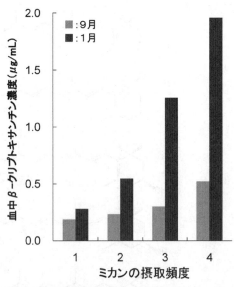

図2　ミカンの摂取頻度別にみた血中 β-クリプトキサンチン濃度
1：殆ど食べない，2：週に数回，
3：毎日1〜3個，4：毎日4個以上

2.3　疫学研究からみた β-クリプトキサンチンの特徴

　近年，果物・野菜の摂取と生活習慣病との関連についての栄養疫学研究は目覚ましい成果を上げているが，これら生活習慣病の予防効果の一つにカロテノイドが大きく関わっているのではないかと考えられている。そこで多くの研究者がカロテノイドに着目し，どのカロテノイドが最も関連があるのかを解析している。これまでのカロテノイドに関する疫学研究を調べると，興味深いことにカロテノイドの中では β-クリプトキサンチンのみに関連が認められたとする結果が，肺がん，糖尿病，リウマチ等で報告されている[26~28]。特に喫煙者における肺がんリスクと有意な負の関連が認められたとする調査結果が複数報告されていることは興味深い[29~31]。β-クリプトキサンチンは他のカロテノイドにはない優れた生体調節機能を有することが考えられるが，どのようなメカニズムによるものなのかは今後の研究成果に期待したい。

　ところで様々な生体調節機能が期待できる β-クリプトキサンチンであるが，喫煙と飲酒の両方の習慣を有する人では著しく血中濃度が低くなっているということが最近の我々の調査から判明した[32]。非喫煙者においては，軽度の飲酒量では β-クリプトキサンチンの血中濃度はほとんど差が認められないが，毎日 25g 以上のアルコールを摂取しているアルコール常用者では，β-クリプトキサンチンの血中濃度が有意に低いことがわかった。一方，飲酒しない人達での血中濃度は喫煙者と非喫煙者とで有意な差は認められないが，喫煙者では飲酒量が比較的少量でも β-クリプトキサンチンの血中濃度は有意に低く，飲酒量が多い人では更に顕著に低いことがわかった（図 3）。飲酒も喫煙もしない人達に比べて，喫煙習慣を有するアルコール常用者では，同じ量の β-クリプトキサンチンを摂取していても血中濃度は約 53% 低い計算になった。喫煙と飲酒

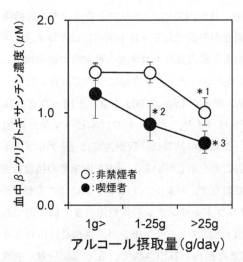

図 3　喫煙・飲酒習慣別にみた血中 β-クリプトキサンチン濃度
年齢，性別，肥満度，総コレステロール値，アルコールを除く総摂取カロリー量及び β-クリプトキサンチン摂取量で調整した各群での血中 β-クリプトキサンチン濃度を Bonferroni multiple comparison test で検定：[1]$P<0.001$ vs 非飲酒者でかつ非喫煙者，[2]$P<0.001$ vs 軽度の飲酒者でかつ非喫煙者，[3]<0.01 vs アルコール常用者でかつ非喫煙者。

の両方があることで酸化ストレスが相乗的に増大するため，これらの酸化ストレスを消去するために β-クリプトキサンチンが消費されているのではないかと考えられる。同様の傾向は β-カロテンと α-カロテンにも観察されたが，最も影響を受け易いと考えられるのは β-クリプトキサンチンであった。これらの結果から，β-クリプトキサンチンは他のカロテノイド類と比較して，喫煙・飲酒による酸化ストレスに対して有効であることが示唆された。

　β-クリプトキサンチンは環化した炭素鎖末端の一方だけに OH 基を有するカロテノイドである。そのためキサントフィルであるにもかかわらず，ビタミン A 効力を有し，カロテンバインディング蛋白やレチノイン酸受容体にも結合能力を持つ[33, 34]。また一方で，OH 基を有するため β-カロテンと比較すると極性が高い。しかしながら，両末端に OH 基を有するルテインやゼアキサンチンほど極性の強さはない。このような β-クリプトキサンチンの物理化学的な性質の違いによって，組織や細胞内での局在が他のカロテノイドとは微妙に異なることが，β-クリプトキサンチンの多様な性質を示すことに関係しているものと考えられる。その詳細は現在のところ不明であり，今後の検討が必要である。

2.4　β-クリプトキサンチンの供給源

　β-クリプトキサンチンの特徴は供給源となる食品が極めて限定的であるということである。米国食品を対象とした分析結果に基づいて構築されたカロテノイドデータベースによると，β-クリプトキサンチンの供給源は赤ピーマン以外ではほとんどが果実である[35]。その果実もタンジェリン，パパイヤ，カキ，ビワなどのわずかな種類に限られる。勿論，米国食品で示された含量のデータベースは我が国の食品にも準用できるが，品種や栽培方法，気候条件の違いによる含量の変動が予想されるため，我が国での β-クリプトキサンチン供給源の実態を知るには国内消費の食品について独自の調査が必要である。日本国内にはカロテノイド含量を体系的に調査した報告が無いため，果樹研究所と株式会社カゴメ総合研究所では国内で入手した果実・野菜とこれらの加工品を対象に 10 種類のカロテノイド含量について調査した[36, 37]。調査した 160 品目のうち，β-クリプトキサンチン含量が 1.0mg/100g 生重を上回った食品はミカンなどマンダリン系のカンキツとその加工品やパパイヤ，カキ，ビワ，赤ピーマンの計 21 品目で，21 品目中 16 品目はカンキツ類であった。これらの結果は，我が国では β-クリプトキサンチンの供給源が世界に例がないほど豊富であることを示している。一方，欧米での摂取量が多い果実であるグレープフルーツには全く含まれておらず，バレンシアオレンジにはごくわずかにしか含まれていなかった。世界的にみても β-クリプトキサンチンの供給源の多くは果実であり，カンキツ類が重要な食品と考えられる[38~40]。β-クリプトキサンチンの全供給量に占めるカンキツの割合はスペインの調査では約 68%，米国で約 87% と算出されている[41, 42]。一方，摂取量は一人一日あたり平均約 0.03~0.3mg と試算されている[23, 42~45]。我が国での算出例はないが，ミカンを中心に高含有カンキツが多い上にこれらカンキツ類の摂取量も多く，諸外国の平均値を大きく上回っている人が多いと推測される。

3　骨の健康と栄養に関する最近の知見

3.1　果物の摂取と骨の健康

　米国で行われた思春期発達段階の女児56名を対象に食事習慣と骨密度との関係を調べた報告では，毎日3サービング以上の果物と野菜を食べる女児における骨密度はそうでない子供に比べて有意に高く，また尿中カルシウム排泄量や上皮小体ホルモンレベルも低いことから，子供の成長期において健全な骨の発育には果物・野菜の摂取が重要であることを示している[9]。一方，北アイルランドで行われた12才と15才の成長期における少年少女1,345名について，骨密度と果物・野菜の摂取との関係について調べた報告では，特に12才の少女における骨の成長には果物の摂取が重要であることを示している[10]。またカナダで8-20才の幼年期から青年期の男女152名を7年間追跡調査した結果では，特に男の子でカルシウムの摂取量と運動量の他に果物や野菜の摂取量が骨密度と有意に関連していたと報告している[11]。これら3つの研究報告から，果物の摂取が子供の発育段階から重要であることが考えられる。また，成人を対象にした研究も行われている。イギリスで行われた閉経前の健康な女性994名を調査した結果では，牛乳と果物の摂取が少ない女性では，摂取量の多い人に比べ，骨密度が低いことがわかった[12]。また閉経した女性670名の骨密度を調べた中国の研究でも，果物・野菜の摂取量が多いグループほど有意に骨密度が高かったと報告している[13]。

　一方，この研究よりも更に詳細に調べた報告として，閉経前と閉経後における骨密度の減少を891名の女性について追跡調査した結果が報告されている[14]。食事調査したデータをもとに栄養摂取量との関連を解析した結果，果物・野菜に豊富に含まれているビタミンC・マグネシウム・カリウムの摂取量が多いと骨密度の低下を抑制できたとしている。このことからビタミンCやミネラルが豊富な果物の摂取は骨粗鬆症の予防に有効と考えられる。また男性を対象にした調査も米国で行われている。この調査では69才以上の老年期の男女907名を対象にして骨密度と食生活習慣との関連を解析しているが，男性において果物・野菜の摂取量と骨密度が有意に相関していたと報告している[15, 16]。

3.2　カロテノイドと骨の健康

　一方，最近の実験的研究から，骨芽細胞のアポトーシスや破骨細胞による骨吸収に酸化ストレスが関与していることが明らかになった[46~48]。実際に骨密度や骨粗しょう症と酸化ストレスとの関係が疫学研究の結果でも示されている[49~51]。そのためこれらの酸化ストレスを抗酸化物質が抑えることで骨代謝に良い影響を及ぼしているのではないかと考えられるようになってきた。特に最近では果物・野菜に豊富に含まれるカロテノイドに着目した研究結果が相次いで報告されている。

　Maggioらはイタリア人の閉経女性を対象にした調査から，骨粗しょう症を発症している人ではβ-カロテン等の血中カロテノイド値が健康な閉経女性に比べて有意に低下していることを初

めて報告した[52]。また Yang らは閉経した米国人女性を対象にした調査から，骨粗しょう症を発症している女性では，血中の β-クリプトキサンチンとリコペンレベルが低下していることを報告している[53]。これらの調査結果は，症例対照研究あるいは横断解析の結果であるが，最近，コホート研究の結果が相次いで報告された。Sahni らはアメリカの高齢者男女におけるカロテノイドの摂取量と脊椎骨，腰骨及び橈骨の骨密度の変化との関係を 4 年間追跡した結果について報告している。調査の結果，カロテノイドの総摂取が多い人達では骨密度の低下が緩やかであったこと[54]，また 17 年間にも及ぶ追跡調査から，カロテノイドの中でも特にリコペンの摂取量が多いほど腰骨と非脊椎の骨折のリスクが低減したと報告している[55]。この調査では β-クリプトキサンチンには有意なリスクの低減効果は認められなかった。調査する対象集団によって結果が異なるのは，それぞれの対象集団の食生活習慣が異なるためと考えられるが，どのようなカロテノイドが特に骨代謝に有益なのかについては今後の更なる疫学研究の結果が望まれる。

4 ミカン産地住民を対象にした疫学研究（三ヶ日町研究）の知見

　我々果樹研究所では，ミカンの摂取がどのような生活習慣病の予防に役立つかを明らかにするため，国内有数のミカン産地である静岡県浜松市北区三ヶ日町の住民を対象にした栄養疫学調査（三ヶ日町研究）を平成 15 年度から行っている。この調査ではミカンに特徴的に多く含まれているカロテノイドである β-クリプトキサンチンに着目し，様々な健康指標との関連について解析を行っている。これまでの横断的な検討から，血中 β-クリプトキサンチン濃度が高い（ミカンをよく食べる）人達では，肝疾患や動脈硬化，インスリン抵抗性，メタボリックシンドローム等のリスクが有意に低いことを明らかにしてきた[56~60]。また三ヶ日町研究では，骨密度調査についても平成 17 年度から開始しており，ミカンが骨粗しょう症の予防に有効かについても検討を行っている。ここでは我々が注目している β-クリプトキサンチンと骨密度との関連について，三ヶ日町研究から得られた調査結果について解説する。

4.1　血中 β-クリプトキサンチンレベルと骨密度との関係

　調査は三ヶ日町の住民健診受診者のうちインフォームド・コンセントが得られた者を調査対象とした。①空腹時採血による血中カロテノイド値の測定，②DXA 法（二重エネルギーX 線吸収法）による橈骨 1/3 遠位（非利き腕 図 4 参照）における骨密度測定，及び自記式問診票調査等を実施した。本研究は果樹研究所及び浜松医科大学倫理委員会の承認を得て実施した。問診票によるアンケート調査，骨密度測定，及び血中カロテノイド値の分析が完了した 676 名（男性 222 名，女性 454 名）について，自記式問診票調査から一日当たりの総摂取カロリー，ビタミン・ミネラル摂取量を求め，血中カロテノイド値と骨密度との関連を横断的に解析した[61]。

　その結果，女性では年齢が高いほど骨密度は低下し，特に閉経した女性では骨密度が低かった（表1）。骨密度と血中カロテノイド値との関連について，骨密度に影響すると考えられる要因を

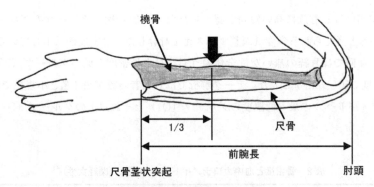

図4　前腕部の骨構造（橈骨と尺骨）
骨密度は橈骨の矢印の部位を DXA 法で測定した

表1　調査対象者の特性[*1]

	男　性		女　性			
			閉経前		閉経後	
被験者数	222		161		293	
年齢	56.1	(9.2)	44.1	(5.3)	60.2	(6.2)
総摂取カロリー（kcal/day）	2126.8	(487.3)	1919.5	(437.2) [*6]	1959.0	(480.1) [*6]
カルシウム摂取量（mg/day）	517.3	(229.5)	566.2	(189.9) [*5]	650.9	(256.0) [*6]
ビタミン D 摂取量（μg/day）[*2]	200.6	(183.7-219.1)	195.5	(177.3-215.5)	256.0	(237.6-275.7) [*5]
骨密度（g/cm^2）	0.771	(0.067)	0.677	(0.055) [*6]	0.561	(0.084) [*3, 6]
レンジ		0.593-0.934		0.412-0.817		0.366-0.820
血中カロテノイド濃度（μmol/L）[*2]						
ルテイン	0.44	(0.42-0.46)	0.46	(0.44-0.48) [*5]	0.54	(0.51-0.56) [*6]
リコペン	0.30	(0.28-0.32)	0.46	(0.43-0.49) [*5]	0.37	(0.35-0.39) [*6]
α-カロテン	0.12	(0.12-0.14)	0.19	(0.17-0.20) [*6]	0.21	(0.20-0.23) [*6]
β-カロテン	0.54	(0.50-0.59)	0.84	(0.77-0.91) [*6]	1.12	(1.06-1.18) [*6]
β-クリプトキサンチン	1.11	(0.98-1.25)	0.89	(0.79-1.01)	1.75	(1.61-1.90) [*6]
ゼアキサンチン	0.19	(0.18-0.19)	0.19	(0.18-0.20)	0.20	(0.20-0.21) [*4]

*1　データは平均値（標準偏差），算術平均値（95%信頼区間），レンジ，または比率。
*2　対数値をオリジナルスケールに変換
*3　年齢調整した値を Bonferroni multiple comparison test で検定：[3]$P<0.001$ vs 閉経前女性
*4-6　年齢調整した値を Bonferroni multiple comparison test で検定：[4]$P<0.05$, [5]$P<0.01$, [6]$P<0.001$ vs 男性

統計学的に調整した上で分析を行ったところ，特に閉経女性では血中 β-カロテンと β-クリプトキサンチン濃度が骨密度と弱いながらも有意に相関していた（表2）。更にビタミン・ミネラル類の摂取量を調整しても β-クリプトキサンチンは有意に相関していた。次に，骨粗しょう症歴を有さない月経の無い女性293名をカロテノイド6種の血中濃度（最も血中濃度の低いグループ Q1 から最も高いグループ Q4 まで4グループ）に分け，それぞれのグループにおける多変量調整した骨密度を解析した。その結果，調整骨密度は血中 β-カロテン及び β-クリプトキサン

チンレベルが高いほど有意に高い傾向が認められた（表3）。次にそれぞれのグループで骨密度が低下していると考えられる多変量調整オッズ比を計算した。骨密度が低下していると考えられる基準値は，今回では月経の無い女性全体のうち，最も骨密度が低いグループ（下位25％）を境界値（骨密度 $0.501 \mathrm{g/cm^2}$）とした。データ解析では対象者の数が293名と小規模であったため，血中カロテノイドレベルの最も低濃度のグループ（Q1）とそれ以上のグループ（Q2〜Q4をまと

表2　骨密度と血中カロテノイド値との関係（閉経女性）[*1]

	Model 1		Model 2		Model 3	
	β	p-value	β	p-value	β	p-value
ルテイン	−0.067	0.184	−0.064	0.209	−0.081	0.118
リコペン	0.018	0.725	0.007	0.891	0.003	0.952
α-カロテン	0.032	0.523	0.028	0.582	0.022	0.677
β-カロテン	0.101	0.046	0.102	0.047	0.103	0.060
β-クリプトキサンチン	0.097	0.060	0.105	0.047	0.116	0.047
ゼアキサンチン	−0.044	0.374	−0.051	0.307	−0.071	0.166

[*1]　骨密度と血清カロテノイド値との関連を重回帰分析し標準化回帰係数を求めた。
　　　Model 1：年齢，身長，体重で調整。
　　　Model 2：年齢，身長，体重，閉経後年数，喫煙，運動，飲酒，サプリメント摂取，総摂取カロリー量で調整した。
　　　Model 3：年齢，身長，体重，閉経後年数，喫煙，運動，飲酒，サプリメント摂取，総摂取カロリー量，カルシウム，カリウム，マグネシウム，ビタミンC，D，E摂取量で調整した。

表3　血中カロテノイドレベル別にみた調整骨密度値[*1]

血中カロテノイド		n	血中カロテノイド値 平均とレンジ（μmol/L）	調整骨密度値と95％信頼区間 （g/cm²）				
				Model 1	P for trend	Model 2	P for trend	
β-カロテン	Lowest	70	0.60 (0.32-0.82)	0.541 (0.524-0.559)		0.541 (0.524-0.559)		
	Second	77	0.98 (0.84-1.15)	0.566 (0.550-0.582)		0.566 (0.550-0.581)		
	Third	73	1.30 (1.17-1.51)	0.565 (0.548-0.581)		0.567 (0.550-0.583)		
	Highest	73	2.02 (1.53-3.37)	0.573 (0.557-0.590)	0.013	0.572 (0.555-0.588)	0.022	
β-クリプトキサンチン	Lowest	73	0.67 (0.22-1.07)	0.548 (0.531-0.565)		0.546 (0.528-0.564)		
	Second	73	1.48 (1.10-1.83)	0.554 (0.538-0.571)		0.554 (0.538-0.571)		
	Third	75	2.31 (1.84-2.89)	0.570 (0.554-0.587)		0.572 (0.555-0.588)		
	Highest	72	4.11 (2.91-10.53)	0.574 (0.558-0.591)	0.016	0.574 (0.557-0.592)	0.018	

[*1]　β-カロテン及びβ-クリプトキサンチンの各血清レベル（4分割位）における骨密度値を多変量調整して求めた。
　　　Model 1：年齢，身長，体重，閉経後年数，喫煙，運動，飲酒，サプリメント摂取，総摂取カロリー量で調整した。
　　　Model 2：カルシウム，カリウム，マグネシウム，ビタミンC，D，E摂取量で更に調整した。

表4　骨密度低値出現の多変量調整オッズ比（閉経女性）[*1]

血中カロテノイド		Model 1		Model 2	
		OR	95% CI	OR	95% CI
β-カロテン	Lowest（Q1）	1.00		1.00	
	High（Q2-Q4）	0.51	(0.25-1.04)	0.61	(0.28-1.31)
β-クリプトキサンチン	Lowest（Q1）	1.00		1.00	
	High（Q2-Q4）	0.45	(0.22-0.95)	0.49	(0.22-1.09)

＊1　ロジスティック回帰分析により多変量調整オッズ比（95%信頼区間）を求めた。
　　　Model 1：年齢，身長，体重，閉経後年数，喫煙，運動，飲酒，サプリメント
　　　摂取，総摂取カロリー量で調整した。
　　　Model 2：カルシウム，カリウム，マグネシウム，ビタミンC, D, E摂取量
　　　で更に調整した。

めて一つのグループ）とで，骨密度低値の出現割合を計算した。その結果，β-クリプトキサンチンの血中レベルが高いグループでリスクが半分以下となっていた（表4）。一方，ビタミン・ミネラル類摂取量で更に調整を行うと有意では無くなった。また他のカロテノイドでは有意な関連は認められなかった。

4.2　他の抗酸化物質とβ-クリプトキサンチンとの相互作用

　β-クリプトキサンチンが弱いながらも閉経女性における橈骨1/3遠位（非利き腕）での骨密度と有意に関連していたことから，抗酸化作用を有する他のビタミン・カロテノイド類が相乗的に関与していることが推察された。三ヶ日町研究では主要なカロテノイド6種の血中濃度に関する分析データを有するが，ビタミン類の血中データについては測定していない。そこで自記式問診票調査から各被験者における一日当たりのビタミン3種（レチノール，ビタミンC及びE）とカロテノイド6種（リコペン，α,β-カロテン，β-クリプトキサンチン，ルテイン及びゼアキサンチン）の摂取量を求め，これらビタミン・カロテノイド類の骨密度への影響を摂取量の面から評価した。解析は，各被験者におけるビタミン・カロテノイド9種の各摂取量を計算し，まずどのような摂取パターンとして抽出できるかについて因子分析を行った。因子分析により抽出された抗酸化物質の摂取パターンと骨密度との関連を横断的に解析した[62]。

　その結果，因子分析により3つのパターンとして抽出された。第1主成分として，特にα,β-カロテン等のカロテノイド摂取量が多い「カロテン」パターン，第2主成分として，レチノールの摂取量が多い「レチノール」パターン，第3主成分として，β-クリプトキサンチンとビタミンCの摂取量が特徴的に多い「β-クリプトキサンチン」パターンとして集約できた（表5）。

　次に各パターンの因子スコアをもとに被験者を3分割し，各分割位での骨密度低値リスクの多変量調整オッズ比を計算したところ，レチノールパターンの傾向が強いほど，オッズ比は有意に高く，またβ-クリプトキサンチン型の傾向が強い人ほどオッズ比は有意に低かった（表6）。

表5 閉経女性における各抗酸化ビタミン・カロテノイド類の摂取パターンと各因子における因子負荷行列[*1]

	Factor 1: カロテン型	Factor 2: レチノール型	Factor 3: β-クリプトキサンチン型
レチノール		0.825	
ビタミンC	0.435	0.285	0.773
ビタミンE	0.464	0.711	0.258
リコペン	0.633		
α-カロテン	0.788		
β-カロテン	0.852	0.257	0.369
ルテイン	0.740	0.447	0.270
β-クリプトキサンチン			0.920
ゼアキサンチン		0.712	
寄与率（%）	30.3	22.8	20.1

[*1] 因子負荷量が0.200未満のものは省略した。

表6 抗酸化ビタミン・カロテノイドの摂取パターン別にみた骨密度低値出現の多変量調整オッズ比[*1]

Dietary patterns	Factor score	n	OR	95% CI	P for trend
Factor 1	Lowest （Q1）	97	1.00		
カロテン型	Middle （Q2）	98	0.94	(0.44-2.00)	
	Highest （Q3）	98	1.38	(0.66-2.89)	0.340
Factor 2	Lowest （Q1）	97	1.00		
レチノール型	Middle （Q2）	98	1.35	(0.61-2.98)	
	Highest （Q3）	98	3.09	(1.28-7.47)	0.009
Factor 3	Lowest （Q1）	97	1.00		
β-クリプトキサンチン型	Middle （Q2）	98	0.54	(0.25-1.18)	
	Highest （Q3）	98	0.22	(0.09-0.54)	0.001

[*1] 年齢，身長，体重，閉経後の年数，喫煙・飲酒・運動習慣，サプリメント使用状況及び総摂取カロリー量で補正してロジスティック回帰分析により多変量調整オッズ比（95%信頼区間）を求めた。

　更に個々の抗酸化ビタミン・カロテノイドの摂取量に着目し，それぞれの摂取量と骨密度低値リスクの多変量調整オッズ比を計算したところ，レチノールの摂取量が最も多い群でのオッズ比は有意に高かった。これに対し，ビタミンCとβ-クリプトキサンチンの摂取量が最も多い群でオッズ比は有意に低かった（表7）。しかしながら，ビタミンC及びβ-クリプトキサンチンの摂取量と骨密度低値リスクとの負の関連は，β-クリプトキサンチンあるいはビタミンCの摂取量でそれぞれ更に調整すると有意でなくなった。次にビタミンCとβ-クリプトキサンチンの摂取量をもとに被験者を4群に層別化した（グループ1：ビタミンCとβ-クリプトキサンチンの

表7　抗酸化ビタミン・カロテノイドの摂取量別にみた骨密度低値出現の多変量調整オッズ比[*1]

Dietary intake		n	Range (mg/d) or (μg/d)	OR	95% CI	P for trend
レチノール	Lowest（Q1）	97	（29–213）	1.00		
	Middle（Q2）	98	（218–383）	1.65	（0.74–3.69）	
	Highest（Q3）	98	（386–3531）	3.22	（1.38–7.51）	0.007
ビタミンC	Lowest（Q1）	96	（47–139）	1.00		
	Middle（Q2）	99	（140–214）	1.02	（0.47–2.22）	
	Highest（Q3）	98	（215–625）	0.25	（0.10–0.66）	0.001
β−クリプトキサンチン	Lowest（Q1）	98	（0.00–0.30）	1.00		
	Middle（Q2）	101	（0.31–1.21）	0.47	（0.22–1.01）	
	Highest（Q3）	94	（1.22–7.91）	0.40	（0.17–0.92）	0.068

[*1]　年齢，身長，体重，閉経後の年数，喫煙・飲酒・運動習慣，サプリメント使用状況及び総摂取カロリー量で補正してロジスティック回帰分析により多変量調整オッズ比（95％信頼区間）を求めた。

表8　ビタミンCとβ−クリプトキサンチンの摂取量別にみた骨密度低値出現の多変量調整オッズ比[*1]

		β−クリプトキサンチン摂取量					
		低摂取群（0–0.96mg/d）			高摂取群（0.97–7.91mg/d）		
		n	OR	95% CI	n	OR	95% CI
ビタミンC摂取量	低摂取群（47–169mg/d）	113	1.00	（Reference）	34	0.73	（0.27–1.99）
	高摂取群（170–625mg/d）	36	0.52	（0.18–1.52）	110	0.42	（0.19–0.93）

[*1]　年齢，身長，体重，閉経後の年数，喫煙・飲酒・運動習慣，サプリメント使用状況及び総摂取カロリー量で補正してロジスティック回帰分析により多変量調整オッズ比（95％信頼区間）を求めた。

両方の摂取量が少ない群，グループ2：ビタミンCは多くて β−クリプトキサンチンが少ない群，グループ3：ビタミンCは少なくてβ−クリプトキサンチンが多い群，グループ4：両方とも多い群）。両方の摂取量が少ないグループ1での骨密度低値リスクのオッズ比を1として，グループ2〜4でのオッズ比を計算したところ，ビタミンCと β−クリプトキサンチンの両方の摂取量が多い群においてのみオッズ比は有意に低かった（表8）。

4.3　血中β−クリプトキサンチンレベルと骨粗しょう症発症リスクとの関係

　三ヶ日町研究では追跡調査を継続して行っているが，これまでの骨密度調査にご協力頂いた方で4年間の追跡調査が完了している被験者について縦断的な検討を開始している。ここでは予備的な検討から得られた知見について一部紹介したい。

　現在，日本国内では日本骨粗鬆症学会の「骨粗鬆症の治療（薬物療法）に関するガイドライン」

において，若年成人における平均骨密度値に対する値である T-スコアが 70-80％では「骨密度が低下している」，70％未満では「骨粗しょう症の疑いがある」と診断される。追跡調査の結果，調査開始時に既に閉経していた女性においては，ベースライン時に既に骨粗しょう症と考えられる被験者は 11.8％であったが，4 年後の調査では 18.5％に有意に増加していた。調査開始時の血中カロテノイド値と 4 年間での骨密度変化との関連を解析すると，ルテイン・ゼアキサンチン以外のカロテノイドの血中レベルが高いグループほど 4 年間での骨密度の低下値が低くなる傾向が認められた。次にベースライン時に既に骨粗しょう症であったと考えられる被験者を除いた上で，4 年後の骨密度検査の結果をもとに被験者を正常群・骨密度低下群・骨粗しょう症発症群の 3 群に分類し，それぞれのグループにおける調査開始時の血中カロテノイド値を骨密度に影響すると考えられる要因を統計学的に調整して計算した。その結果，新たに骨粗しょう症を発症した被験者の調査開始時における血中 β-クリプトキサンチン及び β-カロテン値は正常群と比較して有意に低いことが解った。即ち血中 β-クリプトキサンチンや β-カロテンレベルが高い人ほど骨粗しょう症を発症していないことが判明した（投稿中）。

5 β-クリプトキサンチンによる骨粗しょう症発症予防の可能性

三ヶ日町研究から，閉経女性での血中 β-クリプトキサンチン値は橈骨遠位 1/3 部位での骨密度と弱いながらも有意に関連していたこと，またビタミン C と β-クリプトキサンチンの両方の摂取量が多いパターンで骨密度低値のリスクと強い負の関連が認められたことから，ビタミン C やミネラル等の栄養素とともに β-クリプトキサンチンを積極的に摂取することが，閉経女性における骨密度低下を予防する上で更にプラスに作用することが期待出来るものと考えられる。普通サイズのミカン 1 個には β-クリプトキサンチンがおよそ 1.2mg，ビタミン C が 25mg 含まれることを考えると，閉経に伴う骨密度の低下を予防するためには，ミカンだけでなく他の食品からビタミン C を多く摂取する必要があるのではないかと考えられる。ビタミン C と β-クリプトキサンチンの骨代謝に対する併用効果については現在のところ実験研究での報告は無いため，今後の研究の進展に期待したい。更に予備的な縦断的解析から，骨粗しょう症を発症した被験者においてはベースライン時の β-クリプトキサンチン及び β-カロテンレベルが有意に低かったことから，カロテノイドの中でも，特に β-クリプトキサンチン及び β-カロテンが骨密度の低下に対して予防的に働いていることが示唆された。

一方，近年の研究から，骨密度低下や骨折リスクの増加に酸化ストレスが関与しているのではないかと考えられるようになってきた[46~51]。これは，喫煙者において骨折のリスクが増加すること，また骨粗鬆症患者の血中ビタミン C やビタミン E 濃度が低下していること，血中酸化ストレスマーカーの上昇が認められること，また骨吸収において重要な役割を担う蛋白 NF-κB が酸化ストレスに曝されることで活性化することが実験的に明らかにされている。カロテノイドは何れも強力な抗酸化作用を有するが，我々の研究において β-クリプトキサンチンと β-カロ

テン以外のカロテノイドには全く骨密度との関連が認められなかった。このことから，これらカロテノイドの骨代謝に及ぼす作用は単に抗酸化機能だけによるものではなく，他のメカニズムが関与していることも考えられ，今後の更なる研究の進展に期待したい。

　一方，山口らのグループは成長期ラットの骨幹部と骨幹端部組織を用い，培養系における β−クリプトキサンチンの作用を検討した結果，骨組織へのカルシウムの取り込み（骨石灰化）が β−クリプトキサンチンによって促進されたことを報告している。この促進作用は β−クリプトキサンチン特有のもので他のカロテノイドには認められなかった[63]。そのメカニズムとして，骨石灰化酵素であるアルカリフォスファターゼ活性の増大，骨組織中の細胞数（DNA 量）の増大があり，蛋白質生合成を介していることを明らかにしている。また大腿骨における骨吸収が β−クリプトキサンチンによって有意に抑制されること，骨量減少の重要な機構である骨髄細胞から破骨細胞への分化形成も β−クリプトキサンチンによって著しく抑制されることを報告している[64, 65]。

　現在，海外の幾つかの疫学研究チームにおいて，カロテノイドと骨粗しょう症あるいは骨密度値の変化や骨折リスクとの関連を縦断的に評価しようとする研究が行われている。これまでに報告されている，カロテノイドと骨の健康に関する疫学研究の結果は，カロテノイドの摂取量と骨密度あるいは骨の健康状態との関連を横断的あるいは症例対照研究で示した論文が殆どで，一部，血中カロテノイドで評価した論文も報告されているが，何れも横断解析の結果であった。これまでの研究から，骨代謝との関連が示唆されているカロテノイドはリコペンと β−カロテン，及び β−クリプトキサンチンである。これらの研究結果は調査対象としている集団の食生活が異なることもあり，リコペンの摂取量が比較的多い欧米人ではリコペンの関連性を指摘しており，また一部の研究ではスペイン人やアメリカ人を対象にした調査からも β−クリプトキサンチンの有用性が指摘されている。一方，最近になってカロテノイド摂取量と骨密度との関連を縦断的に解析した研究結果が，疫学研究で著名なフラミンガム研究のグループから報告された[54, 55]。カロテノイド摂取量と 4 年間での骨密度変化値の関連を縦断的に解析した結果である。この研究論文では，β−クリプトキサンチンと骨との関連は認められず，特にリコペン摂取量の多いことが骨密度低下に抑制的に働くと報告されている。

　このようにカロテノイドと骨との関連についての疫学研究は，現在世界的に見てもまだ十分な研究は行われておらず，特に血中カロテノイド値と骨との関連を縦断的に解析した研究報告は皆無である。一方，我々は世界で初めて血中カロテノイド値と骨密度との関連について縦断的に解析を行い，β−クリプトキサンチン及び β−カロテンが骨密度の低下抑制に有用である可能性を初めて明らかにした（未発表データ）。各被験者におけるカロテノイドの摂取量は各個人に対して実施した食事調査の結果から推定値として評価するため，実際の摂取量やまた実際に体内に取り込まれたカロテノイド量を考えると，必ずしもパラレルとは言い切れない。これに対して，血中カロテノイド値のデータは実際に体内に存在するカロテノイド量をある程度反映しているため，摂取量で評価するよりもより骨密度値との関連を詳細に評価できていると考えられる。

　また我々の研究では，欧米の研究グループで骨との関連が報告されているリコペンには有意な関連が認められなかった。これは三ヶ日町研究の対象者集団においてはリコペンの摂取量が海外に比べて極めて少なく，血中濃度の分布の幅も小さいためと考えられる。同様に α-カロテンについても，ベースライン時の血中濃度が高いほど骨密度の低下が少ない傾向がみられたが，有意な関連は認められなかった。しかしながら，更に追跡期間を延長すれば，より明確に有意性をもって関連が認められるのではないかと考えられる。一方，ルテイン・ゼアキサンチンについては，何れの解析においても全く関連が認められなかった。三ヶ日町の調査ではカロテノイドの中ではルテインの摂取量が最も多く，また血中レベルも α-カロテンやリコペンに比べて高いにも拘わらず，骨との関連が認められなかったことから，これらのカロテノイドは骨の健康維持には貢献していないのではないかと考えられる。

　以上のことから，特に β-クリプトキサンチン及び β-カロテンが日本人閉経女性の骨密度低下に対して予防的に働いている可能性が考えられる。しかしながら，今回の解析結果だけではまだ十分とは云えず，今後更に多くの疫学研究の成果が期待される。

文　　　献

1) World Health Organization, "Diet, nutrition and the prevention of chronic diseases." World Health Organ Tech Rep Ser. 916：i-viii, 1-149 (2003)
2) L. A. Bazzano *et al.*, *Am. J. Clin. Nutr.*, **76**, 93 (2002)
3) J. Montonen *et al.*, *Eur. J. Clin. Nutr.* **59**, 441 (2005)
4) S. A. Stanner *et al.*, *Public Health Nutr.*, **7**, 407 (2004)
5) P. Knekt *et al.*, *Am. J. Clin. Nutr.*, **80**, 1508 (2004)
6) E. S. Ford *et al.*, *Am. J. Epidemiol.*, **149**, 168 (1999)
7) J. M. Gutteridge *et al.*, *Chem. Biol. Interact*, **91**：133 (1994)
8) C. L. Rock *et al.*, *J. Am. Diet Assoc.*, **96**, 693 (1996)
9) F. A. Tylavsky *et al.*, *Am. J. Clin. Nutr.*, **79**, 311 (2004)
10) C. P. McGartland *et al.*, *Am. J. Clin. Nutr.*, **80**, 1019 (2004)
11) H. Vatanparast *et al.*, *Am. J. Clin. Nutr.*, **82**, 700 (2005)
12) S. A. New *et al.*, *Am. J. Clin. Nutr.*, **65**, 1831 (1997)
13) Y. M. Chen *et al.*, *Br. J. Nutr.*, **96**, 745 (2006)
14) H. M. Macdonald *et al.*, *Am. J. Clin. Nutr.*, **79**, 155 (2004)
15) K. L. Tucker *et al.*, *Am. J. Clin. Nutr.*, **69**, 727 (1999)
16) K. L. Tucker *et al.*, *Am. J. Clin. Nutr.*, **76**, 245 (2002)
17) G. Britton *et al.*, Carotenoids Handbook, Birkhauser Verlag, Basel (2004)
18) 宮下和夫監修：カロテノイドの科学と最新応用技術，シーエムシー出版 (2009)

19) J. G. Bieri *et al.*, *J. Liq. Chromatogr.*, **8**, 473 (1985)

20) D. S. Michaud *et al.*, *Cancer Epidemiol. Biomarkers Prev.*, **7**, 283 (1998)

21) L. M. Canfield *et al.*, *Eur. J. Nutri.*, **42**, 133 (2003)

22) D. J. Albanes *et al.*, *Am. J. Clin. Nutr.*, **66** : 366 (1997)

23) M. L. Wahlquvist *et al.*, *Am. J. Clin. Nutr.*, **60**, 936 (1994)

24) M. Sugiura *et al.*, *J. Health Sci.*, **48**, 350 (2002)

25) M. Sugiura *et al.*, *J. Nutr. Sci. Vitaminol.*, **50**, 196 (2004)

26) S. Mannisto *et al.*, *Cancer Epidemiol. Biomarkers Prev.*, **13**, 40 (2004)

27) J. Montonen *et al.*, *Diabetes Care*, **27**, 362 (2004)

28) J. R. Cerhan *et al.*, *Am. J. Epidemiol.*, **157**, 345 (2003)

29) J. M. Yuan *et al.*, *Cancer Epidemiol. Biomarkers Prev.*, **10**, 767 (2001)

30) J. M. Yuan *et al.*, *Cancer Epidemiol. Biomarkers Prev.*, **12**, 890 (2001)

31) L. E. Voorrips *et al.*, *Cancer Epidemiol. Biomarkers Prev.*, **9**, 357 (2000)

32) M. Sugiura *et al.*, *Br. J. Nutr.*, **102**, 1211 (2009)

33) A. Matsumoto *et al.*, *Biochem. Pharmacol.*, **74**, 256 (2007)

34) M. N. Rao *et al.*, *J. Biol. Chem.*, **272**, 24455 (1997)

35) J. M. Holden *et al.*, *J. Food Composition Analysis*, **12**, 69 (1999)

36) M. Yano *et al.*, *Food Sci. Technol. Res.*, **11**, 13 (2005)

37) K. Aizawa & T. Inakuma *Food Sci. Technol. Res.*, **13**, 247 (2007)

38) A. Trichopoulou *et al.*, *Int. J. Vitam. Nutr. Res.*, **73**, 221 (2003)

39) M. I. Heinonen *et al.*, *J. Agric. Food Chem.*, **37**, 655 (1989)

40) M. E. O'neill *et al.*, *Br. J. Nutr.*, **85**, 499 (2001)

41) R. Galcia-Closas *et al.*, *Br. J. Nutr.*, **91**, 1005 (2004)

42) J. K. Chug-Ahuja *et al.*, *J. Am. Diet. Assoc.*, **93**, 318 (1993)

43) R. Pelz *et al.*, *Ernahrungswiss*, **37**, 319 (1998)

44) A. G. Schuurman *et al.*, *Cancer Causes Control*, **13**, 573 (2002)

45) C. C. Tangney *et al.*, *J. Nutr.*, **134**, 927 (2004)

46) M. Almeida *et al.*, *J. Biol. Chem.*, **282**, 27298 (2007)

47) R. L. Jilka *et al.*, *J. Bone Miner. Res.*, **22**, 1492 (2007)

48) I. R. Garrett *et al.*, *J. Clin. Invest.*, **85**, 632 (1990)

49) S. Basu *et al.*, *Biochem. Biophys. Res. Commun.*, **288**, 275 (2001)

50) S. Yalin *et al.*, *Clin. Exp. Rheumatol.*, **23**, 689 (2005)

51) M. R. Law *et al.*, *BMJ*, **315**, 841 (1997)

52) D. Maggio *et al.*, *Bone*, **38**, 244 (2006)

53) Z. Yang *et al.*, *Int. J. Vitam. Nutr. Res.*, **78**, 105 (2008)

54) S. Sahni *et al.*, *Am. J. Clin. Nutr.*, **89**, 416 (2009)

55) S. Sahni *et al.*, *J. Bone Miner. Res.*, **24**, 1086 (2009)

56) M. Sugiura *et al.*, *J. Epidemiol.*, **15**, 180 (2005)

57) M. Sugiura *et al.*, *Diabetes Res. Clin. Pract.*, **71**, 82 (2006)

58) M. Nakamura *et al.*, *Atherosclerosis*, **184**, 363 (2006)

59) M. Sugiura *et al.*, *J. Epidemiol.*, **16**, 71 (2006)
60) M. Sugiura *et al.*, *Br. J. Nutr.*, **100**, 1297 (2008)
61) M. Sugiura *et al.*, *Osteoporos. Int.*, **19**, 211 (2008)
62) M. Sugiura *et al.*, *Osteoporos. Int.*, **22**, 143 (2011)
63) M. Yamaguchi & S. Uchiyama *Biol. Pharm. Bull.*, **26**, 1188 (2003)
64) M. Yamaguchi & S. Uchiyama *Mol. Cell Biochem.*, **258**, 137 (2004)
65) S. Uchiyama & M. Yamaguchi *Biol. Pharm. Bull.*, **27**, 232 (2004)

第12章　大豆イソフラボン

石見佳子*

1　大豆イソフラボンとは

　大豆イソフラボンはエストロゲンに類似した構造をしており，その受容体に結合して弱い女性ホルモン様作用を示すことから，植物性エストロゲンとよばれている（図1）。イソフラボンは大豆の他，同じマメ科の葛根やアルファルファにも含まれている。大豆に含まれている主なイソフラボンは，ダイゼイン，ゲニステイン，グリシテインで，その多くは配糖体，マロニル配糖体，アセチル配糖体，サクシニル配糖体として存在している（表1）。これらの配糖体は腸内細菌により糖が切断され，アグリコンとなって約1/3が吸収され，残りのアグリコンはさらに腸内細菌によって代謝を受けた後に吸収される。イソフラボンの代謝速度は早く，何れも24時間以内に尿中に排泄される。イソフラボンは生体内での代謝が速いため，体内に蓄積して毒性を示す可能性は低い。発がん性や変異原性は認められない。

　イソフラボンのエストロゲン受容体に対する親和性はエストロゲンの約1/1,000～1/10,000であり，エストロゲン存在下では抗エストロゲン作用を，またエストロゲン欠乏状態では弱いエストロゲン様作用を示す[1]。

表1　大豆イソフラボンの種類（15種類）

分類	ダイゼイン型イソフラボン	グリシテイン型イソフラボン	ゲニステイン型イソフラボン
配糖体	ダイジン (D；Daidzin)	グリシチン (GI；Glycitin)	ゲニスチン (G；Genistin)
マロニル配糖体	マロニルダイジン (MD；6″-O-Malonyldaidzin)	マロニルグリシチン (MGI；6″-O-Malonylglycitin)	マロニルゲニスチン (MG；6″-O-Malonylgenistin)
アセチル配糖体	アセチルダイジン (AD；6″-O-Acetyldaidzin)	アセチルグリシチン (AGI；6″-O-Acetylglycitin)	アセチルゲニスチン (AG；6″-O-Acetylgenistin)
サクシニル配糖体	サクシニルダイジン (SD；6″-O-succinyl-daidzin)	サクシニルグリシチン (SGI；6″-O-succinylglycitin)	サクシニルゲニスチン (SG；6″-O-succinylgenistin)
アグリコン	ダイゼイン (De；Daidzein)	グリシテイン (Gle；Glycitein)	ゲニステイン (Ge；Genistein)

＊　Yoshiko Ishimi　㈱国立健康・栄養研究所　食品保健機能研究部長

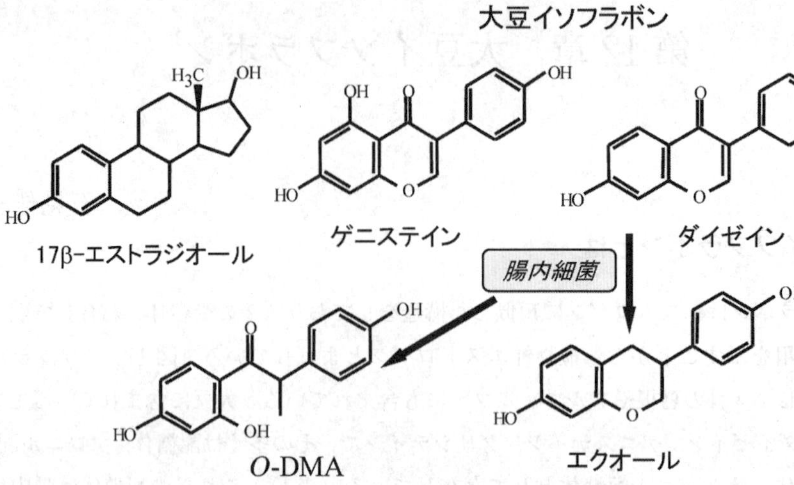

大豆イソフラボン

図1　大豆イソフラボンの構造とダイゼインの代謝

2　イソフラボンの代謝

　近年，ダイゼインの代謝産物であるエクオールの生物活性が注目を集めている。ダイゼインは腸内細菌によって活性のより強いエクオールあるいは活性の弱い *O*-デスメチルアンゴレンシン（*O*-DMA）に代謝される（図1）。アグリコンとして吸収されたイソフラボンの95％は肝臓でグルクロン酸抱合あるいは硫酸抱合を受けた後尿中へ排泄されるが，一部は腸管循環に移行する。イソフラボンをアグリコン型で摂取した場合は，消化管における吸収率が高いため，最高血中濃度も配糖体に比べて高く，効果がより強く現れる可能性が示唆されている。エクオールはヒト以外の動物では個体差なく産生されるが，ヒトでは30～50％がエクオールを産生することができる。疫学的な観察研究では，エクオール産生者は非産生者に比べて有意に乳がんや全立腺がんの発症率が低いという報告がある[2]。

　エクオールは腸内細菌により産生が促進される。そのため，乳酸菌等の増殖を促進する食品成分により，その産生が亢進し，イソフラボンの骨量減少抑制作用が増強されることが動物試験で明らかにされている。これらの食品成分として，フラクトオリゴ糖，レジスタントスターチなどが報告されている[3]。

3　イソフラボンの骨に対する作用

　現在までに報告されている大豆イソフラボンの生理作用としては，抗酸化，骨量減少抑制，チロシンキナーゼ阻害，トポイソメラーゼ阻害，アロマターゼ阻害，性ホルモン結合性グロブリンの産生促進，コレステロール低下，血管新生阻害作用などである[1]。

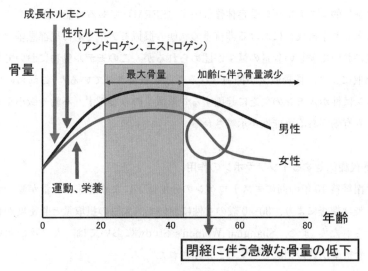

図2　年齢と骨量の関係

骨代謝に対するイソフラボンの作用は数多く報告されている。女性はおよそ50歳前後で閉経を迎えるが，閉経後10年間はエストロゲンの分泌低下により急速に骨量が減少する（図2）。一生涯のうちに約半数の女性が骨量と骨質の低下により骨折しやすい状態に陥り，骨粗鬆症と診断される。骨粗鬆症は，骨強度の低下を特徴とし，骨折のリスクが増大しやすくなる骨格疾患と定義されている（NIHコンセンサス会議）。骨粗鬆症は，遺伝的要因ばかりでなく環境要因（生活習慣）にも影響を受けることから，生活習慣病のひとつといえる。骨量は20歳頃にピークを迎え，その後加齢によってホルモンバランスが崩れたり，ミネラルの吸収能や運動量が低下することによって減少する。骨粗鬆症の予防において重要なことは，若年期に最大骨量を高めておくことと閉経後の骨量減少を抑えることである。

アジアの女性は欧米人に比べ大腿骨頸部骨折の発症率が低いが，その理由の一つとして大豆製品の摂取量の違いが挙げられている。大豆には様々な機能性成分が含まれているが，なかでも弱いエストロゲン様作用を示すイソフラボンが骨の健康の維持に有効である可能性が示唆されている。

3.1　動物試験におけるイソフラボンの骨代謝調節作用

大豆イソフラボンの骨代謝に対する作用は，主に閉経後骨粗鬆症モデル動物を用いて検証されている。筆者らはエストロゲン欠乏に起因する閉経後骨粗鬆症モデルマウス（OVX）を作成し，これに大豆イソフラボンを摂取させると大腿骨の骨量減少が抑制されること，またこの時，大腿骨遠位端海綿骨の破骨細胞数が減少していることを明らかにした[4]。さらに，ゲニステインによる子宮肥大化作用は骨量減少抑制作用を示す用量の約10倍量で認められたことから[5]，イソフラ

ボンは天然の選択的エストロゲン受容体修飾因子（SERM）である可能性が示唆された。

　一方，寝たきりや宇宙飛行における非荷重の状態の擬似モデルである尾部懸垂マウスでは，雌雄ともに後肢において著しい骨量の減少が認められるが，このモデル動物においても，大豆イソフラボンの摂取により，骨量減少が抑制されることも報告されている[6]。これらの結果から，大豆イソフラボンは性ホルモンの欠乏に起因する骨量減少のみならず，不動や微小重力による骨量減少に対しても有効である可能性が示唆される。

3.2　ヒトの骨代謝に対するイソフラボンの作用

　ヒトでは，閉経後10年の間にエストロゲンの分泌低下により急速に骨量が減少する。近年，中国における疫学調査により，30-40歳の女性において，大豆の摂取量と骨密度が正の相関を示すことが報告された[7]。また，Shanghai Women's Study においては，大豆及び大豆イソフラボンの摂取量と骨折率が負の相関を示すことが示された[8]。

　一方，最近のメタアナリシスでは，90mg/日以上のイソフラボンの摂取が閉経後女性の骨量減少の抑制に有効である可能性が示されている[9]。我々がごく最近実施した，イソフラボン抽出物の閉経後女性の骨代謝に対する効果を検証した無作為割付比較試験のメタ分析では，56〜86mg/日（アグリコン換算）のイソフラボン抽出物の6か月〜1年間の摂取は，骨吸収マーカーを低下させ，腰椎及び大腿骨頚部の骨量減少を抑制することが明らかになった（図3）[10, 11]。

　一方，80mg/日以下のイソフラボンの摂取では，閉経後女性の骨密度に影響せず，80mg/日以上では効果が認められるとするメタ分析の報告もある。このメタ分析では，若年者を対象とした試験が含まれている等，対象が統一されていない[12]。

　オランダで行われた平均閉経後年数18年の女性を対象とした試験では，イソフラボン（アグリコン換算99mg）の骨密度に対する有効性は認められなかった。この結果は，イソフラボンの骨量減少抑制作用は，閉経後初期では認められるが，閉経後10年以後では認められないことを示している。

　ごく最近米国において実施された，閉経後5年以内の女性を対象としたイソフラボン（200mg/日）の2年間の介入試験では，プラセボ群と比較して，腰椎及び大腿骨近位部の骨密度に有意な差は認められなかった。しかし，対象者にはカルシウムとビタミンDが補給されていること，対象者のBMIが25を超えていること等から，本報告はアジアにおけるイソフラボンの疫学研究の結果と一致しないのも当然であるとも考えられる[13]。

4　運動習慣と骨代謝

　骨代謝に影響を及ぼす因子には遺伝素因，ホルモン，栄養，運動，ライフスタイル等が挙げられるが，日常生活で改善できるのは栄養と運動である。

　若年者の骨量の増加や骨粗鬆症の予防に運動が効果的であるという報告は多い。骨のリモデリ

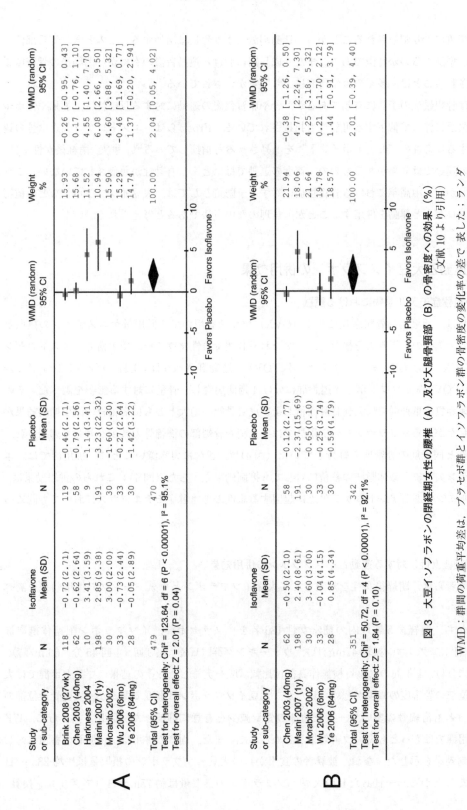

図 3　大豆イソフラボンの閉経期女性の腰椎（A）及び大腿骨頸部（B）の骨密度への効果（%）
（文献 10 より引用）

WMD：群間の荷重平均差は、プラセボ群とイソフラボン群の骨密度の変化率の差で表した；ランダム効果モデル。垂直線は 95% CI 区間。予想される効果（サイズは荷重を示す）：■、統合結果（%）。

ングは荷重により刺激されることから，運動刺激により骨量は増加する。このとき，荷重部位の骨密度が増加するのが特徴である。また，成長期における運動習慣の有無が，閉経後の骨密度まで反映されることは，多くの疫学研究により明らかにされている[14]。

　運動は骨粗鬆症の予防に有効であるが，骨や脂質代謝の運動に対する反応性は，加齢や性ホルモンの欠乏に伴って低下する可能性も指摘されている。Frost らは，エストロゲン欠乏は骨の運動に対する反応性の"セットポイント"を上昇させると指摘している[15]。事実，閉経後女性では，高強度の運動では効果があるものの，適度の運動ではほとんど有効性が評価されていない。これらのことから，中高年における骨粗鬆症に対する予防策としては，大豆イソフラボンなどの植物性エストロゲンと運動を併用することが，無理のない方法であると考えられる。

5　運動と大豆イソフラボンの併用効果

5.1　骨粗鬆症モデル動物における試験

　筆者らは，卵巣摘出骨粗鬆症モデル（OVX）マウスを用いて，低用量ゲニステインの摂取と中等度の走運動の併用効果を検討した。すなわち8週令雌性マウスを，偽手術群，エストロゲン欠乏（OVX）群，OVX＋イソフラボン群，OVX＋運動群（週6日，1日30分のトレッドミル走運動），OVX＋イソフラボン＋運動群に分け4週間飼育し，骨量に対する影響を調べた。その結果，運動負荷単独群では大腿骨骨面積および皮質骨幅の増大とともに海綿骨の減少抑制効果が認められたが，イソフラボンとの併用群では，大腿骨骨端部の海綿骨の減少が著しく抑制され，偽手術群と同程度の骨密度を維持していた（図4）[16]。さらに興味深いことに，併用群では，エストロゲン欠乏による体脂肪の蓄積に対しても抑制効果を示した（図4）。これらの併用効果は，男性ホルモンであるアンドロゲン欠乏に起因する雄性の骨粗鬆症モデルマウスにおいても認められた。

5.2　閉経後女性に対する運動とイソフラボンの併用効果

　次に筆者らは，閉経後女性を対象として大豆イソフラボンとウォーキングの併用効果を調べた。

　すなわち，閉経後5年以内の健常女性136名を，プラセボ群，イソフラボン配糖体摂取群（75mg/日；アグリコン換算47mg/日），ウォーキング群（WK：週3回，1回45分，6km/時），併用群に分け，1年間の二重盲検無作為割付比較試験を実施した。その結果，プラセボ群では大腿骨近位部の骨密度の減少が認められたが，大豆イソフラボンは軽度であるが，大腿骨近位部のうちもっとも海綿骨の多いワーズ三角部の骨量減少を有意に抑制した（図5）[17]。さらに，WKとの併用群ではもっとも高い改善効果が認められた。また，両者の併用は，体脂肪の蓄積に対しても抑制効果を示した。なお，被験者の食事からの大豆イソフラボンの摂取量は平均28mg/日であったことから，一日あたりの大豆イソフラボンの摂取量は約75mg/日（アグリコン換算）

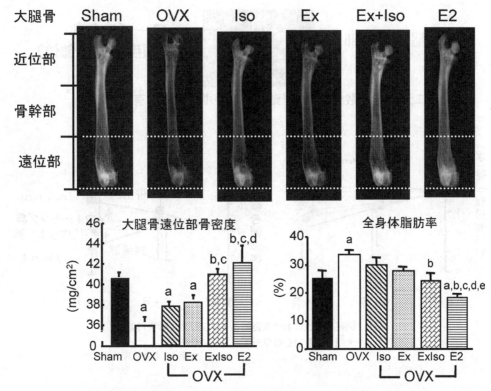

図 4　閉経後骨粗鬆症モデルマウスにおける運動とイソフラボンの併用効果
　　　大腿骨の軟 X 線写真と骨密度及び体脂肪率　　　　（文献 16 より改変）
　　　異なる文字間で有意差あり，$p < 0.05$。

であった。

　このことから，閉経後女性においては，食生活と週 3 回程度の運動（9 MET s・時/週）の組合せによって，効率よく骨量減少を予防することができる可能性が示唆された。「健康づくりのための運動指針 2006」では，4 MET s・時/週の運動が推奨されているが，閉経後女性においては，約 2 倍の運動量が必要であることになる。なお 75mg の大豆イソフラボンアグリコンは豆腐 200g 中のイソフラボンに相当する。

　一方，プラセボ群とイソフラボン摂取群のみに着目して解析すると，大豆イソフラボンの骨代謝及び脂質代謝に対する効果はエクオール産生者においてより強く認められた（図 6）[18]。前述したように，エクオールは特定の腸内細菌によってダイゼインから産生されることから，大豆イソフラボンの中でもダイゼインの有効性は，個体の"エクオール産生能（腸内細菌叢）"に影響される可能性が示唆された。エクオール産生能を有する腸内細菌の存在は，数多くの研究室で確認されている。将来は遺伝子多型のみならず，腸内細菌叢も視野にいれたオーダーメイド食品の開発が期待される。

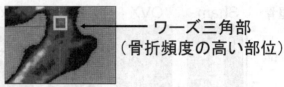

大腿骨近位部

ワーズ三角部
（骨折頻度の高い部位）

二元配置分散分析法：運動、イソフラボン因子は有意である

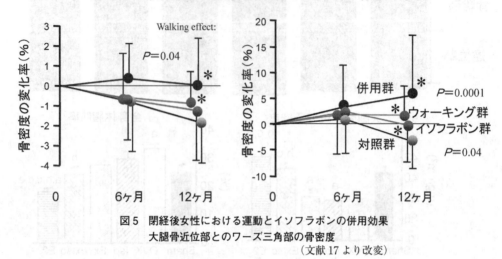

図5　閉経後女性における運動とイソフラボンの併用効果
大腿骨近位部とのワーズ三角部の骨密度
（文献 17 より改変）

1年間の大豆イソフラボン介入試験

対象：閉経後5年以内の女性54名
　　　大豆イソフラボン：47 mg/d（豆腐200g分に相当）

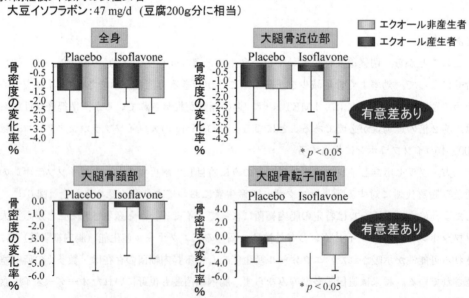

図6　エクオール産生能の着目した骨密度の年間変化率
（文献 18 より改変）

6　エクオール含有食品の無作為割付比較試験

我々は，エクオールを非産生者で閉経後 5 年未満の健常な女性を対象に，エクオール含有大豆発酵食品の骨代謝に対する作用を評価した。エクオールを産生しない閉経後 5 年未満の健常女性93 名をエクオール含有食品 EQ-0 mg/日（プラセボ），EQ-2 mg/日，EQ-6 mg/日，EQ-10mg/日摂取群に無作為に分け，1 年間の無作為割付比較試験を実施した。その結果，初期に高値を示していた骨吸収マーカーである尿中デオキシピリジノリンは，EQ-10mg 群において経時的に正常域まで有意に低下した。さらに，12 か月後には EQ-10mg 群において，全身の骨密度の低下率が，プラセボ群と比較し僅かであるが有意に抑制された。他方，性ホルモン及び甲状腺ホルモンに対するエクオールの影響は認められなかった。これらのことから，エクオール非産生の閉経後女性において，エクオール含有大豆発酵食品（エクオール 10mg）は骨の健康維持に有用である可能性が示唆されるとともに，安全性に関しても大きな問題はないことが示唆された[19]。しかしながら，ヒトでの安全性については，引き続きデータの集積が必要である。

7　イソフラボンの摂取量

日本人の大豆イソフラボンの摂取量（アグリコン換算）は，平成 14 年度の国民栄養調査の結果から 50 パーセンタイル値で 18mg/日，95 パーセンタイル値で 70mg/日であると推定されている（図 7）。

イソフラボンは大豆（黒豆を含む）と葛根以外の食材には殆ど含まれていない。

表 2 にイソフラボンを含む食材とその含有量を示した。日本人においては，主に納豆の摂取量と大腿骨頸部骨折に負の相関が認められている。納豆にはビタミン K_2 も含まれていることから，閉経期における骨粗鬆症の予防には最適の食品といえる。

クズ（生薬名：葛根）はマメ科の植物であり，日本では根を主に感冒薬として処方しているが，中国では生薬として更年期症状の緩和等に活用されている。葛根にはダイゼイン，ゲニステインの他にプエラリンも含まれており，グラム当たりのイソフラボン類の含有量としては大豆の 5 倍以上である[20]。

現在，我が国で大豆イソフラボンを含む飲料が特定保健用食品として消費者庁から許可を受けて市販されている。一方，骨粗鬆症治療薬のイプリフラボンはアルファルファに含まれるイソフラボン類を化学修飾したものである。

8　大豆イソフラボンの安全性

平成 16 年，大豆イソフラボンアグリコンを関与成分とする錠剤の形態をした食品が特定保健用食品として申請された。錠剤型やカプセル型の食品は，過剰摂取の可能性があること，またイ

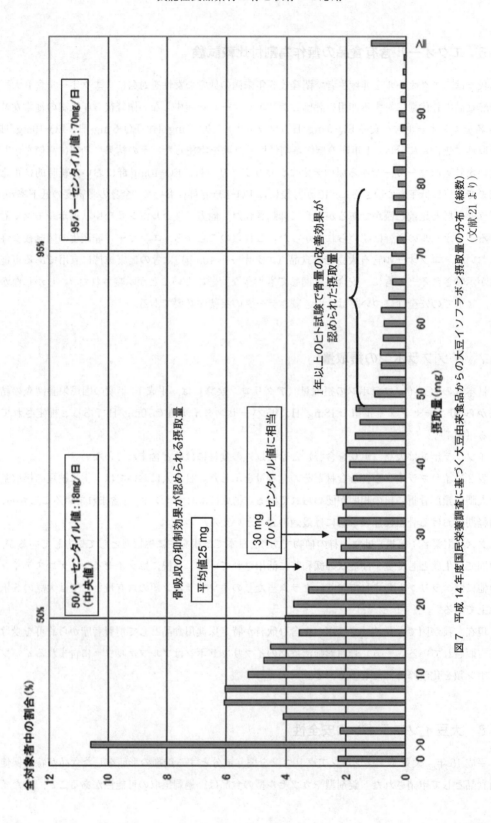

図 7 平成 14 年度国民栄養調査に基づく大豆由来食品からの大豆イソフラボン摂取量の分布（総数）
（文献 21 より）

表2　各種大豆食品中の大豆イソフラボンの含有量（アグリコン換算値）

食品	含有量	大豆イソフラボン アグリコン mg/100g
大豆（11 検体）	88.3～207.7	140.4
煮大豆（3 検体）	69.0～74.7	72.1
黄粉（2 検体）	211.1～321.4	266.2
豆腐（4 検体）	17.1～24.3	20.3
油揚げ類（3 検体）	28.8～53.4	39.2
納豆（2 検体）	65.6～81.3	73.5
味噌（8 検体）	14.3～81.4	49.7
醤油（8 検体）	0.7～1.2	0.9
豆乳（3 検体）	6.9～53.8	24.8

（文献 21 より）

ソフラボンを濃縮したり，強化した食品は食経験がないことから，内閣府食品安全委員会は大豆イソフラボンを含む特定保健用食品について安全性の評価を行ない，平成 18 年 5 月，報告書をまとめた。その結果，第一に特定保健用食品から日常の食事に上乗せして摂取する場合のイソフラボンアグリコンの上限値を 30mg/日とするとした[21]。これは閉経前女性が 1 日に 57mg のイソフラボンアグリコンを 2 月経周期摂取した結果，血中エストロゲン濃度が低下傾向を示し，月経周期が数日延長することを基に設定された。

　第二に，日常の食生活で摂取するイソフラボンアグリコンの安全な一日摂取目安量の上限値は 70～75mg とされた。しかし，これはこの量を毎日欠かさず長期間摂取した場合の平均値としての上限値であり，大豆食品からのイソフラボンの摂取がこの量をこえることにより，直ちに健康被害に結びつくものではないとされた。

　第三に，妊婦，乳幼児及び小児は特定保健用食品から大豆イソフラボンを摂取することは推奨しないとされた。

　一方，ホルモン依存性のがんの既往歴がある場合やホルモン剤による治療を受けている場合もサプリメントからのイソフラボンの摂取は控えるべきであるとされている。

　大豆は古来より健康に良い食材として摂取されている上，過剰摂取による健康被害等の報告もない。したがって，大豆イソフラボンは日常の食生活において大豆食品から摂取する限りでは安全性に問題はないと考えられる。

9　骨の健康を維持するための生活習慣 7 カ条

骨の健康を維持するための生活習慣 7 カ条として，
①栄養バランスのとれた食生活
②適度な運動と日光浴

　③十分なカルシウムの摂取

　④ビタミンＤの摂取

　⑤大豆食品を適度に取り入れる

　⑥過剰な喫煙，飲酒，ストレスを避ける

　⑦保健機能食品等の活用（特に中高年女性）

を挙げることができる。

　最後に全体を考察すると，閉経期女性の骨代謝に対する大豆イソフラボンの有用性については議論の多いところであるが，アジアにおける疫学研究の結果及び我々の健常日本人閉経後女性を対象とした介入試験の結果から，永年に亘る大豆の摂取が骨の健康維持に寄与することは十分に考えられる。近年の欧米人女性を対象としたイソフラボンの介入試験は，長期といっても2〜3年間であり，体型や食習慣，特にカルシウムの摂取量等も異なることから，必ずしもアジアにおける調査結果と一致しないことは当然であるともいえる。

文　　　　献

1)　大豆イソフラボン　家森幸男，太田静行，渡邊昌編，幸書房，2001.

2)　Akaza H. Miyanaga N. Takashima N. *et al.*, *Jpn. J. Clin. Oncol.*, **34**, 86 (2004)

3)　Tousen Y. Abe F. Ishida T. *et al.*, *Metabolism*, in press

4)　Ishimi Y. Miyaura C. Suda T. *et al.*, *Endocrinology*, **140**, 1893 (1999)

5)　Ishimi Y. Umegaki K. Ikegami S. *et al.*, *Biochem. Biophys. Res. Commun.*, **274**, 697 (2000)

6)　Sugiyama F. Ezaki J. Ishimi Y. *et al.*, *J. Bone Miner. Metab.*, **24**, 439 (2006)

7)　Ho SC *et al.*, *JBMR*, **16**, 1363, 2001

8)　Zhang X *et al.*, *Arch. Intern. Med.* **165**, 1890 (2005)

9)　Ma DF, Qin LQ, Wang PY. *et al.*, *Eur. J. Clin Nutr.*, **62**, 155 (2008)

10)　Taku K. Melby MK. Takebayashi J. *et al.*, *Asia Pac. J. Clin. Nutr.*, **19**, 33 (2010)

11)　Taku K, Melby MK, Kurzer MS. *et al.*, *Bone*, **47**, 413 (2010)

12)　Liu *et al.*, *Bone*, **44**, 948 (2009)

13)　Levis S, Strickman-Stein N, Ganjei-Azar P. *et al.*, *Arch Intern Med.*, **171**, 1363 (2011)

14)　骨粗鬆症の予防と治療ガイドライン2006年度版　骨粗鬆症の予防と治療策定委員会ライフサイエンス出版

15)　Frost HM. *J Bone Miner Res.*, **12**, 1539 (1997)

16)　Wu J. Higuchi M. Ishimi Y. *et al.*, *J Bone Miner Res.*, **16.**, 1829 (2001)

17)　Wu J. Oka J. Ishimi Y. *et al.*, *J. Bone Miner. Res.*, **21**, 780 (2006)

18）　Wu J. Oka J. Ishimi Y. *et al., Menopause,* **14**, 866（2007）
19）　Tousen Y. Ezaki J, Fujii Y. *et al., Menopause,* **18**, 563-74（2011）
20）　Wang X. Wu J. Ishimi Y. *et al., J. Bone Miner. Metab.,* **21**, 268（2003）
21）　内閣府食品安全委員会：大豆イソフラボンを含む特定保健用食品の安全性評価の基本的な
　　　考え方（2006）

第13章　ヘスペリジンの骨代謝調節

千葉大成[*]

1　概要

　ヘスペリジンは，温州みかんなどの果皮などに多く含まれる柑橘系フラボノイドである。ヘスペリジンは，ジフェニルプロパン構造（C6-C3-C6）を基本骨格としたC環の2位と3位が飽和なフラバノン類に分類される配糖体である（図1）。また，ヘスペリジンは黄褐色から淡黄色の結晶で，柑橘類の苦みや渋味の成分として知られている。融点は258から262℃で，希アルカリまたはピリジンには易溶であるが，メタノールまたは加熱した酢酸には微溶性，さらに，アセトン，ベンゼン，クロロホルムおよび水には難溶性を示す[1]。そのため，食品分野における利用は限定的だったが，最近，ヘスペリジンにサイクロデキストリン合成酵素でグルコースを付加し，溶解性を10万倍に高めた糖転移ヘスペリジン（図2）が開発された[2]。糖転移ヘスペリジンは消化管内で不溶化せず，高い生体吸収性を示すことが報告[3~5]され，その生理作用は糖転移させていないヘスペリジンと同等かあるいはそれ以上であることが報告[6~9]されている。

　一方，ヘスペリジンは血管透過性の研究により，毛細血管の透過性調節に関わる物質として報告され，透過性を意味する"permeability"という単語からビタミンPと命名された経緯がある[10]。しかし，この後，同時期に発見されたビタミンCの研究に重点がおかれたため，ヘスペリジンの研究は停滞したが，1980年から90年の間に，血清コレステロール低下作用[11, 12]，抗酸化，抗炎症作用[13]，抗ガン作用[14]などの作用が報告され，ヘスペリジンが生理活性を有する食品素材として再注目されてきている。

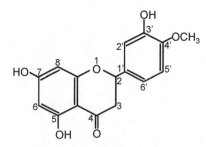

図1　フラバノン類の構造
ヘスペリジンは7位に糖鎖（ルチノース）が付いている配糖体。

＊　Hiroshige Chiba　城西大学　薬学部　医療栄養学科　助教

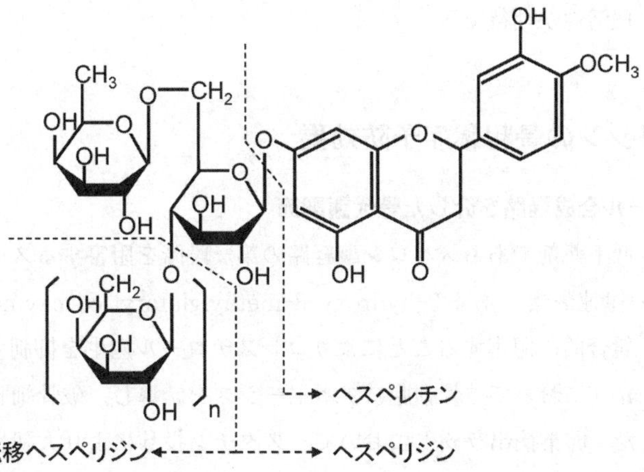

図2　糖転移ヘスペリジンの構造

2　ヘスペリジンの吸収形態

　フラボノイドは食後，30分から7時間で最大血中濃度に達し，半減期は約2～9時間である。また，72時間以内には尿中排泄量もほぼベースラインに復帰するほど代謝が速いことが報告されている。代謝が速いということは過剰摂取時でも毒性が発現しにくいということを意味している。フラボノイドは吸収後，腸管または肝臓で抱合化され，腸肝循環中に代謝が進行し，いくつかの代謝産物へ変化する。

　食品中のヘスペリジンは主に糖鎖のついた配糖体として存在し，体内に吸収される際に，腸管で主に遊離型（アグリコン）のヘスペレチンとなり，その後，抱合化を受けて，hesperidin-7-O-β-D-glucuronide，hesperetin-3′-O-β-D-glucuronide となる。また，腸肝循環したときの代謝産物として，m-hydroxycinnamic acid や 3,4-hydroxyphenylpropionic acid などが報告されている[15]。

　一方，糖転移ヘスペリジンの体内動態について，動物での報告[4]とヒトでの報告[5]がされている。前者はラットに糖転移ヘスペリジンまたは未処理のヘスペリジンを経口投与し，血中および尿中の代謝物について調べている。その結果，糖転移ヘスペリジンは未処理ヘスペリジンと同様の体内動態を示し，未処理のヘスペリジンより速やかに吸収され，血中濃度曲線下面積（AUC）が約3.7倍であったことを報告している。後者は健康成人に，未処理ヘスペリジンか糖転移ヘスペリジンを経口投与した後に，経時的に採血して血中ヘスペレチン濃度を測定した。その結果，未処理ヘスペリジン群では血中にヘスペレチンが出現するまで5時間かかったものの，糖転移ヘスペリジン群は経口投与後，30分程度とごく短時間で血中に確認できたことや，未処理ヘスペリジンに比べ，約3倍の吸収性を示したことを報告している。

　これらの報告から糖転移ヘスペリジンは速やかに吸収され，バイオアベイラビリティが高ま

り，より一層の生理活性が期待できる。

3　ヘスペリジンの骨粗鬆症予防効果

3.1　コレステロール合成経路を介した骨代謝調節

コレステロール低下薬剤であるメバロン酸経路の第一段階を阻害するスタチン系薬剤は，コレステロール合成の律速酵素である 3-hydroxy-3-methylglutaryl coenzyme A（HMG-CoA）還元酵素を特異的，競合的に阻害することによりコレステロール産生を抑制する[16]。さらに，スタチン系薬剤は in vitro において破骨細胞にアポトーシスを誘導し，破骨細胞抑制することが確認されている[17]。また，卵巣摘出ラットにおいて，スタチン投与により大腿骨海綿骨の破骨細胞数が減少していたことも報告[18]されている。一方，ヒトにおいてもスタチン製剤による骨代謝調節に関して，いくつかの報告[19~21]がみられているが，その効用に関しては統一された見解は得られていない。ところで，スタチンは，生体においては肝臓に選択的に取り込まれ，全身に循環するのは5％にすぎないため，スタチン系薬剤の臨床試験による骨密度，骨折率への寄与は懐疑的である。

さらに，骨粗鬆症治療薬の一つであるビスフォスホネート製剤は破骨細胞の機能を抑制することにより骨吸収を抑制する骨粗鬆症改善薬として知られている。ビスフォスホネートの中でもアレンドロネートなどは窒素含有型のアミノビスフォスホネートは肝臓におけるコレステロール合成を抑制することが知られている[22]。また，これらのビスフォスホネートがメバロン酸合成経路の HMG-CoA 還元酵素の下流にある酵素，すなわち，ゲラニルゲラニルピロリン酸合成を触媒するファルネシルピロリン酸合成酵素を抑制して，細胞増殖に関与する Rho や Rac などの低分子 G 蛋白質の活性化を阻害することで，破骨細胞にアポトーシスを誘導することが報告されている[22, 23]。

ところで，Wang ら[24]は，藻類に含有する非環式レチノイドであるゲラニルゲラノイン酸（GGA）が in vitro で骨芽細胞分化を促進し，破骨細胞形成を抑制することや in vivo では老化促進マウス（SAMP6）における骨量増加作用について明らかにしている。GGA はイソプレノイド（図3）でもあるため，メバロン酸合成経路のいずれかの酵素を拮抗的阻害することにより，骨形成を促進する可能性が示唆される。また，ゲラニルゲラニル基を側鎖に持つビタミン K_2（メナキノン4）にも骨吸収抑制および骨形成促進作用が報告[25]されている。

これらのことから，メバロン酸合成経路は骨吸収の抑制と骨形成の促進の両方に関与している可能性が考えられる（図4）。

3.2　メバロン酸合成経路に着目したヘスペリジンの骨量減少抑制効果

ヘスペリジンはコレステロール合成の律速酵素である HMG-CoA 還元酵素を阻害し，血漿および肝臓脂質の増加を抑制することが報告[26]されている。すなわち，前述したコレステロール

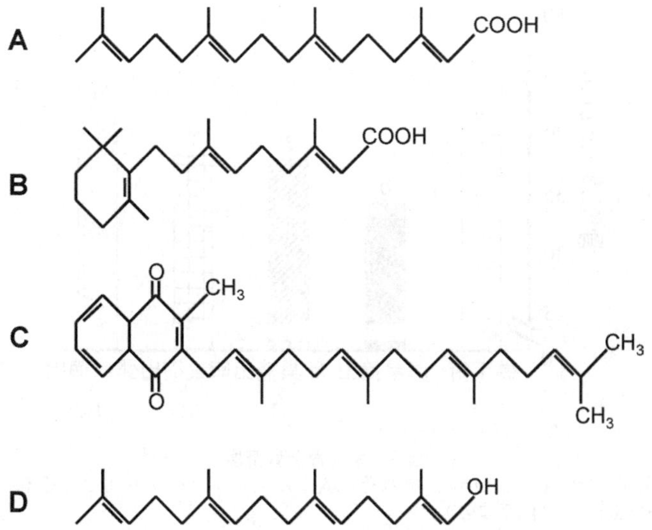

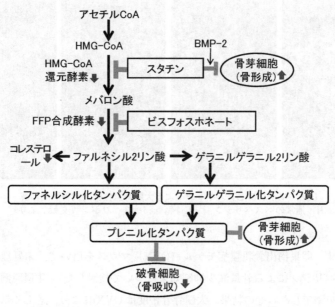

図3　イソプレノイド基を持つ骨代謝調節因子
A：ゲラニルゲラノイン酸（GGA）B：レチノイン酸（RA）
C：ビタミン K_2（メナキノン4）D：ゲラニルゲラニオル

図4　メバロン酸合成経路を介する骨代謝調節

合成経路に関わる薬剤と同様にヘスペリジンにも同様な作用がみられるという報告を考え併せ，
筆者は，メバロン酸合成経路に着目したヘスペリジンによる骨粗鬆症予防効果について研究を進
めてきた。

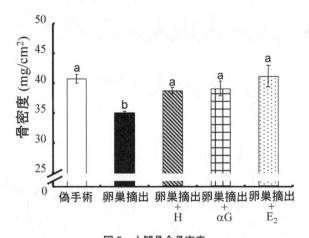

図5　大腿骨全骨密度
平均値±標準誤差，$n=8$，それぞれ異なるアルファベット間で有意差あり
（$p<0.05$）。（文献 7 より）

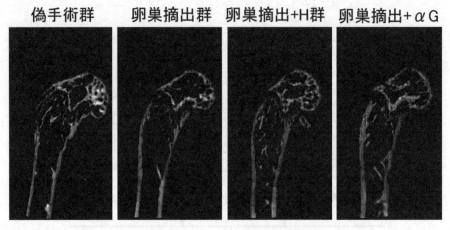

図6　マイクロ CT スキャンによる大腿骨遠位部海綿骨断面写真
H：通常のヘスペリジン，αG：糖転移ヘスペリジン（文献7より）

　筆者らは，まず，卵巣摘出骨粗鬆症モデル（OVX）マウスを用いて，未処理ヘスペリジンおよび糖転移ヘスペリジンによる骨量減少抑制効果について検討した[7]。4 週間飼育観察を行い，骨に関する指標を測定した。その結果，大腿骨骨密度は OVX により，著しく低下したものの，未処理ヘスペリジンおよび糖転移ヘスペリジンにより骨量減少を抑制した（図5）。また，μCT スキャンによる大腿骨遠位部海綿骨の断面写真を見ると（図6），未処理ヘスペリジン群より糖転移ヘスペリジン群で効果が強く現れた。大腿骨遠位部海綿骨形態計測の結果（図7）をみると，OVX により破骨細胞数を増加するが，糖転移ヘスペリジン群でその増加を強く抑制した。このときに血中ヘスペレチン濃度に関して，糖転移ヘスペリジン群は未処理ヘスペリジン群に比べ，

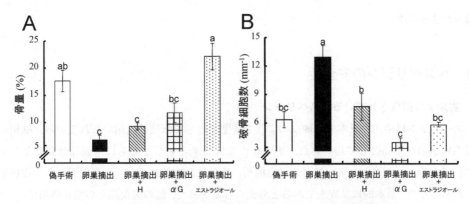

図7　大腿骨遠位部海綿骨形態計測（A：骨量　B：破骨細胞数）
平均値 ± 標準誤差，$n = 8$，それぞれ異なるアルファベット間
で有意差あり（$p < 0.05$）。（文献 7 より）

高値傾向を示した。これは，前述した通り，糖転移ヘスペリジンは未処理ヘスペリジンに比べ，水溶性が高く，体内への吸収が速いことに起因すると思われる。一方，肝臓および血中コレステロールは両ヘスペリジン投与により，OVX による増加が抑制された。

　次に，筆者らは男性骨粗鬆症モデルマウスである精巣摘出（ORX）マウスに，OVX マウス同様に，ヘスペリジンの骨量減少抑制効果について検討した（投稿中）。その結果，未処理ヘスペリジン，糖転移ヘスペリジンおよびポジティブコントロールであるシンバスタチン投与群と同等な骨量減少抑制効果を示した。さらに，OVX により予め骨量を大幅に低下させてから未処理ヘスペリジンや糖転移ヘスペリジンを投与した実験において，骨量の回復効果が示されている。

3.3　ヘスペリジンの骨代謝調節の検討

　Horcajada ら[27] は若齢期および成熟期の OVX ラットにおいて，筆者らの報告と同様に，大腿骨骨密度が正常食投与ラットに比べ，ヘスペリジン投与群で高値を示したことを報告している。また，施術なし（Intact）ラットにおいては，成熟期では変化がみられなかったとしている。これはすでに成熟期を迎え，最大骨密度に達しているため，ヘスペリジンの影響がなかったと推察している。Habauzit ら[28] は生体利用性が 3 倍高い[29] ヘスペリジン 7-配糖体（H-7-glc）を用いて，OVX ラットに投与したところ，顕著に骨量減少抑制効果がみられたことを報告している。さらに，Trzeciakiewicz ら[30, 31] は *in vitro* の実験系において，この H-7-glc が，骨形成に必須な骨芽細胞分化と軟骨細胞の成熟を担っている Runx2（runt-related gene 2）や Osterix の転写因子を介して骨芽細胞を制御していたことやヘスペリジンのアグリコンであるヘスペレチンが BMP シグナル伝達系を刺激するばかりか，mitogen-activated protein kinase（MAPK）経路にも影響して骨形成を促進させることを報告している。

　このように，ヘスペリジンによる骨粗鬆症の予防効果について，動物実験や細胞実験を用いて，そのメカニズムが徐々に明らかにされているが，ヒトへの効果は未知であるため，今後のさらな

る検討が必要である。

4 ヘスペリジンの安全性

4.1 古来より摂取されているヘスペリジン

ヘスペリジンは中国や日本では陳皮のような医薬品として伝統的に用いられている。欧州では血管系疾患の医薬品として用いられ，アメリカではビタミンCとともに栄養補助食品として販売されている。もともとヘスペリジンは柑橘類に多量に含有されており，長期間にわたる摂取の経験があるため，基本的には安全であると考えられる。また，他の医薬品との相互作用について，慢性静脈不全の治療に用いられる Daflon とヘスペリジンの混合物での報告[32] があるが，血清生化学的検査や生殖機能に異常がみられないことが観察されている。さらに，最近では健康維持に有用な機能性成分として，医薬品として利用され始めている。

4.2 安全性に関わる試験

糖転移ヘスペリジンについて，ラットに単体投与[33] あるいは28日間反復投与試験[34] を行ったところ，死亡例もなく，体重，摂取量，病理組織に異常が認められなかったことが報告されている。さらに，ヒトへの糖転移ヘスペリジンの投与効果についても検討している。湯浅ら[35] は血清トリグリセライドが健常範囲または高め（120-300mg/dL）の成人男女（22名）に糖転移ヘスペリジン配合無糖茶（モノグルコヘスペリジンとして 1020mg/d）を4週間連続摂取させた実験で，血清脂質低下作用を確認しているが，臨床的に問題になる変動がなかったことを報告している。また，中村ら[36] も同様な実験を行っている。それによると，健常者ややや高め（120-200mg/dL）の成人男女（28名）に糖転移ヘスペリジンを配合した粉末緑茶（モノグルコヘスペリジンとして 1020mg/d）を4週間連続摂取させたところ，血清トリグリセライドがやや高めの人において，摂取期前値と比べ，摂取2週間後以降で有意に低下したものの，健常者では有意な変化が認められなかったことを報告している。

一方，アメリカ食品医薬品庁（FDA）の依頼によるアメリカ実験生物学会においてもヘスペリジンについて評価を行っている[37]。それによると，*in vitro*（変異原性試験，急性毒性試験）および *in vivo* の実験（反復投与毒性試験，高用量投与試験）で，問題が認められなかった。

これらの報告から考慮してみても，ヘスペリジンは安全な食品成分として摂取できると考えられる。

5 結語

骨代謝とフラボノイドに関する研究は，世界的に活発に行われ，特に大豆イソフラボンが骨に対してエストロゲン様作用を発揮することで骨量減少を抑制することが報告[38] されている。ま

たフラボノイドの中でルチンによる骨粗鬆症予防効果[39]や野菜や果物の摂取と骨の健康と深く関与する報告[40]がされている。しかし，これまでフラボノイドによる骨代謝調節に関する研究は主に「エストロゲン様作用」を介した知見が多く，脂質代謝と骨代謝を結びつけたメバロン酸合成経路に着目した骨代謝に関する研究はみられていない。ヘスペリジンの骨粗鬆症予防に関する研究は，まだ不明な点が多く詳細な情報の集積が必要であるが，今後，ヘスペリジンがスタチン製剤に特異的な副作用（横紋筋融解作用）が緩和された新たな骨代謝を改善する機能性食品として開発されることを期待している。

文　　　献

1) Budavari S., In the Merck Index. Merck and Co., Inc.：NJ. (1996)
2) Kometani T., *et al.*, *Biosci. Biotechnol. Biochem.*, **58**, 1990-1994 (1994)
3) Kim M., *et al.*, *Biosci. Biotechnol. Biochem.*, **63**, 2183-2188 (1999)
4) Yamada M. *et al.*, *Biosci. Biotechnol. Biochem.*, **70**, 1386-1394 (2006)
5) Kometani T., *et al.*, *Immunopharmacol Immunotoxicol* 30, 1-18 (2008)
6) Nishizaki Y., *et al.*, *Medicine and Biology*, **135**, 199-204 (1997)
7) Chiba H., *et al.*, *J. Nutr.*, **133**, 1892-1897 (2003)
8) Ohtsuki K. *et al.*, *J. Nutr. Sci. Vitaminol.*, **49**, 447-450 (2003)
9) Miwa Y., *et al.*, *J. Nutr. Sci. Vitaminol.*, **50**, 211-218 (2004)
10) Rusznyak S. and Szent-Gyorgyi A., *Nature*, **138**, 798 (1936)
11) Rathi A. B. *et al.*, *Acta. Vitaminol. Enzymol*, **5**, 255-261 (1983)
12) Monforte M. T., *et al.*, *Farmaco*, **50**, 595-599 (1995)
13) Cirico T. L., and Omaye S. T., *Food Chem. Toxicol.*, **44**, 510-516 (2006)
14) Tanaka T., *et al.*, *Carcinogenesis*, **18**, 957-965 (1997)
15) Kim H. K., *et al.*, *Clin. Chim. Acta.*, **327**, 129-137 (2003)
16) Wang C. Y., *et al.*, *Trends Mol. Med.*, **14**, 37-44 (2008)
17) Coxon F. P., *et al.*, *J. Bone Miner. Res.*, **5**, 1467-1476 (2000)
18) Mundy G., *et al.*, *Science*, **286**, 1946-1949 (1999)
19) Meier C. R. *et al.*, *JAMA*, **28**, 3205-3210 (2000)
20) Wang P. S., *et al.*, *JAMA*, **28**, 3211-3216 (2000)
21) Chan K. A., *et al.*, *Lancet*, **355**, 2185-2188 (2000)
22) Van Beek E., *et al.*, *J. Bone Miner. Res.*, **14**, 722-729 (1999)
23) Tompson K., *et al.*, *Biochem. Biophys. Res. Commun.*, **290**, 869-873 (2002)
24) Wang X., *et al.*, *J. Bone Miner. Res.*, **17**, 91-100 (2002)
25) Adami S., *et al.*, *JAMA*, **286**, 791-792 (2001)
26) Bok S. H., *et al.*, *J. Nutr.* **129**, 1182-1185 (1999)

27) Horcajada M. N., *et al.*, *J. Appl. Physiol.*, **104**, 648-654 (2008)

28) Habauzit V., *et al.*, *Br. J. Nutr.*, **102**, 976-984 (2009)

29) Nielsen I. L., *et al.*, *J. Nutr.*, **136**, 404-408 (2006)

30) Trzeciakiewicz A., *et al.*, *J. Agric. Food Chem.*, **58**, 668-675 (2010)

31) Trzeciakiewicz A., *et al.*, *J. Nutr. Biochem.*, **21**, 424-431 (2010)

32) Meyer OC., *Angiology*, **45**, 579-584 (1994)

33) Arcelin G., Research and Consulting Co. Ltd., 1-25 (1997)

34) Pipp F. and Krinke G., RCC Ltd Report, 1-182 (2005)

35) 湯浅麻奈美ら, 日本食品新素材研究会誌, **8**, 125-143 (2005)

36) 中村到之ら, 健康・栄養食品研究, **11**, 15-28 (2008)

37) Life Sciences Research Offices, Federation of American Societies for Experimental Biology, 1-34 (1982)

38) Ishimi Y., *et al.*, *Endcrinology* **140**, 1893-1900 (1999)

39) Horcajada M. N., *et al.*, *J. Bone Miner. Res.*, **15**, 2251-2258 (2000)

40) New SA., *et al.*, *Am. J. Clin. Nutr.*, **71**, 142-151 (2000)

第14章　カテキン

中川　大[*1]，禹　済泰[*2]

1　はじめに

　緑茶は，我が国では 1000 年以上の歴史を持つ飲料であり，世界中で愛飲されている飲料の一つである。一方，食品素材が示す機能・効能にたいする人々の関心が高まっている今日，緑茶に含まれる「カテキン」が示す機能・効能が注目を集めつつある。本稿では，カテキンの化学的特徴について概説し，骨代謝の中核を担う骨芽細胞と破骨細胞にたいするカテキンの作用について，現在までに蓄積されてきた知見を紹介する。そして，我々が見出したカテキンの新規作用を例に挙げ，カテキンが骨代謝改善効果を発揮する分子機構のモデルについて詳説する。

2　カテキンとは

　カテキンが持つ機能・効能が世間に広く知られるようになり，「カテキン」という単語も日常的に流通するようになった。この「カテキン」という単語は，様々な類縁体から成るカテキン類の総称として世間で流通している傾向がある。したがって，特に断りがない限り，本稿でも同様の定義で「カテキン」という単語を使用する。しかしながら，正確には，「カテキン」という単語は，3,3′,4′,5,7-ペンタヒドロキシフラバン（3,3′,4′,5,7-pentahydroxyflavan）という物質のことを指す（図1A）。そして，3,3′,4′,5,7-ペンタヒドロキシフラバン構造（カテキン骨格）を持っている化合物がカテキンに分類される。

　カテキンは，緑茶や烏龍茶，紅茶の原料であるツバキ科カメリア属の永年性常緑樹 *Camellia sinensis* (L) *O. Kuntze* の葉に含まれているフラボノイドである。茶葉は，年間 30 億 kg ほど生産されており，緑茶や烏龍茶，紅茶として世界中で愛飲されている。カテキンは，乾燥重量として約 10～20％の割合で茶葉に含まれているが，非常に酸化されやすく，萎凋や発酵の影響を受ける。このため，茶葉におけるカテキンの含有量は，茶の製造過程に左右される。したがって，緑茶＞烏龍茶＞紅茶という順番で茶葉に含まれるカテキンの量は少なくなる。なお，烏龍茶や紅茶の茶葉に含まれていたカテキンは，それぞれの製造過程で酸化重合し，テアフラビン類やテアルビジン類としてこれらの茶葉に存在している。

　カテキン骨格（3,3′,4′,5,7-ペンタヒドロキシフラバン構造）には，図 1A に示すように，2 位と

*1　Hiroshi Nakagawa　中部大学　応用生物学部　応用生物化学科　講師
*2　Woo Je Tae　中部大学　応用生物学部　応用生物化学科　教授

141

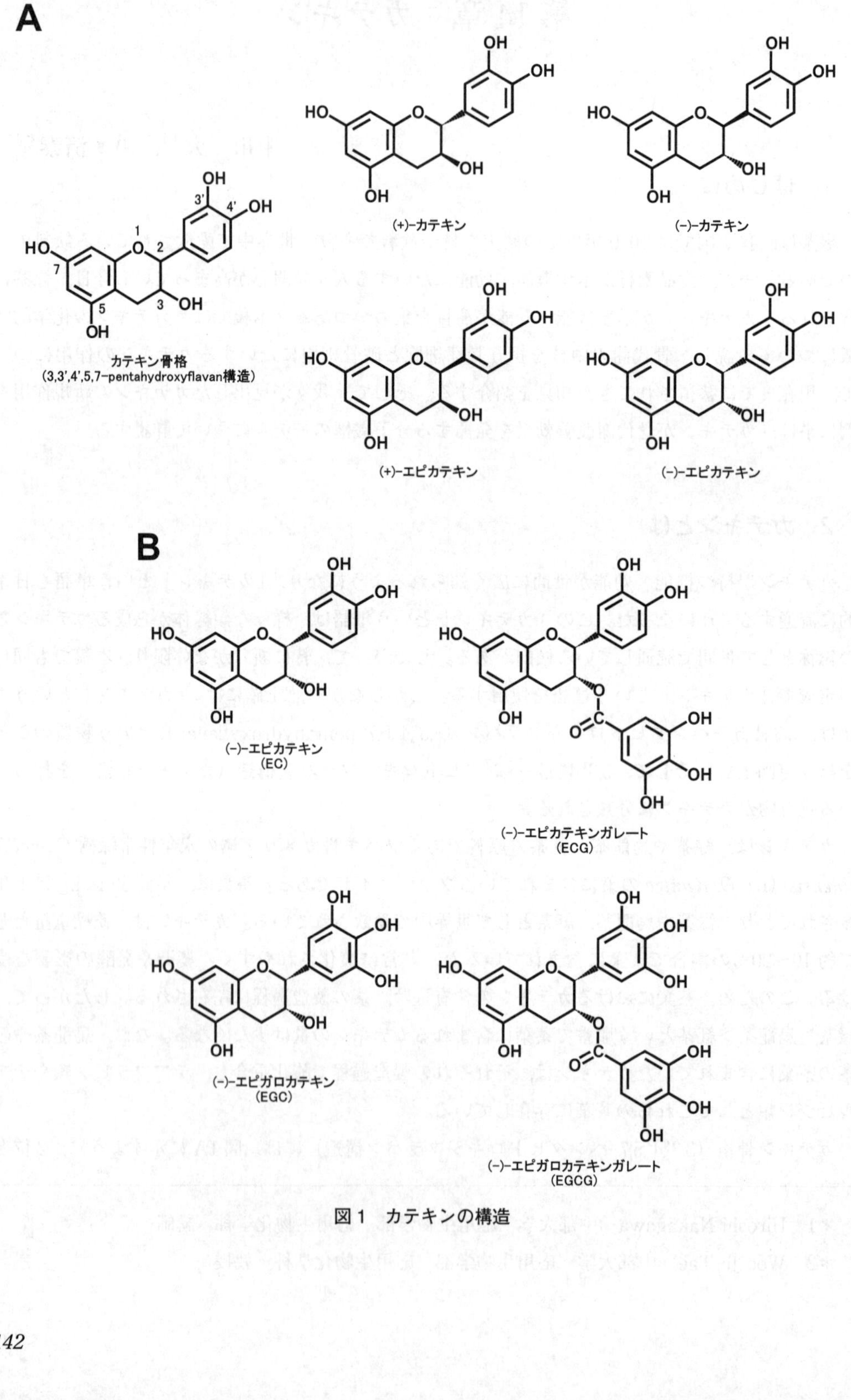

A

カテキン骨格
(3,3',4',5,7-pentahydroxyflavan構造)

(+)-カテキン

(−)-カテキン

(+)-エピカテキン

(−)-エピカテキン

B

(−)-エピカテキン
(EC)

(−)-エピカテキンガレート
(ECG)

(−)-エピガロカテキン
(EGC)

(−)-エピガロカテキンガレート
(EGCG)

図1　カテキンの構造

第 14 章　カテキン

3 位に不斉炭素が存在する。このため，同一の化学構造を持つカテキンは，少なくとも 4 通り
の立体構造を示す。例えば，（−）-カテキンには 3 種類の光学異性体が存在し，（＋）-カテキン，
（−）-エピカテキン，（＋）-エピカテキンと命名されている。また，カテキンの 3 位の水酸基には，
没食子酸が結合していることが多く，他のカテキンと区別して，カテキンガレートと呼ばれる
（図 1B）。一方，カテキンの B 環には水酸基が 2 つ存在する場合と 3 つ存在する場合があり，B
環に水酸基を 3 つ持つカテキンは，水酸基の数が 2 つであるカテキンと区別して，ガロカテキン
と呼ばれる（図 1B）。なお，緑茶の茶葉には，（−）-エピカテキン（EC），（−）-エピカテキンガ
レート（ECG），（−）-エピガロカテキン（EGC），（−）-エピガロカテキンガレート（EGCG）の
4 種類のカテキンが主に含まれている（図 1B）。

3　骨代謝に対するカテキンの効果

　カテキンは，その機能・効能が最も注目されている食品素材の一つであり，抗酸化作用，抗が
ん作用，抗アレルギー作用，抗炎症作用，抗菌作用等，多くの機能・効能を発揮する[1]。近年では，
骨代謝領域においても培養細胞や実験動物を用いた研究の成果が蓄積し，カテキンによって骨代
謝が改善するという期待が高まりつつある。
　骨組織には，その構築を担う骨芽細胞とその破壊を担う破骨細胞が存在し，そこでは，これら
の細胞が互いに影響を及ぼし合いながら生体内カルシウム濃度の恒常性を維持している。例え
ば，骨芽細胞は，活性型ビタミン D_3 やプロスタグランジン E_2，PTH，IL-6，IL-11，LPS 等の
シグナルを受けて receptor activator of NF-κB ligand（RANKL）を発現する。そしてこの
RANKL を介して破骨細胞の発生や機能，生存を促している。その骨芽細胞を 10〜100 μM の
EGCG 存在下で培養すると，endothelin-1 や血小板由来成長因子 PDGF-BB，FGF-2 によって
誘導されるはずである IL-6 の発現が抑制される[2~4]。これらの知見は，EGCG によって破骨細胞
の発生が抑制されることを示している。また，1〜100 μM の（＋）-catechin や EGC，EGCG は，
骨芽細胞の分化マーカーであるアルカリホスファターゼの発現を増加させると共に，骨芽細胞の
分化を促す[5~8]。このように，カテキンは，骨芽細胞とその前駆細胞に直接作用する。一方，カ
テキンは，破骨細胞とその前駆細胞にも直接作用する。例えば，10〜100 μM の EGCG は，
RANKL-RANK シグナル伝達経路の下流で機能する転写因子 nuclear factor of activated T cells
c1（NFATc1）や転写因子 c-Fos の発現を抑制し，転写因子 NF-κB の核移行を抑制する[9~11]。
この結果，破骨細胞の発生は抑制される。また，これらの濃度の EGCG は，最終分化した破骨
細胞にアポトーシスを誘導する[12, 13]。
　骨芽細胞による骨組織の構築と破骨細胞による骨組織の破壊のバランスは，通常，保たれてい
る。しかしながら，骨粗鬆症や慢性関節リウマチに代表される代謝性骨疾患を患った状態では，
このバランスは骨組織の破壊の側に大きく傾く。これらの代謝性骨疾患のモデル動物に対しても
カテキンは骨代謝改善効果を示した。例えば，ラットを用いた実験では，卵巣摘出や睾丸摘出に

伴う骨密度の低下が飲料水に混ぜたカテキンによって抑制されることが示されている[14, 15]。一方，マウスを用いた実験では，LPSによって惹起される歯槽骨の破壊が緑茶抽出物の局所注射によって抑制されることが報告されている[16]。また，IL-1投与によって誘導される頭頂骨の破壊がEGCGの腹腔内投与によって抑制されることもマウスを用いた実験で報告されている[10]。このように，カテキンの骨代謝改善効果は，あらゆる原因によって惹起される骨量の減少に対して発揮されることが示されつつある。

4　カテキンが骨代謝改善効果を発揮する分子機構

カテキンは，骨芽細胞による骨組織の構築を促進し，破骨細胞による骨組織の破壊を抑制する。これは，カテキンが理想的な骨代謝改善作用を持つことを示しており，骨代謝改善作用を引き起こす分子機構とカテキンの標的分子は大きな注目を集めている。

カテキンは，活性酸素やフリーラジカル，$Fe(II)$ や $Cu(II)$ 等の遷移金属は，カテキンの抗酸化作用における標的分子である。一方，カテキンは，ラミニン受容体に結合して，抗がん作用や抗アレルギー作用を発揮する[17, 18]。このラミニン受容体は，カテキンの標的として近年注目を集めている分子であるが，ラミニン受容体がカテキンの骨代謝改善効果に関与するという報告はないカテキンが骨代謝改善効果を発揮する分子機構は，現時点では，十分に明らかにされていない。このような状況の中，著者らは，培養細胞を用いた実験で，EGCGが破骨細胞の数を減少させることを見出した[12]。EGCG存在下で破骨細胞を培養すると，アポトーシスを起こしている細胞に特有の現象が観察され，核は小さく凝集し，タンパク質分解酵素カスパーゼ3の酵素活性は上昇していた。カテキンは正常細胞をアポトーシスに導かないと考えられてきたため，正常細胞の一つである破骨細胞がEGCGによってアポトーシスに導かれたことは驚くべきことであった。さらに驚いたことは，カテキンの作用として広く知られている抗酸化作用とは異なり，逆に，

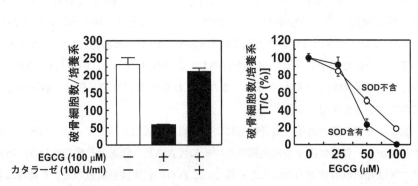

図2　EGCGの破骨細胞殺傷作用にたいするカタラーゼ（A）とSOD（B）の効果

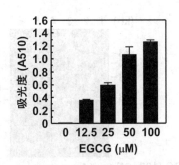

図3　EGCG による三価鉄 Fe(Ⅲ) の還元

活性酸素を発生させてカテキンが破骨細胞をアポトーシスに導いたことである。

　興味深いことに，EGCG は，カルシトニンによって骨吸収機能が抑制された状態にある破骨細胞をアポトーシスに導かなかった。つまり，EGCG によってアポトーシスに導かれる破骨細胞は，骨吸収機能を持つ破骨細胞だけであることが示唆された。また，カタラーゼあるいはスーパーオキシドジスムターゼ（SOD）を細胞培養液に添加すると，カタラーゼを添加した場合には EGCG が破骨細胞をアポトーシスに導く作用が抑制されたが，SOD を添加した場合にはその作用は促進された（図2）。カタラーゼは，過酸化水素を分解する酵素であり，SOD は，スーパーオキシドを過酸化水素へと変換する酵素である。したがって，EGCG が破骨細胞をアポトーシスに導く作用に過酸化水素が関与していることが考えられた。破骨細胞の細胞膜上には，SOD 様の酵素が存在しており，破骨細胞が骨組織を溶解する際に放出するスーパーオキシドから破骨細胞自身を保護していると考えられている[19]。以上のことから，破骨細胞が放出するスーパーオキシドに由来する過酸化水素が EGCG の対破骨細胞アポトーシス誘導作用に関与していると考えられた。

　著者らは，EGCG が破骨細胞をアポトーシスに導く機構を解析する中で，鉄をキレートするという EGCG の特性に注目した。三価鉄 Fe(Ⅲ) をキレートするデフェロキサミン（DFX）あるいは二価鉄 Fe(Ⅱ) をキレートする o-フェナンスロリン（PNT）を細胞培養液に添加すると，いずれの場合にも EGCG の存在下でアポトーシスに至る破骨細胞の数が減少した。また，三価鉄 Fe(Ⅲ) が存在する水溶液中に EGCG を添加すると，EGCG の添加濃度に応じて二価鉄 Fe(Ⅱ) の量が増加した（図3）。この結果は，三価鉄 Fe(Ⅲ) が EGCG によって二価鉄 Fe(Ⅱ) に還元されることを示している。以上の結果から，EGCG が破骨細胞をアポトーシスに導くためには，過酸化水素に加えて，二価鉄 Fe(Ⅱ) も必要であると考えられた。

　過酸化水素と二価鉄 Fe(Ⅱ) は，互いに反応してヒドロキシルラジカルを発生させる（フェントン反応，$H_2O_2 + Fe(Ⅱ) \rightarrow {}^{\bullet}OH + OH^- + Fe(Ⅲ)$）。この知見は，「EGCG は，ヒドロキシラジカルを発生させて破骨細胞をアポトーシスに導く」という考えを著者らにもたらした。しかしながら，EGCG はフリーラジカルを消去する物質として広く知られている。そのため，著者らは，EGCG がヒドロキシルラジカルを発生させることを検証することにした。プラスミド DNA と三価鉄 Fe(Ⅲ)，過酸化水素がそれぞれ存在する水溶液中に EGCG を添加すると，EGCG，三価鉄

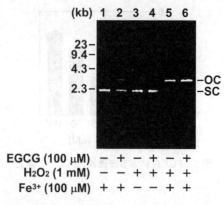

図4 EGCG によるヒドロキシルラジカルの産生

Fe(Ⅲ)，過酸化水素の全てが共存した時，プラスミド DNA の形態はスーパーコイル型（SC）から開環型（OC）に顕著に変化した（図4）。この結果は，EGCG，三価鉄 Fe(Ⅲ)，過酸化水素の全てが共存する時にプラスミド DNA の鎖が顕著に切断されることを示している。EGCG がヒドロキシルラジカルを発生させることは従来の知見と大きく異なるが，その分子基盤は，EGCG による三価鉄 Fe(Ⅲ) の還元である。つまり，EGCG がヒドロキシルラジカルを発生させる分子基盤は，従来から広く知られている EGCG の抗酸化作用にあったのである。

5　破骨細胞をアポトーシスに導く機能を担うカテキンの分子基盤

　EGCG の抗酸化作用が結果としてヒドロキシルラジカルの発生を招くという現象は，大変興味深い。著者らは，さらに解析を進めて，EGCG が三価鉄 Fe(Ⅲ) を二価鉄 Fe(Ⅱ) に還元する分子機構の一端を明らかにした[20]。

　EGCG は，水酸基を機能させて三価鉄 Fe(Ⅲ) と相互作用していると考えられた。そこで，水酸基の H 原子をメチル基に置換した4種類の EGCG 誘導体（図5）を用いて，破骨細胞をアポトーシスに導くために重要な EGCG の水酸基を同定することにした。図6が示すように，100 μM の EGCG 誘導体が破骨細胞に対して示すアポトーシス誘導作用と三価鉄 Fe(Ⅲ) 還元活性との間には見事な相関が認められ，EGCG が破骨細胞にアポトーシスを誘導する作用と三価鉄 Fe(Ⅲ) を還元する作用には，EGCG の 4′位と 4″位の水酸基が重要な役割を担っていることが分かった。なお，この結果は，EGCG がフェントン反応を介してヒドロキシルラジカルを発生させ，破骨細胞をアポトーシスに導くという機構を支持する結果でもある。

　この二つの水酸基の役割を分子レベルで解析するために，分子軌道計算法を駆使して，最高被占軌道（HOMO）と最低非占有分子軌道（LUMO），および脱水素化エネルギーを計算した。この結果，EGCG の 4′位に位置する水酸基の H 原子がメチル基に置換されると，LUMO の分布が変化することが明らかになった（図5）。また，EGCG の水酸基の中で 4″位に位置する水酸基の

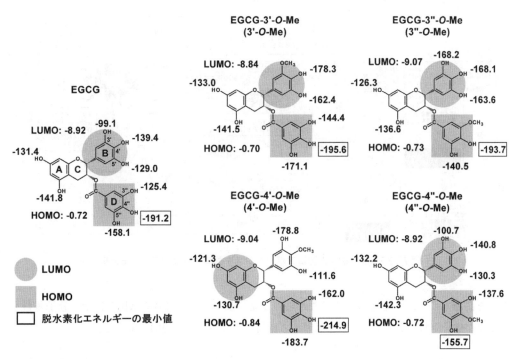

図5　EGCG 誘導体の構造における LUMO と HOMO の分布（eV）および脱水素化エネルギー（kJ/mol）

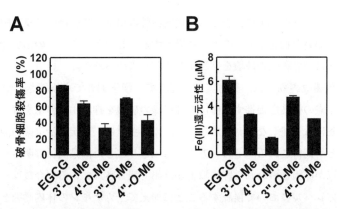

図6　破骨細胞に対する EGCG 誘導体のアポトーシス誘導作用（A）と三価鉄 Fe（Ⅲ）の還元作用（B）

脱水素化エネルギーが最も低く，その水酸基が持つ H 原子が最も解離し易いことが分かった（図5）。化合物中の水酸基から H 原子が解離するかどうかは，その化合物が曝されている環境中の pH に依存する。EGCG の pKa 値は，7.59〜7.75 である[21, 22]。一方，破骨細胞と骨面との間には，破骨細胞が放出する酸によって pH 値が3以下の環境が創られる[23, 24]。つまり，骨組織を破壊している破骨細胞と骨面との間（骨吸収窩）に EGCG が存在する時，EGCG の 4′位と 4″位の水酸基上には H 原子が存在する。したがって，この骨吸収窩に存在する EGCG が破骨細胞にアポトー

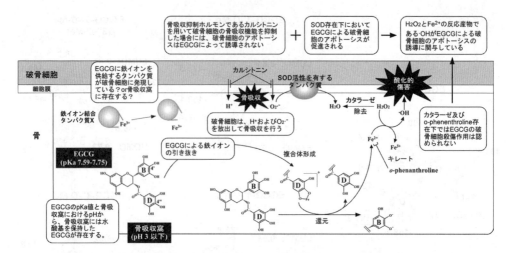

図7　EGCG が破骨細胞にアポトーシスを誘導する分子機構のモデル

シスを誘導していると考えられる。これらの知見に基づいて，著者らは図7に示す分子基盤を EGCG が破骨細胞にアポトーシスを誘導する機構のモデルとして提唱している。

6　カテキンの応用に向けて

　骨粗鬆症や慢性関節リウマチに代表される代謝性骨疾患は，骨組織の構築と破壊のバランスが破壊の側に大きく傾いた状態であることを特徴とする。したがって，その治療では，骨組織の構築を促進すると共に，骨組織の破壊を抑制することが求められる。

　カテキンの骨代謝改善効果は，動物実験に加えて，疫学調査でも検証されつつある[25～27]。カテキンの様に骨組織の構築を促進する作用と骨組織の破壊を抑制する作用を併せ持つ薬剤は，既存の骨疾患治療薬には存在しない。したがって，カテキンは，骨疾患治療薬の開発の中で画期的な素材になることが期待される。その一方で，はっきりとした因果関係は明らかにされていないが，カテキン摂取が原因と疑われる肝臓障害が欧州で報告されている。今後は，カテキンの骨代謝改善効果を生体レベルにおいて検証することに加えて，カテキンの体内動態と安全性を理解することの重要性が高まるであろう。同時に，カテキンが骨代謝改善効果を発揮する時に相互作用する分子を同定することも必要である。著者らは，EGCG が三価鉄 Fe(Ⅲ) を還元することが引き金となって破骨細胞がアポトーシスを起こすことを明らかにした[20]。しかしながら，この三価鉄 Fe(Ⅲ) の由来は，現時点でも明らかになっていない。カテキンが還元する三価鉄 Fe(Ⅲ) の由来を同定することが今後の課題である。また，カテキンが骨芽細胞に作用する時に相互作用する分子についても同定していく必要がある。

　EGCG は，カテキンの作用として広く知られている抗酸化作用とは逆に，ヒドロキシルラジカルを発生させて破骨細胞をアポトーシスに導いた。本稿で紹介したように，カテキンの抗酸化作

用は，抗がん作用に加えて破骨細胞をアポトーシスに導く作用にも貢献していた。このことは，カテキンの抗酸化作用，すなわちカテキンの還元活性が多岐に渡るカテキンの機能・効果の基盤にあることを示唆している。著者らは，カテキンの抗酸化作用の基盤が EGCG の 4′位と 4″位に存在する水酸基にあることを明らかにしたが，この知見がカテキンの機能・効果を応用するために活かされることを期待したい。

7　おわりに

　食品に含まれる素材の機能性が注目されるようになって以来，カテキンが持つ機能・効能は，大きな注目を集めてきた。機能性食品素材としてのカテキンには，今後も大きな注目が集まるであろう。その中で，カテキンの骨代謝改善作用の効果とその分子機構がより詳細に解明されることを期待したい。

　著者らは，幸いにも，破骨細胞をアポトーシスに導く作用を世界に先駆けて見出すことができた。そして，カテキンが持つ機能性食品素材としての新たな一面を明らかにして世間に報告したが，これらの研究は，中部大学 応用生物学部 教授・東京工業大学 名誉教授 永井和夫先生，東京工業大学 大学院生命理工学研究科 准教授 和地正明先生，東京農工大学 大学院共生科学技術研究部 教授 蓮見惠司先生らの協力によって成されたものであり，ここに深甚なる謝意を表します。

文　献

1)　伊勢村 護（監修），茶の効能と応用開発，シーエムシー出版，2006
2)　H. Tokuda *et al., FEBS Lett*, **581**, 1311, 2007
3)　S. Takai *et al., Mediators Inflamm*, 2008, 1, 2008
4)　H. Tokuda *et al., Horm Metab Res*, **40**, 674, 2008
5)　EM. Choi *et al., Biol Pharm Bull*, **26**, 523, 2003
6)　CH. Chen *et al., Osteoporos Int*, **16**, 2039, 2005
7)　CH. Ko *et al., J Agric Food Chem*, **57**, 7293, 2009
8)　B. Vali *et al., J Nutr Biochem*, **18**, 341, 2007
9)　A. Morinobu *et al., Arthritis Rheum*, **58**, 2012, 2008
10)　JH. Lee *et al., Mol Pharmacol*, **77**, 17, 2010
11)　RW. Lin *et al., Biochem Biophys Res Commun*, **379**, 1033, 2009
12)　H. Nakagawa *et al., Biochem Biophys Res Commun*, **292**, 94, 2002
13)　JH. Yun *et al., J Periodontal Res*, **42**, 212, 2007
14)　CL. Shen *et al., Osteoporosis Int*, **19**, 979, 2008

15) CL. Shen *et al.*, *Calcif Tissue Int*, **88**, 455, 2011

16) H. Nakamura *et al.*, *J Periodontal Res*, **45**, 23, 2010

17) H. Tachibana *et al.*, *Nat Struct Mol Biol*, **11**, 380, 2004

18) Y. Fujimura *et al.*, *Biochem Biophys Res Commun*, **348**, 524, 2006

19) P. Collin-Osdoby *et al.*, *J Bone Miner Res*, **13**, 67, 1998

20) H. Nakagawa *et al.*, *Biochem Pharmacol*, **73**, 34, 2007

21) SV. Jovanovic *et al.*, *J Am Chem Soc*, **117**, 9881, 1995

22) M. Kumamoto *et al.*, *Biosci Biotechnol Biochem*, **65**, 126, 2001

23) IA. Silver *et al.*, *Exp Cell Res*, **175**, 266, 1988

24) HK. Väänänen *et al.*, *J Cell Biol*, **111**, 1305, 1990

25) PA. Hoover *et al.*, *Can J Physiol Pharmacol*, **74**, 911, 1996

26) X. Hong *et al.*, *Wei Sheng Yan Jiu*, **30**, 227, 2001

27) A. Devine *et al.*, *Am J Clin Nutr*, **86**, 1243, 2007

第15章　カルシウム吸収と骨代謝における
　　　　フラクトオリゴ糖摂取の意義

太田篤胤*

1　はじめに

　最初の生命は，海で誕生したと言われる。海中に漂いながら生命を維持するために，骨格を持つことは必須ではない。クラゲのように海水と体内を仕切る膜があれば良いのである。しかし海中においても，骨格を持つことで俊敏に行動できるようになり捕食関係で優位に立つことができる。さらに生命が陸上に進出するようになると，自身の体重を支持するために，そして陸上においての捕食関係で優位に立つためにより強固な骨格が必要となった。鳥は，骨格の強度を犠牲にして軽量化を図り空へと舞い上がったのかもしれない。我々の骨の代謝調節機構には，おそらくこのような進化の過程の歴史が刻まれているのであろう。

　骨は第一に，支持組織として機能している。自身の体重を支える必要が無い状況におかれると，骨密度は急速に低下することが知られている。無重量の宇宙空間では，骨への適度な物理的負荷を加えなければ宇宙飛行士の骨密度は容易に低下することが知られている。また長期臥床にいても骨密度の低下が生じる。骨はその時々に状況に応じて急激に変化する組織なのである。従って，健全な骨を維持するためには，意識的に物理的な負荷をかけ続ける努力，すなわち運動習慣が最も重要であると考えられる。

　次に，骨は Ca の体内貯蔵庫として働いている。Ca は，筋肉の収縮や細胞からの生理活性物質の分泌，神経活動の調節など，様々な生体反応に係わっている。こうした生体反応を正常におこなうために Ca の血中濃度は 10mg/dL 前後の狭い範囲で厳密に恒常性が維持されている。臨床的にも高カルシウム血症，低カルシウム血症ともに生命の危機をもたらす。体内には 1 kg にもおよぶ Ca が骨として貯蔵されており，これを維持するために食餌からのカルシウムが 1 日 500mg 程度体内に流入してくる。こうしたカルシウムの激しい出入りの中，血中濃度を一定範囲内に維持するための腎からの尿中排泄や骨形成・骨吸収といった調節機構には迅速性が求められる。

　食餌からの Ca の吸収率が，約 45% 程度と低いのは，急速な吸収に伴う血中濃度恒常性の破綻を防ぐバリアなのかもしれない。このことは，Ca の摂取が少ない，あるいは尿中への排泄が多いといった状況下においては，骨密度の維持に不利に働く。本稿で紹介するフラクトオリゴ糖（FOS）は，食餌性のカルシウムの吸収を高める働きを有する。体内に備わっている代表的な Ca

　＊　Atsutane Ohta　城西国際大学　薬学部　医療薬学科　教授

吸収調節機構は，ビタミンＤの活性調節である。後述するが，FOSの作用点は，ビタミンＤとは独立したものと考えられる。

骨密度の低下は，加齢に伴う生理的変化の一側面であるため，その進行をおさえるためには相応の努力が必要であることを理解すべきであろう。

2　カルシウム（Ca）吸収と骨密度

先述のように食餌中のカルシウム（Ca）の吸収率は，食事摂取基準策定の前提として平均約45％と見積もられており，必ずしも高いとは言えない[1]。Caの摂取量が増加するに伴って，体内への吸収量も増加するが，その関係は直線的なものではなく，摂取量が増加すればするほど吸収率は著しく低下する[2]。1日に1gのCaを摂取すれば骨密度を維持できるとする報告もあるが[3]，我国においては長年の啓蒙活動によってもそれを下回る推奨量である1日およそ700mgという目標値にすら到達していない[4]。摂取量を増加させる啓蒙活動も重要であるが，摂取したCaの吸収を促進し，より効率的に生体に吸収させることによってもCaを充足させることができる。

また，Ca血中濃度の恒常性は厳密に維持されているため，吸収されさえすれば骨形成に向かうことになる。仮に生体が要求するCaの量が加齢に伴う生理的変化により骨密度を維持することができない量であったとしても，生体要求量を超えてCaが体内に吸収された場合には，尿中排泄と同時に骨形成も促進されることとなり，結果的に骨密度の低下を抑えることができる。ビタミンＤには，小腸粘膜細胞中のCa結合たんぱく質を増加させ，Caの吸収を促進させる働きがあることが良く知られている。また，骨形成に対する直接的な促進作用も示唆されているが，Caの吸収量の増大のみでも二次的に骨形成は促進されると言える[5]。こうした意味から，十分な食餌性Caの吸収は骨の健全性維持に重要である。

3　フラクトオリゴ糖とは

フラクトオリゴ糖（FOS）は，その製造方法の違いから2種類に大別される。微生物（*Aspergillus*属，*Aureobasidium*属など）由来のフルクトース転移酵素をもちいて，ショ糖を原料としてこれにフルクトースを重合させることによりFOSを製造する。この方法により製造されたFOSは，末端にグルコースを持ち，フルクトースが2から4個重合した構造を持つ[6]（図1）。もう一方は，キクイモ（チコリー）から精製したイヌリンを加水分解することによって製造される。この方法で製造されたFOSは，糖の重合度が2から8で前者よりやや糖鎖長の長いものが含まれる。また，末端にグルコースを持たずフルクトースだけが重合したオリゴ糖も含有している。どちらのFOSも難消化性少糖であり，腸内細菌によって発酵を受け，生じた酢酸，プロピオン酸および酪酸といった短鎖脂肪酸が生体に利用される[7]。

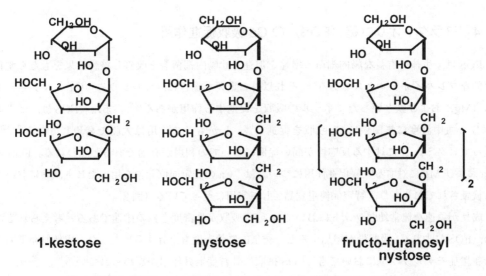

1-kestose　　　　**nystose**　　　　**fructo-furanosyl nystose**

図1　果糖転移反応により製造されたフラクトオリゴ糖（FOS）の化学構造

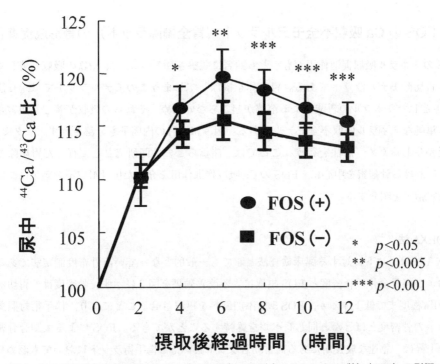

図2　ヒトにおける麦芽飲料中カルシウムの吸収に及ぼすフラクトオリゴ糖（FOS）の影響
　　カルシウムの安定同位元素を添加した飲料にフラクトオリゴ糖（FOS）を添加し，尿中排泄カルシウムを測定した結果，FOSにより飲料中のカルシウムの吸収が促進された。（文献13より）

4　フラクトオリゴ糖（FOS）のCa吸収促進作用

　FOSは，生体に有益な腸内細菌の増殖を促進させ腸内細菌叢を改善し整腸効果をもたらす代表的なプレバイオティクスである[8]。それ以外の重要な働きに，カルシウム（Ca），マグネシウム（Mg）および鉄といったミネラルの吸収を促進する作用がある[8, 9]。また，FOSは，ビタミンDの血中濃度に無関係にCa吸収を促進し[10]，しかもその作用は大腸で発現している[11, 12]。従ってビタミンDに対する反応性が弱い症例においての利用が有効であると思われる。FOSのCaおよびMgに対する吸収促進作用については，Caの安定同位元素を用いたヒト試験においても検証されており[13, 14]，特定保健用食品として実用に至っている（図2）。

　成長が急速な健常幼弱ラットにおいては，Ca吸収が骨密度上昇の律速であると考えられるため，FOSによりCa吸収量が増加すると，結果的に骨密度も上昇する[15]。また，成熟雌卵巣摘出骨粗鬆症モデルラットにおいても，FOS摂取に骨密度上昇作用が認められている[16]。ラットは寿命の限り体重の増加（成長）を続けるため，加齢に伴う骨密度の低下は報告されていないので，この結果もCa吸収量増加の結果であると考えられる。

5　FOSのCa吸収不全モデルラット（胃全摘除ラット）の骨形成促進作用

　FOSのミネラル吸収促進作用がもっとも顕著に観察されるのは，Caや鉄の吸収が著しく障害される胃切除モデルラットである。胃全体を摘除してしまうこのモデルラットでは，食餌中のCaを主としたミネラルの胃酸による溶解が起こらないため，それらの吸収が著しく阻害されるという単純なミネラル吸収不全モデルである。因みに，胃の内因子も分泌されず，ビタミンB$_{12}$の欠乏が生じるため，筋注を行う。ここでは，諸橋らとの共同研究として行った胃切除モデルラットにおける骨観察を中心に，FOSのCa吸収促進作用を介した抗骨形成不全効果についての各種測定結果を紹介する。

5.1　DEXA法[17, 18]

　DEXA法は，ヒトに対する臨床検査法としても一般的となっている骨密度測定法である。大腿骨および脛骨全体の骨密度とFOS摂取による改善効果を図3に示す。骨密度は，胃切除により約70％程度まで低下するが，FOS5％添加飼料を摂取させることにより，偽手術対照飼料摂取ラットの骨密度とほとんど同じレベルを維持することができる。FOSによる大腿骨骨密度の有意な上昇は，急速な成長期にある健常幼若ラットといえる偽手術ラットにおいても認められている。

5.2　軟X線画像観察[19]

　軟X線画像は，骨全域にわたる石灰化の状況を視覚的に観察することができる。図4に示す

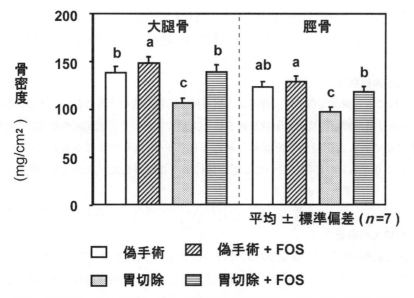

図3　胃切除ラットの大腿骨・脛骨骨密度に及ぼすフラクトオリゴ糖（FOS）摂取
　　　の影響（DEXA 法）
　　胃切除により大腿骨および脛骨の骨密度は，顕著に低下するが，FOS を摂取さ
せることにより偽手術ラットの骨密度と同レベルに維持される。（文献 17 より）

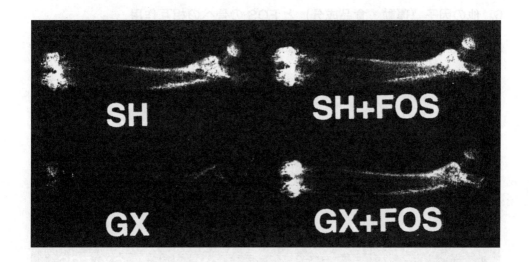

SH：偽手術　SH+FOS：偽手術FOS摂取　GX：胃切除　GX+FOS：胃切除FOS摂取

　図4　胃切除ラットの大腿骨に及ぼすフラクトオリゴ糖（FOS）摂取の影響（軟 X 線画像）
　　胃切除により大腿骨骨塩量は，顕著に減少するが，FOS を摂取させることにより偽手術ラットと同
レベルに維持される。（文献 19 より）

ごとく，胃切除により骨灰分が大腿骨全域から著しく消失していることがわかる。また，FOS
の摂取により，大腿骨全域にわたり骨灰分が維持されていることも明らかとなった。

5.3　反射電子像観察[19, 20]

反射電子像による画像観察では，骨断面の局所的な構造を観察することができる。胃切除ラット大腿骨遠位骨端部断面の反射電子像を図5に，高齢者において長期臥床の原因となる深刻な骨折の好発部位である大腿骨頸部断面の反射電子像とFOS摂取の影響を図6にそれぞれ示す。FOS摂取によりどちらの部位においても胃切除による骨塩の喪失がほぼ完全に抑えられていることがわかる。

5.4　マイクロX線解析[20]

マイクロX線解析装置は，非破壊的に骨のCa，Mg，P組成を調べることが出来る。結果は表1に示すとおり，胃切除により骨Ca含量の顕著な低下が，FOS摂取によりほぼ完全に抑制されることがわかる。

以上のごとく，胃切除ラットにおいては，どのような観察方法においても，FOSの摂取により骨形成不全がほぼ完全に予防できることが示された。

6　他の因子（運動・食品成分）とFOSの骨への相互作用

骨の健全性維持の方法には，運動，骨代謝調節，骨成分の栄養補給の3つの独立したアプロー

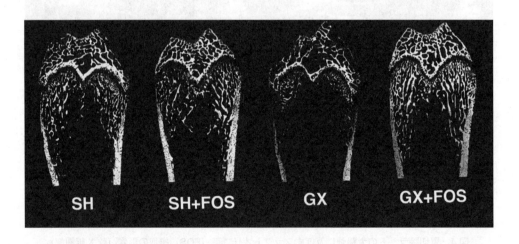

SH：偽手術　SH+FOS：偽手術FOS摂取　GX：胃切除　GX+FOS：胃切除FOS摂取

図5　胃切除ラットの大腿骨遠位骨端部に及ぼすフラクトオリゴ糖（FOS）摂取の影響（反射電子像）
胃切除により大腿骨遠位骨端部に顕著な骨形成不全が生じるが，FOSを摂取させることにより偽手術ラットと同レベルに維持される。（文献19，20より）

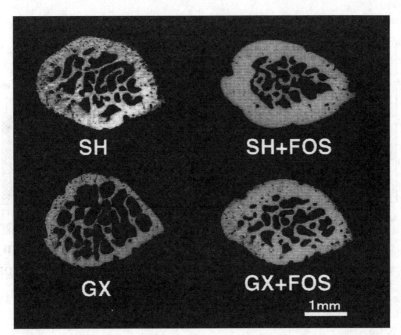

SH：偽手術　SH+FOS：偽手術FOS摂取　GX：胃切除　GX+FOS：胃切除FOS摂取

図6　胃切除ラットの大腿骨頸部に及ぼすフラクトオリゴ糖（FOS）摂取の影響（反射電子像）
　胃切除により大腿骨頸部に顕著な骨形成不全が生じるが，FOSを摂取させることにより偽手術ラットと同レベルに維持される。（文献19，20より）

表1　Phosphorus, magnesium, and calcium concentrations measured by X-ray microanalysis in different surfaces of cortical bone at the femoral neck (wt%)

Surface	SH	SH + FOS	GX	GX + FOS
Periosteal				
Calcium	22.72 ± 1.34	23.27 ± 0.81	18.88 ± 2.62[*]	21.77 ± 1.53
Phosphorus	10.89 ± 1.34	11.30 ± 0.51	9.56 ± 1.17	10.71 ± 0.81
Magnesium	0.39 ± 0.11	0.44 ± 0.08	0.33 ± 0.11	0.44 ± 0.09
Middle				
Calcium	24.08 ± 1.05	23.67 ± 0.70	22.39 ± 1.44	23.66 ± 0.94
Phosphorus	11.68 ± 0.53	11.64 ± 0.42	11.02 ± 0.88	11.39 ± 0.53
Magnesium	0.45 ± 0.11	0.46 ± 0.10	0.40 ± 0.13	0.46 ± 0.10
Endosteal				
Calcium	22.88 ± 1.11	24.59 ± 0.87	21.21 ± 2.16	22.73 ± 1.37
Phosphorus	10.94 ± 0.51	11.95 ± 0.48[*]	10.55 ± 0.94	11.00 ± 0.66
Magnesium	0.38 ± 0.08	0.40 ± 0.10	0.39 ± 0.12	0.44 ± 0.08

Values are means ± SD, $n = 7$

* Significantly different from the value in the SH group $(p < 0.01)$

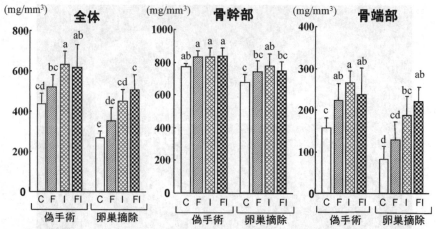

図7　卵巣摘出骨粗鬆症モデルマウスの大腿骨骨密度低下に及ぼすフラクトオリゴ糖（FOS）
　　　および大豆イソフラボン摂取の影響
　　　卵巣摘出によって生じる大腿骨骨密度の低下に対して，フラクトオリゴ糖（FOS）および
　　　大豆イソフラボン摂取は相加的な抑制効果を示す。（文献21より）

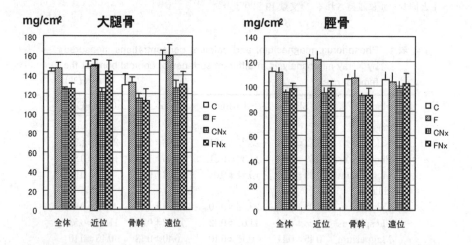

図8　坐骨神経切除ラットの大腿骨および脛骨骨密度に及ぼすフラクトオリゴ糖（FOS）摂
　　　取の影響
　　　坐骨神経切除によって生じる大腿骨および脛骨の骨密度の低下に対しては，フラクトオリ
　　　ゴ糖（FOS）摂取には顕著な抑制効果は認められない。

チが存在する。複合的なアプローチにおける相加的あるいは相乗的，場合によっては相殺的な影響が生じる可能性がある。

　著者らは，卵巣摘出骨粗鬆症モデル（OVX）マウスを用いエストロゲン様作用によって骨吸収を抑制することにより骨密度の低下を防ぐことが知られている大豆イソフラボン（Iso）と，FOS を併用した場合の骨密度への影響を DEXA 法により観察した[21]。図7に示す通り，FOS 単独摂取では軽度の，Iso 単独摂取では顕著な骨密度の上昇が認められ，併用では相加的な上昇が観察された。この結果は，FOS の作用はカルシウム吸収促進を介するものであり，Iso の骨代謝改善作用と作用点が異なることを示唆している。

　次に，運動と FOS の骨への相互作用を観察した。坐骨神経切除により下肢を不動化したラットの脛骨および大腿骨骨密度への影響を DEXA 法により観察した。結果は，図8に示すごとく坐骨神経切除により著しく骨密度が低下するにも係らず，FOS 摂取により骨密度上昇が観察されたのは，わずかに大腿骨近位部のみであった。坐骨神経切除による運動負荷の解除下（神経支配解除下の可能性もある）では，FOS 摂取は骨密度に影響しにくいものと考えられる。また，この結果は，3つのアプローチの中でも，運動の負荷がとりわけ重要であることを示唆するものであろう。

7　おわりに

　我国においては，国民医療費の激増が大きな社会問題となっている。健康日本21 などの種々の施策が実施されてきているにも係らずその成果は十分に現れておらず，このまま有効な策が講じられずに超高齢社会が続いた場合，2025 年には国民医療費は現在の倍以上の約 80 兆円を超えるとの試算もある。高齢者の医療費の特徴としては，中高年以前に比して医療費における入院費用の占める割合が大きいことである。骨粗鬆症は，脳卒中に次いで入院期間が長くなる（長期臥床）原因疾患であり，その予防は医療費増加を抑制する上でも極めて重要である。

　骨粗鬆症，すなわち骨密度の低下を予防するための方法は，運動，骨の代謝調節機構に作用する医薬品・食品成分の利用，骨成分の栄養補給の3つのアプローチに分類できる。FOS は，主要な骨成分である Ca および Mg の吸収の促進を介して骨の健全性維持に寄与することが期待され特定保健用食品として実用に至っている。しかし，骨の健全性維持には，先述の3つのアプローチに同時に取り組むことが重要であり，どれも一つでは難しいと感じている。本稿が，もし我国の医療費の増加抑制に向けた啓蒙活動や研究活動の一助になったとすれば幸せである。

文　　　献

1) 厚生労働省「日本人の食事摂取基準」策定検討会. 日本人の食事摂取基準 2010 年度版 195-198, 2010.

2) Nordin, B. E. C. & Marshall, D. H. (1994) Calcium in human biology. Edit by Nordin, B. E. C., Dietary requirements for calcium, 447-471. Springer-Verlag, Boston.

3) Tang BM, Eslick GD, Nowson C, Smith C & Bensoussan A. Use of calcium or calcium in combination with vitamin D supplementation to prevent fractures and bone loss in people aged 50 years and older：a meta-analysis. *Lancet*, **370** (9588), 657-66, 2007

4) 厚生労働省「平成 19 年国民健康・栄養調査報告」健康栄養情報研究会 (2010) 第一出版, 東京.

5) Sanders KM, Stuart AL, Williamson EJ, Simpson JA, Kotowicz MA, Young D, Nicholson GC. Annual high-dose oral vitamin D and falls and fractures in older women：a randomized controlled trial. *JAMA*, **303** (18), 1815-22, 2010

6) 徳永隆久 (1991) フラクトオリゴ糖の特性と効果的利用. 食品と化学 426, 1-7

7) Rombeau, J. L., Kripke, S. A. & Settle, R. G. (1990) Dietary Fiber：Chemistry, Physiology and Health Effects (Kritchevsky, D., Bonfield, C., Anderson, J. W., eds.) 317, Plenum Press (New York)

8) Hidaka, H., Eida, T., Takizawa, T., Tokunaga, T. & Tashiro, Y. Effects of fructooligosaccharides on intestinal flora and human health. *Bifidobacteria Microflora*, **5**, 37-50, 1986

9) 太田篤胤, 越阪部奈緒美, 山田和彦, 斎藤安弘, 日高秀昌. フラクトオリゴ糖および各種少糖類のラットにおける Ca, Mg, P の吸収に及ぼす影響. 栄養・食糧学会誌 **46**；123-129, 1993.

10) Takasaki M, Inaba H, Ohta A, Motohashi Y, Sakai K, Morris H, Sakuma K. Dietary short-chain fructooligosaccharides increase Calbindin-D9k level only in the large intestine in rats independent of dietary calcium deficiency or serum 1,25 dihydroxy vitamin D level. *Int, J. Vitamin. Nutr. Res.*, **70**；206-213, 2000.

11) Inaba, H., Sakai, K., Tsuboi, R., Yamagishi, H., Ohta, A., Sonoda, M. & Itabashi, A. Low dose iron supplementation with fructooligosaccharides improves iron status and anerobic capacity in women under moderate physical training. *Jpn. J. Appl. Physiol.*, **33**；305-311, 2003.

12) Ohta, A., Ohtsuki, M., Takizawa, T., Inaba, H., Adachi, T. and Kimura, S. Effects of fructooligosaccharides on the absorption of magnesium and calcium by cecectomized rats. Internat. *J. Vit. Nutr. Res.*, **64**；316-323, 1994.

13) Ohta, A., Ohtsuki, M., Baba, S., Adachi, T., Sakata, T. and Sakaguchi, E. Calcium and magnesium absorption from the colon and rectum are increased in rats fed fructooligosaccharides. *J. Nutr.*, **125**；2417-2424, 1995.

14) 上西一弘, 太田篤胤, 福島洋一, 香川靖雄　フラクトオリゴ糖の配合が麦芽飲料中カルシウムの吸収に及ぼす影響と長期飲用時の安全性に関する検討　栄養学雑誌 **60**；11-18,

2002.

15) 福島洋一，陳建君，毛涯歌織，太田篤胤，酒井健介，上西一弘，香川靖雄 フラクトオリゴ糖を添加した麦芽飲料のヒトにおけるカルシウム吸収効率と安全性の評価 健康・栄養食品研究. 5；49-60, 2002.

16) 田口あずさ，太田篤胤，安部允泰，馬場星吾，大槻雅子，滝沢登志雄，湯田康勝，足立尭. 卵巣摘出骨粗鬆症モデルラットの骨に及ぼすフラクトオリゴ糖の影響. 明治製菓研究年報 **33**, 37-43, 1994

17) Ohta A, Ohtsuki M, Hosono A, Adachi T, Hara H. Sakata T. Dietary fructooligosaccharides prevent osteopenia after gastrectomy in rats. *J. Nutr.*, **128**；106-110, 1998.

18) Ohta A, Ohtsuki M, Uehara M, Hosono A, Adachi T, Hara H. Dietary fructooligosaccharides prevent postgastrectomy anemia and osteopenia in rats. *J. Nutr.*, **128**；485-490, 1998.

19) Morohashi T, Atsutane O, Shoji Yamada Dietary fructooligosaccharides prevent reduction of cortical trabecular bone following total gastrectomy in rats. *Jpn. J. Pharmacol.*, **82**；54-58, 2000.

20) Hirama Y, Morohashi T, Sano T, Maki K, Ohta A, Sakai N, Yamada S, Sasa R Fructooligosaccharides prevent disoders of the femoral neck following gastrectomy in growing rats. *J. Bone Miner. Metab.*, **21**；294-298, 2003.

21) Ohta, A. Uehara, M. Sakai, K. Takasaki, M. Adlercreutz, H. Morohashi, T. & Ishimi. Y. A combination of dietary fructooligosaccharides and isoflavone conjugates increase femoral bone mineral density and equol production in ovariectomized mice. *J. Nutr.*, **132**；2048-2054, 2002.

第16章　乳塩基性タンパク質（MBP®）

小林敏也[*]

1　はじめに

　乳は，哺乳類が生まれて初めて摂取する食べ物である。成長に必要な栄養素はもちろん様々な生理活性物質を含んでいる。赤ちゃんは生まれてから短期間で著しい成長を遂げる。成長において中心となるのは骨の成長である。骨は，よく鉄筋コンクリートにたとえられ，鉄筋部分はタンパク質であるコラーゲン繊維から，セメント部分はミネラルであるカルシウムからなる。乳は，これら骨の材料となるタンパク質やカルシウムを豊富に含む。それ以外にも腸管からのカルシウム吸収を助ける働きのある乳糖やカゼインホスホペプチド（CPP）が含まれていることがわかっている。さらに最近，骨の代謝に係わる骨芽細胞や破骨細胞に作用する乳塩基性タンパク質（MBP®）を含むことが明らかとなった。まさに乳は，骨の成長，健康維持にとり理想的な食べ物といえる。本章ではその乳塩基性タンパク質（MBP®）について概説する。

2　乳塩基性タンパク質（MBP®）とは

　乳塩基性タンパク質（MBP®）は，牛乳中に含まれる陽イオン交換樹脂に吸着されるタンパク質で，100種類を超えるタンパク質から構成される複合物である。粉末状態では茶褐色を呈し，無味無臭で，水への溶解性は良好である。また，牛乳には100ml中に約5mgのMBP®が含まれることがわかっている。

3　MBP®の骨代謝改善効果

　MBP®について，細胞を用いた試験，動物を用いた試験，さらにはヒト試験で骨代謝改善作用のあることが確認されている。

3.1　細胞に対する効果

　MBP®は，骨を造る細胞である骨芽細胞，また骨を壊す細胞である破骨細胞の両方に作用することがわかっている。MBP®を株化骨芽細胞の培養系に添加した実験では，MBP®は骨芽細胞の ［^{3}H］−チミジンの取り込み量を濃度依存的に増加させ，骨芽細胞の増殖を促進した（図

　＊　Toshiya Kobayashi　雪印メグミルク㈱　ミルクサイエンス研究所　主査

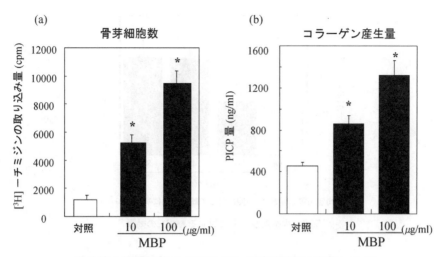

平均値±標準偏差, *: 対照に対して統計学的に有意(p<0.05)

図 1　骨芽細胞に対する MBP® の効果

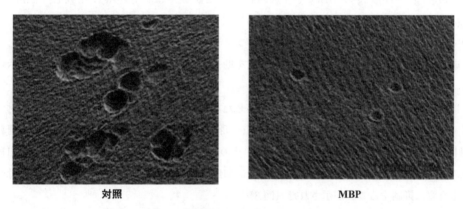

写真 1　破骨細胞に対する MBP® の効果

1a)。また，コラーゲン前駆体の断片である I 型コラーゲン C-プロペプチド（PICP）の培養上清中の量も濃度依存的に増加させ，骨芽細胞によるコラーゲン産生を促進していることが示唆された（図 1b）。

　一方，象牙片と破骨細胞との培養系に MBP® に添加した実験では，象牙片を破骨細胞が溶かすことで形成される穴（骨吸収窩）の数や大きさが MBP® の添加により抑制された（写真 1）。MBP® により破骨細胞の働きが抑制されていることを示しており，MBP® が骨形成に対しては促進的に，骨吸収に対して抑制的に作用することが確認された。

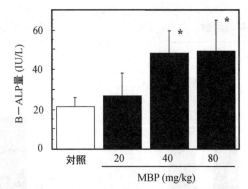

平均値±標準偏差, *: 対照に対して統計学的に有意(p<0.05)

図2　成長期ラットに対する MBP®の効果

3.2　モデル動物に対する効果

　MBP®の作用は，動物を用いた試験でも確認されている。5週齢の成長期のラットに 20mg/kg，40mg/kg，80mg/kg の MBP® を4週間投与した試験では，対照群に比較し，40mg/kg，80mg/kg 投与群でラット大腿骨の骨密度ならびに骨強度が有意に高い値を示した。また，骨形成のマーカーである血清骨型アルカリフォスファターゼ（B-ALP）も同様に高い値を示し（図2），成長期ラットにおいて，MBP® が骨形成を助長し，骨密度，骨強度を高めることが示唆された。

　次に，骨粗鬆症モデルとされる卵巣を摘出した加齢ラットを用いて，骨密度の減少に対する MBP® の抑制効果を検討した。51週齢ラットの卵巣を摘出し，MBP® を 0.1% 添加した飼料を 16週間投与し，大腿骨の骨密度を測定した。その結果，MBP® を 12週間から 16週間経口摂取させると，骨密度の低下が有意に抑制された。MBP® が骨粗鬆症モデルラットにおける骨密度低下を有意に抑制することが示された（図3）[1]。

3.3　ヒトに対する効果

　MBP® について，数多くのヒト試験が実施されている。あらゆる年齢層で骨代謝改善作用が確認されている。

① 成人男性

　成人男性 30名（年齢 36.2 ± 8.5（平均±標準偏差））に対し，MBP® の摂取試験を実施した。MBP® の摂取量は 300mg/日とし，摂取前と摂取 16日後に尿と血液中の骨代謝マーカーを測定した。その結果，骨形成マーカーである血清オステオカルシン濃度は摂取 16日後に有意に増加し（図4a），骨吸収マーカーである I 型コラーゲン架橋 N-テロペプチド（NTx）の尿中排泄量は有意に減少した（図4b）。また，MBP® 摂取前では，骨形成マーカーと骨吸収マーカーに相関は認められなかったが（図5a），摂取 16日後では，それらに有意な正の相関が認められた（図

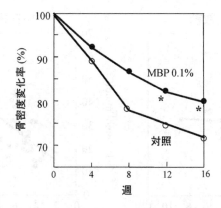

*: 対照に対して統計学的に有意(p<0.05)

図 3　骨粗鬆症モデルラットに対する MBP_®の効果

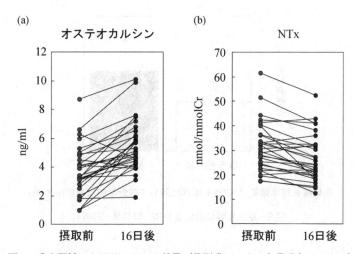

図 4　成人男性における MBP_®の効果（骨形成マーカーと骨吸収マーカー）

5b)[2]。このことから，MBP_® は骨のリモデリングのバランスを整え，骨形成を促進し，骨吸収を抑制すると考えられた。

② 成人女性

　成人女性 33 名（年齢 28.8±8.7（平均±標準偏差））に対して，二重盲検法によるプラセボコントロール試験を実施した。MBP_® を 40mg/日摂取する MBP_® 群とプラセボ群に分け，試験期間は 6 カ月とし，試験開始前，6 カ月後に左足踵の骨密度を二重エックス線吸収法（DXA 法）により測定するとともに，尿と血液を採取し（尿と血液については 3 ヶ月後も採取），骨形成マーカーである血清骨型アルカリフォスファターゼ（B-ALP），血清オステオカルシン（BGP），ならびに骨吸収マーカーである尿中 I 型コラーゲン架橋 N-テロペプチド（NTx），尿中デオキシ

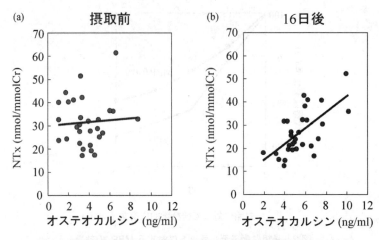

図5　成人男性における MBP® の効果（骨形成と骨吸収のバランス）

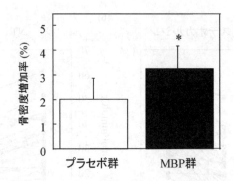

平均値±標準偏差, *: プラセボ群に対して統計学的に有意(p<0.05)

図6　成人女性における MBP® の効果（踵骨）

ピリジノリン（D-Pyr）を測定した。その結果，6ヶ月間の骨密度増加率は，MBP® 群がプラセボ群に比べ有意に高い値を示した（図6）。また，骨吸収マーカーである NTx は，3カ月目および6カ月目にプラセボ群よりも MBP® 群で有意に低くなった。また，D-Pyr 排泄量も6カ月目にはプラセボ群よりも MBP® 群で有意に低くなった[3]。すなわち，MBP® はヒトでも骨吸収を抑制する働きを持つことが明らかとなった。一方，骨形成マーカーである B-ALP ならびに BGP 濃度は，試験期間を通じてプラセボ群と MBP® 群の間に有意な差は認められず，成人男性の試験で観察された骨形成促進作用は，本試験では観察されなかった。

③ 更年期女性

　更年期の女性27名（年齢50.5±3.0（平均±標準偏差））に対して，②と同様の MBP® の摂取試験（40mg/日）を実施した。摂取前と摂取6カ月後に腰椎の骨密度を，摂取前，摂取3カ月後，摂取6カ月後に骨形成マーカーである血清オステオカルシン（BGP），骨吸収マーカーである I

第 16 章　乳塩基性タンパク質（MBP®）

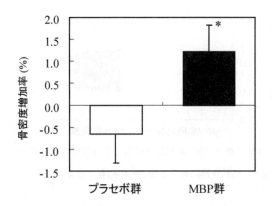

平均値±標準偏差, *: プラセボ群に対して統計学的に有意(p<0.05)

図7　更年期女性における MBP®の効果（腰椎）

型コラーゲン架橋 N−テロペプチド（NTx）を測定した。その結果，6ヶ月間の腰椎の骨密度増加率は，MBP®群がプラセボ群より有意に高かった（図7）。また，NTx も摂取6ヶ月後に，MBP®群がプラセボ群より有意に低い値を示した。しかし，BGP は，摂取3ヶ月後，摂取6ヵ月後とも両群間で差は認められなかった[4]。

④ 若年女性

　若年の女性 35 名（年齢21.3±1.2（平均±標準偏差））に対して，③と同デザインの MBP®の摂取試験（40mg/日）を実施した。その結果，MBP®群で，6ヶ月間の腰椎の骨密度増加率が有意に高い値を示した。また，MBP®群で6ヵ月後の NTx は有意に低い値を，6ヵ月後の BGP は有意に高い値を示した[5]。

⑤ 高齢女性

　群馬県中之条町の 65-86 歳（平均 72 歳）の健常高齢女性 100 名を対象とした。無作為に2群に分け，一方のみ MBP® が 40mg 入った市販飲料1本を毎日1年間摂取した（MBP® 飲用群）。両群とも，骨代謝（骨形成および骨吸収）マーカーおよび骨密度（前腕骨および踵骨）の測定を試験開始前，6ヵ月後，12 カ月後に行った。その結果，MBP® による骨形成マーカーへの効果は認められなかったが，MBP® 飲用群は，非飲用群と比較して骨吸収マーカーが 12 カ月後に有意な低値を示した。また，前腕骨における骨密度に MBP® の効果は認められなかったが，踵骨では骨密度の維持改善が認められ，特に 12 カ月後には MBP® 飲用群は，非飲用群に比較して有意な高値を示した（図8）[6]。

4　MBP®の有効成分

　MBP® には，上述のとおり 100 種類にも及ぶ多くのタンパク質が含まれている。現在までに

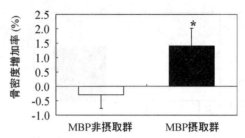

平均値±標準誤差，*: MBP非摂取群に対して統計学的に有意(p<0.05)

図8　高齢女性における MBP® の効果（踵骨）

MBP® に含まれるタンパク質のうち，High mobility group protein（HMG）様タンパク質とキニノーゲンに由来するフラグメントに骨芽細胞増殖促進作用があることを認めている[7, 8]。一方，骨基質の分解に密接に関与するカテプシンのインヒビターであるシスタチンC が MBP® に含まれており，破骨細胞による骨吸収を抑制することが明らかになっている[9]。また，MBP® に含まれるアンジオジェニンが破骨細胞の骨吸収抑制に寄与しているとの報告もある[10]。MBP® が骨形成促進と骨吸収抑制の両方の作用を持つのは，このようにそれぞれの作用を有する物質が含まれていることによると考えられている。なお，MBP® の有効成分の消化管透過性は反転腸管法により検証され，反転腸管内液に，骨芽細胞増殖促進作用ならびに破骨細胞骨吸収抑制作用が保持されることがわかっている。

5　MBP®の安全性

　MBP® は，有史以前から人間が長年，食してきた牛乳の成分であることに加え，変異原性試験，急性毒性試験，反復投与毒性試験，亜慢性毒性試験，催奇形性試験により，その安全性が確認されている。また，MBP® の過量摂取試験[2] および長期摂取試験[3] でも被験者に対する健康被害はなく，その安全性が確認されている。なお，アレルゲン性については，乳由来成分であることから，牛乳や乳製品と同様にとらえ，牛乳や乳製品に対するアレルギーを有する場合には摂取を控えるべきと考えられる。

　また，MBP® は，米国において GRAS（Generally Recognized As Safe：一般に安全と認められること）物質のリストに掲載されている[11]。GRAS とは米国における食品の安全性評価制度の一つである。食品を販売する企業自らが安全性につき評価する方法（Self determined GRAS（自己認証 GRAS））と FDA（米国食品医薬局）に GRAS 物質であると届け出る方法（Notification GRAS（届出 GRAS））の2つがある。前者は多くの場合，客観性を担保するため，安全性に関する資料を専門家に提出し，専門家が安全性の妥当性について評価する。ただし，FDA が公表している GRAS 物質のリストには掲載されない。一方，後者は届出に併せて安全性についての評価資料を FDA に提出し，FDA が評価内容に疑義，質問がない場合に，リストに掲載される

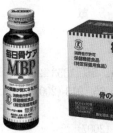
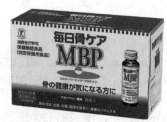

写真 2　特定保健用食品「毎日骨ケア MBP®」

ことになる。MBP® は後者のケースに該当する。

6　MBP® の食品への応用

MBP® は，水への溶解性もよく，幅広い食品に利用されている。主なものとしては，乳飲料，ヨーグルト，チーズ，スキムミルク，清涼飲料水，サプリメントが挙げられる。これらのなかでも清涼飲料水商品の一つである「毎日骨ケア MBP®」は，特定保健用食品として，「本品は，骨密度を高める働きのある MBP（乳塩基性タンパク質）を含んでおり，骨の健康が気になる方に適した飲料です」という表示が許可されている（写真 2）。中之条町の高齢女性を対象とした試験では当該飲料が使用された。また，米国でもサプリメント商品やヨーグルト商品に利用されている。

7　おわりに

人間の平均寿命は，医療技術の進展等もあって世界の多くの国で，年々伸びている。なかでも日本は，戦後，他の先進国に比較して飛躍的な伸びを示し，女性の平均寿命は，世界一にまでなっている。一方で，世界で類を見ない超高齢化社会に突入し，推定骨粗鬆症患者数は，1000 万人を超えるといわれている。骨粗鬆症は，骨折リスクを高め，寝たきりといった QOL の低下に繋がる危険をはらんでいる。骨粗鬆症の予防，すなわち骨の健康の維持は，高齢者の QOL の向上，健康寿命の延長にとり非常に重要である。高齢化社会において，骨の健康に理想的な食べ物である乳は，赤ちゃんの時のみならず，将来に備え一生摂り続けたいものといえる。その乳の価値を凝縮したともいえる乳塩基性タンパク質（MBP®），それを含む食品はまさに高齢化社会が求めていた食品といえるのではなかろうか。

文　　献

1)　Y. Toba *et al.*, *Bone*, **27**, 403 (2000)
2)　Y. Toba *et al.*, *Biosci. Biotechnol. Biochem.*, **65**, 1353 (2001)
3)　S. Aoe *et al.*, *Biosci. Biotechnol. Biochem.*, **65**, 913 (2001)
4)　S. Aoe *et al.*, *Osteoporos Int.*, **16**, 2123 (2005)
5)　K. Uenishi *et al.*, *Osteoporos Int.*, **18**, 385 (2007)
6)　Y. Aoyagi *et al.*, *Int. Dairy J.*, **20**, 724 (2010)
7)　J. Yamamura *et al.*, *Biochem. Biophys. Res. Commun.*, **261**, 113 (1999)
8)　J. Yamamura *et al.*, *Biochem. Biophys. Res. Commun.*, **269**, 628 (2000)
9)　Y. Matsuoka *et al.*, *Biosci. Biotechnol. Biochem.*, **66**, 2531 (2002)
10)　Y. Morita *et al.*, *Bone*, **42**, 380 (2008)
11)　http://www.accessdata.fda.gov/scripts/fcn/fcnNavigation.cfm?rpt = grasListing&page = 4 &displayAll = false # 196

第17章　カゼインホスホペプチド（CPP）の有用性

大谷淳二[*1]，丹根一夫[*2]

1　はじめに

　近年，糖尿病や心臓疾患などの生活習慣病や骨粗鬆症の予防が関心を集め，食品の機能に注目が寄せられている。食品には，栄養面での一次機能，嗜好面での二次機能，病気のリスクを低減する三次機能が知られている[1]。現在は，三次機能性の強化により，特定の生体調節機能をもつ食品素材の開発が積極的に行われており，我々が摂取する食品はますます多様化している。食品中の三次機能成分としては，抗血栓成分，抗酸化成分，カルシウム吸収促進成分，血圧降下成分，血中コレステロール改善成分，体熱産生成分などが挙げられる[1]。例えば，β-カロテンはプロビタミンとしての栄養機能（一次機能）と野菜や果物の色としての嗜好機能（二次機能），さらには抗酸化作用としての生体調節機能（三次機能）を併せもつ素晴らしい栄養素であることが知られている。

　本稿のテーマであるカゼインホスホペプチド（CPP）は，カルシウムの吸収促進成分として知られている。牛乳および乳製品には，乳塩基性タンパク質（MBP），ラクトフェリンなどとともに機能性を有するCPPが含まれている。乳タンパク質であるカゼインは，リン酸を含むタンパク質で，消化酵素により様々な大きさのオリゴペプチドに分解される。そのなかに，CPPと呼ばれるリン酸を多く含むペプチドが存在することが明らかになった。一般に，カルシウムは酸性側では可溶性であるが，小腸ではアルカリ性側となり，リン酸等の陰イオンと結合して不溶性になるため吸収されにくくなる[2]。しかしながら，CPPはセリン残基の先端がリン酸化され，リン酸基の陰イオンによりカルシウムとイオン結合されるため，自身の不溶化を防ぎ腸管における吸収効率を高める働きがある。

　さらに，CPPのカルシウム吸収促進機能に関しては，casein phosphopeptide–amorphous calcium phosphate（CPP-ACP）という形で歯科領域においても積極的に応用されており，リカルデント™として国内でも広く周知されている。CPP-ACPは，歯面表層に存在するエナメル質の脱灰を抑制するとともに再石灰化を促進し[3]，すでにう蝕となったエナメル質や象牙質においてその進行を抑制することが明らかにされている[4]。また，その効果は，我々歯科医師が，う蝕

*1　Junji Ohtani　広島大学大学院　医歯薬学総合研究科　顎口腔頚部医科学講座　歯科矯正学分野　助教
*2　Kazuo Tanne　広島大学大学院　医歯薬学総合研究科　顎口腔頚部医科学講座　歯科矯正学分野　教授

の予防を目的として従来使用してきた500ppm程度のフッ化ナトリウムよりも効果があるとの報告も認められ[5]，歯科臨床現場においても革新的な変化を惹起している。

　一方で，食品におけるカルシウムは，牛乳中に50～60%，小魚に30%，野菜で20%程度存在すると言われているものの，その吸収効率はあまり優れているとは言えない。それゆえ，CPPは特定保健用食品のうち「カルシウム不足の方に適する食品」として開発が進められており，清涼飲料水，ガム，豆腐などの食品形態がとられていることが多い。しかしながら，こういった食品形態では，カルシウムの吸収効率を高める食品として日常的に気軽に摂取することは難しいであろうと推察される。

　日本骨代謝学会の診断基準に基づく我が国の原発性骨粗鬆症の割合は，50歳以上の女性で24%に達し，アメリカやヨーロッパ諸国と比較しても高い値を示していることが報告されている[6]。このことより，骨粗鬆症は大きな社会問題の一つとなっている。「骨粗鬆症の予防と治療のガイドライン2006年度版」では，1日800mgのカルシウム摂取が勧められているが，国民栄養調査結果を参照すると，通常食品から摂取するカルシウム量は500mg程度で，サプリメント等の補助食品を含めても摂取目標量を下回る結果となっている。ヒトは思春期までに最大骨量を獲得するが，その後，皮質骨の35%，海綿骨の50%を喪失するといわれている。この事実は，思春期までに最大骨量を可及的に増大させることができれば，骨粗鬆症の発症予防といった効果が期待できる可能性を示唆している。また，すでに骨密度の減少した高齢者に対しても，骨量回復およびその維持に効果を発揮することができれば，現在の大きな社会問題の一つとなっている骨粗鬆症の発症遅延の一助になる可能性を秘めていると考えられる。

　このような背景から，我々は，老若男女を問わず幅広い世代が気軽に摂取できる骨強化補助食品を開発することを目的とした。

2　方法

2.1　試料

　実験動物には，4週齢および12週齢のC57BL/6Jマウス，雄性45匹（4週齢：15匹，12週齢：30匹）および雌性45匹（4週齢：15匹，12週齢：30匹），合計90匹を用いた。実験開始時に，実験群には性腺摘出術を施すことによって性ホルモン分泌障害を誘発させ，対照群には偽手術を施した。給餌飼料はすべて粉末形状とし，カルシウムの目標摂取量を満たしたと想定した飼料：通常食（Ca：0.9%，日本クレア，東京，以後 normal calcium food：NCFと略す），カルシウム摂取量不足である日本人の現状を反映した飼料：低カルシウム食（Ca：0.063%，日本クレア，東京，以後 low calcium food：LCFと略す），我々が開発したCPPを含む飼料をLCFに加えることによって，NCFと同等のカルシウム量が含まれるよう配合した飼料（Ca：0.9%，以後 special composition food：SCFと略す）の3種類を用意した。各群に対する説明を以下に，給餌方法の詳細については図1に記す。

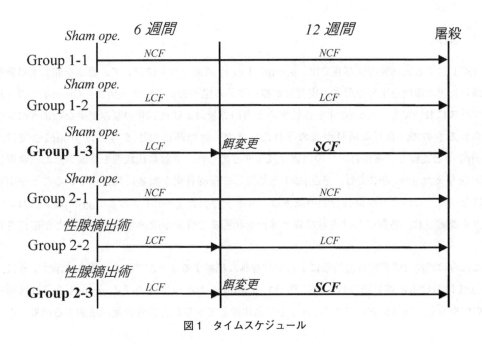

図1　タイムスケジュール

Group1：4週齢時に性腺摘出術および偽手術を施行

Group1-1：思春期に理想的なカルシウム量を摂取したと仮定した群

Group1-2：思春期に日本人の現状を反映したカルシウム摂取量しか摂取できなかったと仮定した群

Group1-3：Group1-2に対しSCFを与えることによって理想的なカルシウム摂取量を達成した群

Group2：12週齢時に性腺摘出術および偽手術を施行

Group2-1：理想的なカルシウム量を摂取した成人と仮定した群

Group2-2：骨粗鬆症状態で，かつ日本人の現状を反映したカルシウム摂取量しか摂取できていないと仮定した群

Group2-3：Group2-2に対し，SCFを与えることによって理想的なカルシウム摂取量を達成した群

2.2　形態計測学的評価

　性腺摘出後18週経過時に，摘出した右側大腿骨の遠位成長板軟骨から1.4mm離れた骨幹端部をPeripheral Quantitive Computed Tomography（XCT Research SA+, Stratec Medizintechnik GMBH., Germany, pQCTと略す）を用いて計測した。スライス厚を0.46mm，ボクセルサイズを0.08mmとし，690mg/cm^{3}以上の骨を皮質骨領域，395mg/cm^{3}以下の骨を海綿骨領域として解析を行った。

3 結果

　pQCT による大腿骨断面写真では，group2-1 の 12 週齢マウスにおいて，雌雄を問わず緻密な海綿骨骨梁の周囲を十分な厚さの皮質骨が覆っている像が観察された（図2）。Group1-1 の 4 週齢マウスにおいても，group2-1 と比較すると海面骨量および皮質骨の厚みが少ないように見受けられるものの，良好な所見が認められた。また，対照群に LCF を与えた group1-2 では，group1-1 と比較して海綿骨領域の顕著な減少が認められ，骨粗鬆症状態を惹起させた実験群に LCF を与えた group2-2 では，group2-1 と比較して海綿骨梁が顕著に減少していることが明らかになった。このような海綿骨梁の減少は，SCF を与えた group1-3 および group2-3 において大きく改善され，各群における対照群と等価な状態まで骨量が改善されていることが確認された。

　これらの傾向は骨密度計測結果によって，詳細に把握することができる。図3に示すように，group1 における海綿骨密度は，対照群である group1-1 と SCF を与えた group1-3 でほぼ同程度の値を示し，雌性においてのみ group1-2 と比較して有意に海綿骨骨量が増加する結果となっ

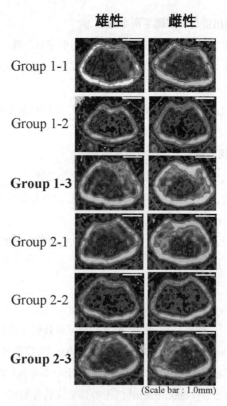

雄性　**雌性**

Group 1-1

Group 1-2

Group 1-3

Group 2-1

Group 2-2

Group 2-3

(Scale bar : 1.0mm)

図 2　pQCT による大腿骨断面写真

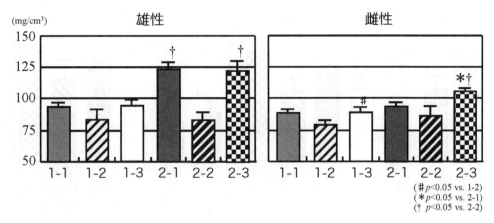

(♯ p<0.05 vs. 1-2)
(＊ p<0.05 vs. 2-1)
(† p<0.05 vs. 2-2)

図3　海綿骨骨密度計測結果

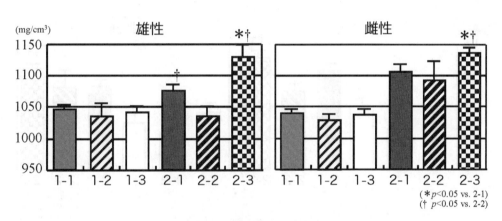

(＊ p<0.05 vs. 2-1)
(† p<0.05 vs. 2-2)

図4　皮質骨骨密度計測結果

た（図3）。また，group2 における海綿骨密度は，性腺摘出術施行に加え LCF を与えた group2-2 において，group2-1 と比較して減少を認め，雄性でのみ有意差を認めた。しかしながら，これらの顕著な海綿骨量の減少は，SCF を給餌した group2-3 において大きく改善し，雌雄両性において有意な増加を示した。また，雌性においては，group2-3 は group2-1 と比較しても有意な増加を示した。

　皮質骨密度においては，雌雄ともに，group1 で大きな変化が認められなかった（図4）。しかしながら，group2-2 は group2-1 と比較して皮質骨密度の減少を示し，雄性においてのみ有意差を認めた。また，海綿骨密度計測結果と同様，group2-3 では group2-2 と比較して有意な骨密度の増加を認めた。また，group2-1 と比較しても，雌雄両性において対照群と同等レベルかそれ以上にまで皮質骨密度が増加していることが明らかになった。

　結果として，全骨密度計測結果においても，group1-3 および group2-3 は，group1-2 および group2-2 と比較して有意に高い骨密度を示す結果となった（図5）。さらに，雌雄両性において，

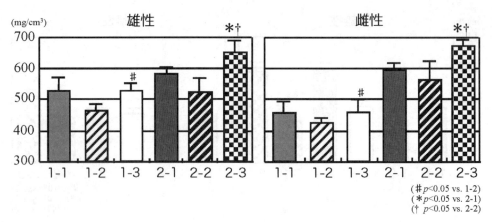

図5　全骨密度計測結果

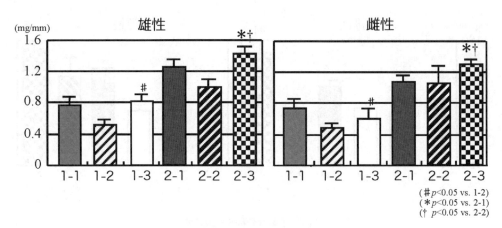

図6　骨塩量計測結果

group2-3 は group2-1 と比較しても有意に高い骨密度を示した。

　骨塩量計測結果においても全骨密度計測結果と同様の傾向を示し，骨粗鬆モデルマウスに SCF を与えることによって，LCF を与えた group1-2 および group2-2 のみならず，対照群である group1-1 および group2-1 と比較しても有意に高い骨塩量を示した（図6）。また，Group1-3 においても，LCF を与えた group1-2 と比較して有意に高い骨塩量を示した。

4　考察

　我々はこれまでにも，性腺摘出モデルマウスを用いて多くの報告を行っており，成獣マウスにおける大腿骨および下顎骨の骨密度低下，さらには出生直後からの性ホルモン分泌障害が骨成長発育を阻害することを明らかにしている[7～9]。また，成熟マウスの性腺摘出モデルでは，性腺摘

出後2週目に骨量が減少しはじめ，4週後に有意差が生じるとの報告がある[10]。これらのことから，十分に骨量が減少していると推察される術後6週目から飼料を変更し，骨量に対する影響を検討した。

　今回我々は，LCFに特別配合した飼料を加えることによって，全飼料中に含まれるカルシウム量をNCFと同量となるよう高めた飼料をSCFとして使用した。この特別配合飼料には，カルシウム，マグネシウム，CPPおよびイソフラボンが適量含まれている。これらの成分配合比率については，今回お示しした実験を施行する以前に何度も検討を重ねて完成したものである[11]。

　カルシウムとマグネシウムを配合したサプリメント等の補助食品は，厚生労働省が認可する栄養機能食品として既に販売されており，カルシウムの代謝にマグネシウムが必須であることは数多く報告されている[12, 13]。これらのミネラル成分に加え，今回はCPPを配合したものを作製した。CPPは，牛乳タンパク質の8割を占めるカゼインが，膵臓から分泌されたトリプシンによって分解されるときに作られる栄養素である。

　本特別配合飼料中に含まれる上記の各成分は，ヒトに対しても応用できるように設計されており，厚生労働省の定める「1日目標摂取量」の約90％を満たすように配合されている。さらに，過剰摂取による健康障害を起こすことのないよう決められている「最大摂取量」に対しては40％程度に抑えられており，健康上問題はない[14]。

　また，本飼料には黒豆も含有しているが，大豆にはイソフラボンが含まれていることが知られている。実際に，イソフラボンは女性ホルモンであるエストロゲン様作用を示し，骨芽細胞や破骨細胞に直接作用することによって，骨吸収抑制と骨形成促進作用の両方を有することが明らかにされている[15, 16]。また近年，男性においても性ホルモン分泌量の減少が更年期障害を惹起しているとの報告が寄せられており，イソフラボンが性別を問わず有用な成分であることは明らかである[17]。含有イソフラボン量においても，厚生労働省の定める「安全な1日上乗せ摂取量」の上限である30mgを越えないように考慮されている。

　マウス大腿骨において，group1-1およびgroup2-1と比較して，group1-2およびgroup2-2において，海綿骨および皮質骨ともに骨密度が低下する傾向を示した。12週齢雄性マウスにおいてはLCFを給餌することにより有意差がみとめられており，カルシウム摂取量不足が骨密度の減少を惹起していること，その傾向は骨粗鬆症状態下ではより顕著に現れることが明らかになった。このことより，全年齢層にわたってカルシウム目標摂取量不足を呈している我が国では，骨代謝の盛んな若年層であっても骨密度は理想値を下回っていると推察され，高齢者に至っては大腿骨骨折等のQOLを著しく低下させるようなリスクが非常に高まっている可能性が示唆された。このことは，先に述べたように，日本では先進諸国と比較して骨粗鬆症罹患率が高いというデータを裏付ける結果となった[18]。

　骨代謝は，骨形成の低下による低代謝回転型と骨形成も骨吸収も亢進している高代謝回転型の2つに分類される[19]。本研究において，group1-2に属する4週齢マウスにLCFを与えた群は，ヒトに置き換えれば，カルシウム摂取量不足によって十分な骨形成が行われていない若年齢層を

想定しており，低代謝回転型であると推察される。一方で，group2-2 に属する 12 週齢マウスに性腺摘出術を施行した群は，ヒトにおける閉経後骨粗鬆症状態を想定しており，閉経後骨粗鬆症は高代謝回転型であることがすでに報告されている。このように，group1 と group2 では異なる骨代謝動態を示しているにもかかわらず，本研究では SCF の摂取により海綿骨および皮質骨密度が増加した。特に，LCF に特別配合飼料を適量補充して目標摂取量を満たすカルシウム量を充足させた group2-3 において，有意に骨密度および骨塩量が増加したことは，本研究で使用した特別配合飼料における配合が，骨代謝動態改善に非常に優れていると言えよう。

閉経後女性に対し，カルシウムのみで予防および治療を行うとすれば 1 日 1,500mg のカルシウム摂取が必要であるが，その効果は最初の 1〜2 年に限られると言われている[20, 21]。また，Riggs らは，カルシウム摂取療法のみを行った場合，大腿骨で僅かに骨量改善効果を示したのみで，エストロゲンやビスフォスフォネート投与療法の効果に比較すると，その効果は極めて弱いと報告している[22]。本研究においても，マウスにおいて SC 飼料投与後 12 週間後の計測しか行っておらず，これはヒトに換算しても 1 年間という長期経過を観察したものとは言えない。よって，本飼料は，骨粗鬆症の進行を防止する医療目的としての使用を推奨するには不十分で，摂取により骨粗鬆症が改善するとは言えない。現時点では，あくまで栄養機能食品として消費者自身のQOL を向上させるという考え方に基づいて，摂取すべきものであると位置づけられよう。

以上のことより，我々が開発した CPP を含む飼料は，カルシウムやマグネシウムといったミネラルに加え適量の CPP を添加することによって，顕著な骨形成促進作用を示し，低下した骨塩量や骨密度を有意に回復させることが明らかになった。また，このような骨量および骨質の改善効果は，性別や年齢を問わないものであることが明らかになった。

5　おわりに

本稿では，骨粗鬆症モデルマウスを用いた CPP 配合飼料における骨密度および骨塩量の改善効果をお示しした。骨粗鬆症の主因がエストロゲン欠乏であることが明確になった現在においても，国内外で様々な治療方法が模索され続けており，骨代謝機能に対する性ホルモンの働きが複雑であることが容易に推測できる。また，最近の臨床報告において，脆弱性骨折の防止を目的とした治療が QOL の維持と向上に最も効果的であることが明らかにされるとともに[23]，小児期における最大骨量を可能な限り高めておくという考え方が臨床の場で推奨されており，思春期までの正常な骨の成長発育の重要性が指摘されている。このような背景から，老若男女を問わず幅広い世代が気軽に摂取できる骨強化補助食品において，今後も CPP のさらなる活用が考案されるようになるものと考えられる。

文　　献

1)　藤巻正生，食品機能 機能性食品創製の基盤，p15 学会出版センター（1988）

2)　葛西隆則，カゼインホスホペプチド，*Foods Food Ingredients J. Jpn.*, 208, 167-173（2003）

3)　Q. Zhang *et al.*, *Int. J. Paediatr. Dent.*, doi：10. 1111/j. 1365-263X. 2011. 01135. x. 4（2011）

4)　M. J. Altenburger *et al.*, *Am. J. Dent.* 23, 188-192（2010）

5)　R. J. Mayne *et al.*, *Am. J. Orthod. Dentofac. Orthop.* 139, e-543-551（2011）

6)　H. Orimo, New diagnositic criteria of primary osteoporosis. Clin. Calcium. 11, 1133-1139 （2000）

7)　T. Fujita *et al.*, *Clin. Orthod. Res.*, 4, 172-176（2001）

8)　R. A. Marquez Hernandez *et al.*, *Eur. J. Orthod.*, 7, doi：10. 1093/ejo/cjq124（2010）

9)　R. A. Marquez Hernandez *et al.*, *Orthod. Craniofac. Res.*, 14, 63-69（2011）

10)　H. Li *et al.*, *Biol. Pharm. Bull.*, 6, 305-310（1999）

11)　J. Ohtani *et al.*, *Nutrition J.*, 8, doi：10. 1186/1475-2891-8-30,（2009）

12)　H. Matsuzaki *et al.*, *Int. J. Vitam. Nutr. Res.*, 76, 111-116,（2006）

13)　R. K. Rude *et al.*, *Osteoporos. Int.*, 17, 1022-1032,（2006）

14)　日本人の食事摂取基準 2010 年度版, p195-200, 厚生労働省健康局（2010）

15)　M. L. Brandi, *J. Endocrinol, Invest.* 26,（2003）

16)　A. Miyauchi *et al.*, *Endocrinology*, 137,（1996）

17)　J. E. Chavarro *et al.*, Hum. Reprod., 23,（2008）

18)　山本逸雄, 骨粗鬆症の人口の推定, 日骨粗鬆誌, 10, 10-11,（1999）

19)　J. A. Kanis JA, *Osteoporos. Int.*, 7,（1997）

20)　B. Dawson-Hughes *et al.*, *N. Engl. J. Med.*, 323,（1990）

21)　I. Reid *et al.*, *N. Engl. J. Med.*, 328,（1993）

22)　B. Riggs *et al.*, *J. Bone Miner. Res.*, 13,（1998）

23)　S. Boonen *et al.*, *Osteoporosis Int.*, 15,（2004）

第18章　プラム，ブルーベリー，オリーブなど

上原万里子*

1　はじめに

　骨の健康に対し，果物や野菜の摂取が有効性を発揮するとした研究が進んでいる。野菜や果物には，ポリフェノールの様な植物性の化学物質（フィトケミカル：phytochemical）が含有されており，それらが骨代謝を修飾していると考えられている。大豆イソフラボンやタマネギ由来のケルセチン，柑橘系のフラボノイド，カロテノイド等については，既に様々な研究結果が発表されており，そのうちの幾つかの物質については，ヒトにおける介入試験も実施されているが，まだ研究報告の少ないフィトケミカルも存在する。

　本章では，プラム，ベリー類およびオリーブオイルの骨代謝修飾作用とその活性本体と考えられるフィトケミカルの幾つかを紹介する。

2　プラム

　Arjamandi らは，雌雄の骨粗鬆症モデルラットに乾燥プラム粉末を投与し，骨量減少抑制効果を確認している[1, 2]。プラムは抗酸化作用の強いクロロゲン酸やフラボノイドを豊富に含み，骨代謝に関連するホウ素，カリウム，ビタミン K も含まれることから，一物質の効果というよりも，複数の含有物質の相加効果によって骨量減少抑制作用が発現されていると考えられている。乾燥プラム粉末には閉経後の高回転型骨粗鬆症における骨形成の亢進は抑制できず，むしろ IGF（insulin-like growth factor)-1 の mRNA の発現を上げ，血清 IGF-1 レベルも投与量依存的に増加させるが，骨芽細胞の RANKL（receptor activator of NF(nuclear factor)-κB ligand)の発現を低下させることにより骨吸収を抑制する[3]。この骨吸収抑制作用について，Bu らは，乾燥プラムに含有されるクロロゲン酸をはじめとするポリフェノールによるもので，特に炎症状態においては RANKL が誘導する転写因子である NFAT（nuclear factor of activated T cells)1 による破骨細胞の分化を抑制するためであると報告している[4]。また，Arjamandi らは，卵巣摘出（OVX）骨粗鬆症モデルラットを用いてプラムを他の機能性食品（イチジク，ナツメヤシ，干しブドウ，ブルーベリー）との組み合わせ，投与プラムの形態を変化させた場合（ピューレ，ジュース，果肉），精製物（粗抽出物を含む）との組み合わせ（乾燥プラムポリフェノール，フラクトオリゴ糖（FOS)，ロイシンの代謝物である β-ヒドロキシ β-メチル酪酸など）を検討し，

　*　Mariko Uehara　東京農業大学　応用生物科学部　栄養科学科　教授

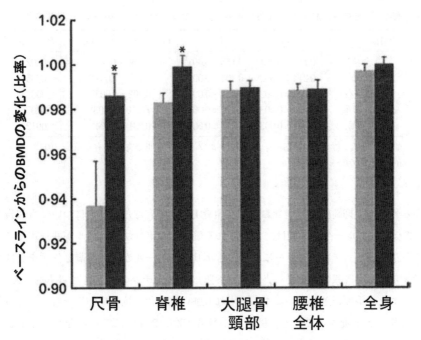

図1　1年間の乾燥リンゴ（🔲）または乾燥プラム（⬛）の1年間摂取によるベース
　　ラインからの骨密度（BMD）の変化
　　　　値は平均値±標準偏差（SD）。*摂取群間で有意差あり（$P < 0.05$）。

5％FOS＋7.5％乾燥プラムの併用摂取群で，骨密度（BMD）に対する効果が最も顕著であった
と報告している。FOS はプレバイオティクスであることから，小腸では消化吸収されず，大腸
で発酵し，大腸からのミネラル吸収を促進することで（詳細は15章参照），OVX による骨量減
少抑制に寄与している可能性が示唆される。さらに，Arjamandi らによる閉経後女性への乾燥
プラム（100g/日）の介入試験（3ヶ月）が行われており，血清 IGF-1 と骨型アルカリフォスファ
ターゼ（ALP）の増加が観察され，BMD の変化は認められなかった。そこで，1年間の長期摂
取試験（乾燥プラム 100g/日）を行い，乾燥りんご摂取（75g/日）と比較したところ，全身的な
BMD の変化はなかったが，尺骨と脊椎については，乾燥プラム摂取群で有意に高値を示すこと
を確認した（図1)[6]。

3　ブルーベリー

　ブルーベリーには，ガーリック酸，*p*-hydroxylbenzoic acid，クロロゲン酸，*p*-クマリン酸，
カフェ酸，フェルラ酸，エラグ酸などのフェノール酸と，アントシアニン，カテキン，エピカテ
キン，ケルセチン，ケンフェロール，ミリセチンなどのフラボノイドが含まれている[7~9]。
Devareddy らは，36週齢の OVX 骨粗鬆症モデルラットを用いて，100日間の5％ブルーベリー

表1 骨密度（BMD）に対する卵巣摘出術（OVX）およびブルーベリー投与の影響

BMD（g/cm^2)	Sham	Ovx	Ovx＋5％ blueberry	P value
全身	0.164±0.001^a	0.155±0.001^b	0.160±0.001^a	.0002
脛骨（左）	0.214±0.002^a	0.204±0.002^b	0.205±0.004^{ab}	.0235
脛骨（右）	0.209±0.002^a	0.197±0.002^b	0.202±0.003^{ab}	.0032
第4腰椎	0.236±0.003^a	0.220±0.003^b	0.219±0.003^b	.0007
大腿骨	0.239±0.003^a	0.223±0.003^b	0.231±0.004^{ab}	.0012

値は平均値±標準誤差（SE）。異なるアルファベット間で有意差有り（$p<0.05$）。
n＝6-10/グループ

投与による骨量減少抑制作用（全身および左頸骨BMDで有意差あり）についても報告しており（表1），プラムとブルーベリーでは，含有される幾つかのポリフェノールが共通することを記載している[10]。従って，ブルーベリーにおいてもポリフェノールが骨代謝調節作用を発揮していることが考えられる。既報のカテキン[11]（14章参照），ケルセチンの寄与[12, 13]はもちろんであるが，アントシアニンも重要視されている[14]。いずれも強い抗酸化，抗炎症作用を有し，骨吸収抑制にはたらく可能性が示唆されている。構造に4-オキソ体，2-3位に二重結合が存在するポリフェノールは，強い抗酸化性が期待され[15]，骨代謝調節にも関与すると思われる。

4 ライ麦，亜麻仁，ベリー類の植物エストロゲン

植物エストロゲンといえば，イソフラボンが有名であるが，ライ麦や亜麻仁，ベリー類に多いリグナンも植物エストロゲンの一種といわれている。AdlercreutzとMazurは野菜や果物中のリグナン量を測定し，それらの腸内代謝産物であるエンテロラクトンが，イソフラボン同様，植物エストロゲンとして，がん，心疾患予防に寄与することを論じている[16]。骨代謝に関して，エンテロラクトンでは，興味深いことに動物試験よりもヒト試験のほうが先行している。Kimらは韓国の骨粗鬆症もしくは骨形成不全に罹患した閉経女性（52-65歳）の75名の第2から第4腰椎，大腿骨頸部およびワーズのトライアングルのBMDと尿中エンテロラクトン量との間に有意な正の相関が認められることを報告している[17]。また，Kuhnleらは欧州の45歳から75歳の2580名の女性と4973名の男性によるコホート研究において，エンテロリグナン（エンテロラクトンおよびエンテロダイオール）は閉経後女性の超音波法により測定したBMDに対し，ポジティブに寄与しているが，カルシウムで調整した場合に，その関係は統計学的に有意ではなくなる事を示唆している[18]。一方，亜麻仁については，動物実験の報告がある。Abdelkaremらは3ヶ月齢のOVX骨粗鬆症モデルラットに対し，亜麻仁もしくは亜麻仁油を2ヶ月間投与したところ，骨吸収に関連すると思われる血清IL（interleukin)-6およびTNF（tumor necrosis factor)-α濃度の明らかな低下を観察している。

5　オリーブのフェノール性化合物

5.1　オレウロペイン（oleuropein）

Puel らは，オリーブのポリフェノールであるオレウロペインの骨量減少抑制作用に注目している。彼らは OVX ラットに滑沢剤（talc）により炎症を誘導させ，オレウロペインを 2.5, 5, 10, 15mg/kg 体重で 100 日間投与した。その結果，いずれの投与群においてもオレウロペインは骨量減少を抑制し，炎症のバイオマーカーは 5 mg 投与群を除いた 3 群で改善された[20]。

5.2　チロソール（tyrosol）とヒドロキシチロソール（hydroxytyrosol）

次に Puel らは，同様に炎症を誘導した OVX ラットに 1 日あたり 6 g のブラックオリーブまたは 10g のグリーンオリーブを投与し 84 日間の比較検討を行った。グリーンオリーブの骨量減少効果は認められなかったが，ブラックオリーブでは，大腿骨全体，皮質骨領域の骨量減少が抑制された（図 2）。彼らは，その活性本体として，オレウロペインの代謝物であるチロソール（Tyr）とヒドロキシチロソール（OHT）に着目した。グリーンオリーブには OHT が含まれず，Tyr 量も低いことから，ブラックオリーブのような効果が期待できない。さらに，グリーンオリーブの塩分量が多いことから，被験動物のカルシウムの尿中排泄量が高まる可能性も抑制効果を示さない一因であると考えた。

オリーブオイルの製造時には，相当の水が必要となり，オリーブ中のバイオフェノールは水相に移行し，約 1-2 ％がオイル中に認められるのみで，そのほとんどが廃液や廃棄物の中に残る。その黒い廃液は OMWW（olive mill waste water）と呼ばれ，30 種以上のバイオフェノールや関連化合物が検出されている。その中で最も多く含まれる化合物が Tyr と OHT であることから，Puel らは，この 2 つの化合物（各 0.017％）と OMWW（OM：0.17％），OMWW の抽出物 2 種類（EM1：0.08％および EM2：0.0425％）を投与物として，6 ヶ月齢の OVX もしくは OVX ＋炎症誘導ラットに対する 84 日間の骨量減少抑制作用を比較した[22]。その結果，炎症および OVX により大腿骨 BMD は減少したが，全体および骨幹部の BMD が OM 以外の投与群において有意に抑制された（図 3）。OMWW での抑制効果は観察されなかった。OMWW 中の Tyr と OHT 濃度は，EM2 中の各濃度よりも低いことが主要因と考えられる。また，OMWW 中にはこの活性本体以外に毒性を示す化合物が含まれている可能性も推察されている。

Tyr および OHT には抗酸化作用が報告され，作用の強さは Tyr＜OHT であるといわれている[23]。また，抗炎症作用も有し，RAW264.7 細胞を用いた試験により，Tyr の COX-2 や iNOS の遺伝子発現の抑制も報告されており[24]，NFκB 経路を介して活性化される炎症系サイトカインの阻害にはたらき，骨吸収を抑制する可能性が示唆されている。

(A) 大腿骨全体骨密度

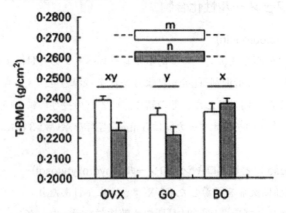

(B) disphyseal（D-BMD）大腿骨骨幹骨密度

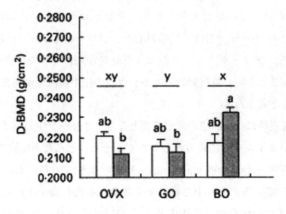

(C) metaphyseal（M-BMD）大腿骨骨幹端骨密度

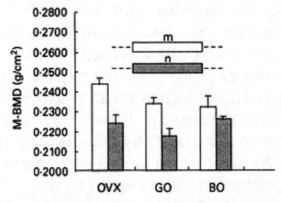

図2 (A) 大腿骨全体（T-BMD），(B) 骨幹（D-BMD），(C) 骨幹端（M-BMD）骨密度
卵巣摘出（OVX），OVX＋グリーンオリーブ（GO），OVX＋ブラックオリーブ（BO），炎症の有（▩）無（□），平均値±標準誤差（SE），n＝13。異なるアルファベット間で有意差あり（$P < 0.01$），X,Y：投与オリーブの影響あり，m,n：炎症の影響あり，a,b：オリーブ投与と炎症の相互作用あり。

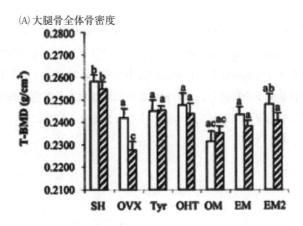

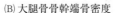

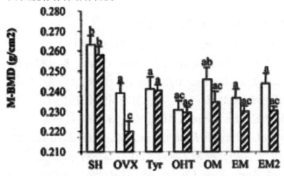

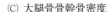

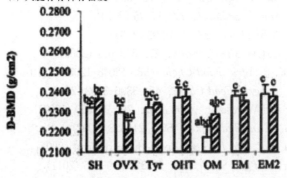

図3　偽手術（SH），卵巣摘出（OVX），OVX＋チロソール（Tyr），OVX＋ヒド
　　ロキシチロール（OHT），OVX＋OMWW（OM），OVX＋OMWW 抽出物
　　1（EM1），OVX＋OMWW 抽出物 2（EM2）ラットの骨密度（BMD）
ハッチ線の棒グラフ：炎症のあるラット群，白い棒グラフ：炎症のないラット群
(A) 大腿骨全体（T-BMD），(B) 大腿骨骨幹端（M-BMD），(C) 大腿骨骨幹（D-
BMD）の BMD 平均値±標準誤差（SE），n＝10。異なるアルファベット間で有
意差あり（$P < 0.05$）。

6　おわりに

　骨代謝を修飾するフィトケミカルとして，エストロゲン受容体を介した SERM（selective estrogen receptor modulator）様作用を有する大豆イソフラボンが最も有効である可能性が高いが，本章で取り上げたような抗酸化および抗炎症作用を有する物質は，その他にも多数存在し，骨吸収抑制を介して骨量減少を抑制し，骨の健康維持に関与する。細胞，動物試験により様々な物質の作用メカニズムや相互作用が解明され，ヒトでの臨床介入試験においても一定の効果が得られることが期待される。

文　　　献

1)　B. H., Arjmandi, *J. A. N. A.*, **4**, 50-56 (2001)

2)　R. C. Muhlbauer *et al.*, *J. Nutr.*, **133**, 3592-3597 (2003)

3)　S. Hooshmand and B. H. Arjamandi, *Ageing Res. Rev.*, **8**, 122-127 (2009)

4)　S. Y. Bu *et al.*, *Calcif. Tissue Int.*, **82**, 475-488 (2008)

5)　B. H., Arjmandi *et al.*, *J. Med. Food*, **13**, 312-319 (2010)

6)　B. H., Arjmandi *et al.*, *Br. J. Nutr.*, **106**, 923-930 (2011)

7)　T. G., Taruscio *et al.*, *J. Agric. Food Chem.*, **52**, 3169-3176 (2004)

8)　S. Sellappan *et al.*, *J. Agric. Food Chem.*, **50**, 2432-2438 (2002)

9)　R. L. Prior *et al.*, *J. Agric. Food Chem.*, **46**, 2686-2693 (1998)

10)　L. Devareddy *et al.*, *J. Nutr. Biochem.*, **19**, 694-699 (2008)

11)　J. H. Lee *et al.*, *Mol. Pharmacol.*, **77**, 17-25 (2010)

12)　A. Wattel, *J. Cell Biochem.*, **92**, 285-295 (2004)

13)　M. Tsuji *et al.*, *J. Bone Miner. Metab.*, **27**, 673-681 (2009)

14)　A. Speciale *et al.*, *J. Agric. Food Chem.*, **58**, 12048-12054 (2010)

15)　R. Pulido *et al.*, *J. Agric. Food Chem.*, **48**, 3396-3402 (2000)

16)　H. Adlercreutz and W. Mazur, *Ann. Med.*, **29**, 95-120 (1997)

17)　M. K. Kim *et al.*, *Clin. Endocrinol.*, **56**, 321-328 (2002)

18)　G. G. C. Kuhnle *et al.*, *Br. J. Nutr.*, Epub ahead of print (2001)

19)　H. M. Abdelkarem *et al.*, *Saudi. Med. J.*, **32**, 369-375 (2011)

20)　C. Puel *et al.*, *Clin. Nutr.*, **25**, 859-868 (2006)

21)　C. Puel *et al.*, *Br. J. Nutr.*, **97**, 1012-1020 (2007)

22)　C. Puel *et al.*, *J. Agric. Food Chem.*, **56**, 9417-9422 (2008)

23)　E. A. Miles *et al.*, *Nutrition*, **21**, 389-394 (2005)

24)　D. De Stefano *et al.*, *J. Phrmacol.*, **566**, 192-199 (2007)

第Ⅲ編　軟骨，関節と機能性食品素材

第19章　総論—軟骨，関節と機能性食品素材

渡部睦人[*1]，野村義宏[*2]

1　はじめに

　本総論では，膝関節を中心に論じる。膝関節軟骨は，硝子軟骨であり，一旦損傷すると再生するのが難しい組織である。いろいろな方法で軟骨再生の試みがされているが残念ながら本来の物性をもつ軟骨の再生は難しいのが現状である。関節軟骨損傷に対応する機能性食品素材について考えることは，すなわち変形性関節症 Osteoarthritis（OA）に対しての機能性食品素材と捉えることができる。滑膜性関節である膝関節は，その構成体として関節軟骨，滑膜，軟骨下骨，関節液，半月板，靱帯などがある。膝 OA の形態的特徴として，関節裂隙の狭小化，軟骨下骨の骨変化及び骨棘の形成があげられる[1]。本総論では，膝 OA を軟骨細胞と滑膜細胞を中心にした視点で述べていく（図1）。

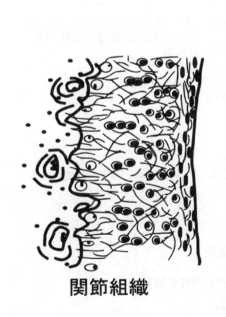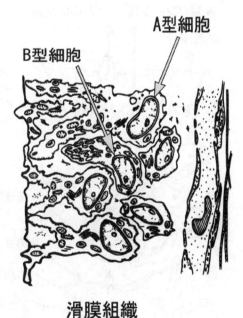

図1　膝関節

＊1　Mutsuto Watanabe　東京農工大学　農学部附属硬蛋白質利用研究施設　研究員

＊2　Yoshihiro Nomura　東京農工大学　農学部附属硬蛋白質利用研究施設　准教授

2 関節構成成分について

　軟骨細胞はマトリックスで周囲を囲まれた状態であり，また立体的にも表層，中間層，深層及び石灰化層という複雑な構造を示し，各層でマトリックスの構造も異なる[2]。したがって *in vitro* で解析する際，細胞周囲の環境を再現することが必要になる。事実 OA 軟骨で部位（層）により特徴ある遺伝子の発現パターンが観察されている[3]。

　滑膜の模式図を図 2 に示し，構造について概説する[2]。滑膜は関節腔を取り囲み，滑液に直接接触する組織である。その最内層には，数層の滑膜細胞からなる lining cell layer と，その深層は sublining cell layer から構成される。滑膜表層には 2 種類の細胞が存在する。Fibroblast-like cell である B 細胞と macrophage like cell である A 細胞である。潤滑成分を分泌しているのは B 細胞であり，synovial fibroblast あるいは fibroblast like synoviocyte を略し FLS と近年言われることが多い。滑膜の詳細な構造については研究の初期に書かれたものの中にすぐれた総説がある[4]。現在研究しているものにとっても基本に立ち返り有益な情報があると感じている。

　われわれの一連の研究では，ウサギ膝関節由来滑膜細胞である HIG-82 を利用した。この細胞は培地中にヒアルロン酸を比較的多く分泌するためである。この細胞にグルコサミン，コンドロ

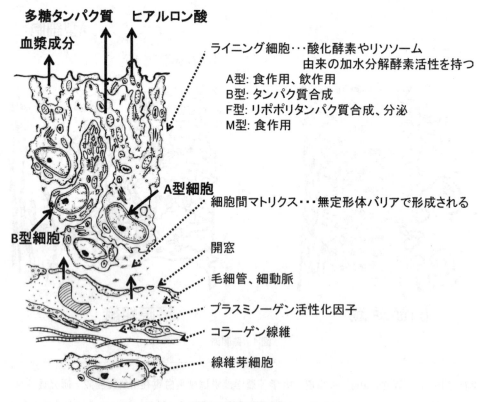

図 2　滑膜の模式図

イチン硫酸を添加するとヒアルロン酸合成酵素である HAS-1 及び HAS-2 の発現が上昇することが確認されている[5, 6]。さらにグルコサミンの場合，臨床投与量から予想される血中濃度に相当する程度の低用量のグルコサミン刺激（0.1 μg/ml）[7] でもヒアルロン酸合成酵素の発現が亢進することを見出している[8]。コラーゲン由来成分による刺激ではヒアルロン酸合成酵素の発現亢進と培地中へのヒアルロン酸分泌量の増大，さらにヒアルロン酸の分子量が高分子量側へシフトすることが報告されている[9]。このように各論で後述される各種機能性食品素材のうち，いくつかは滑膜細胞におけるヒアルロン酸合成に関与していることが分かる。Kiener らは滑膜細胞を三次元での培養（マトリゲルを使った micromass culture）を行い，滑膜表層の構造に類似したものを作ることに成功している[10]。その際，滑膜表層の細胞外マトリックスを考慮してゲルを作製している。環境を *in vivo* に近い条件にすることで，滑膜細胞の機能も大きく変化することを示している。それにより，マクロファージ様細胞である滑膜 A 細胞との相互作用を見出し，FLS（滑膜 B 細胞）が A 細胞の生存を支持することがわかり，この培養が FLS 由来の因子を単離するための有力な方法であると考察で述べている。

　滑膜細胞は，関節包内に存在する。したがって，滑膜細胞の機能解析をする際には，運動器ということを考慮し，運動という機械的刺激（メカニカルストレス）をさらに生体に近付ける努力なくして本当の機能を探ることはできないことに注意する必要がある。

3　潤滑成分が増加することが意味するもの

　食品素材刺激により産生が増大した潤滑成分（ヒアルロン酸）にはどのような意味があるのだろうか。

　ヒアルロン酸を軟骨細胞に加えると，アグリカン合成が高まることが報告されている[11]。ウシ軟骨細胞を用い，ヒアルロン酸濃度（0.1mg/ml）添加で GAG（glycosaminoglycan）合成亢進とヒドロキシプロリン量の増加を確認している。また，ヒアルロン酸以外の潤滑成分であるルブリシン（lubricin）を関節内投与すると関節状態が改善されることも報告されている[12]。Flannery らは，関節液の潤滑成分の一つである lubricin に注目し，リコンビナントの lubricin を作製し，それをラットの半月板損傷モデルの関節内に投与することで，軟骨変性を抑えることに成功している。この研究では，ヒアルロン酸投与の場合に見られた GAG 合成促進は確認していないが，軟骨表面の構造を正常化することに好影響を与えており興味深い。このように潤滑成分が関節液内に増加することにより，最終的に関節軟骨の状態が改善されるという知見である。関節内の高分子量ヒアルロン酸の関節軟骨・滑膜組織への浸透性には未だ問題はある[13] が，今後メカニズムの詳細な解明が待たれるところである。

　最近コラーゲン（collagen hydrolysate）をヒトで長期投与し，MRI を用いた手法により，軟骨の変化を解析した報告が発表された[14]。この手法 dGEMRIC（delayed gadolinium enhanced magnetic resonance imaging of cartilage）は軟骨中の主要な高分子である GAG の定量を可能に

し，その結果ヒト軟骨においてコラーゲン摂取により GAG が増加する事をはじめて可視化することに成功している。そのメカニズムは不明な点が多いが，われわれも自然発症型 OA モデルである Dunkin-Hartley モルモットに加水分解コラーゲンを投与した場合，アグリカン分解が抑制されることを見出している[15]。同じモデルモルモットに対してグルコサミン投与した場合にもアグリカン分解抑制を確認している[16]。このように関節を構成する滑膜の機能を変化させることで，軟骨細胞，特に健全なアグリカン代謝を保とうとする働きを示す状況証拠が増えつつある。

MSM（Methylsulfonylmethane）の動物実験の報告では，石見らが STR/ort マウスに投与し軟骨の病理変化を検討している[17]。過剰摂取は避けるべき（高用量の MSM）との見解であるが，低用量では僅かな有効性が期待できるとの記述がある。また，細胞を用いた実験では Theodosakis らの報告があるにすぎない[18]。そこでは OA のグレードが違うドナーから軟骨細胞を採取し，炎症性のマーカーとコラーゲン及びアグリカン遺伝子発現及びプロテオグリカン合成を指標として検討している。軽度 OA のドナー由来の軟骨細胞において炎症性サイトカインのみを抑えるという結果を報告している。

ノビレチンについては，Henrotin らの総説の中でポリフェノール類の中の一つとしてまとめられている[19]。その他の動物実験として，Imada らはコラーゲン投与関節炎モデルマウスにノビレチンを投与することで，アグリカンの分解が抑制されることを報告している。さらにノビレチンは IL-1β 刺激した滑膜細胞で上昇したアグリカナーゼ（ADAMTS-4 及び-5）の発現を抑えていた[20]（アグリカナーゼの OA での主な切断部位は Glu373-Ala374 であり，この部位を切断する酵素は，当初アグリカナーゼ1，2といわれていたものが，それぞれ a disintegrin and metalloproteinase with thrombospondin motifs（ADAMTS）family に属する ADAMTS-4 と-5 であることがわかっている[21]）。

ここで述べられているすべての機能性食品素材が，同じ動物モデルで検討されていれば，この章のような総論に適当と思われ，いくつか考察ができるだろう。ひとつのアイディアとして先述した STR/ort マウスについてコメントする。渡辺らは，この自然発症モデルマウスについてまとめている[22]。このモデルの特徴あるポイントは，骨棘の形成であるが，この総説でも少しだけ触れられているが，骨棘形成の頻度が非常に低く，それらを指標にすることが残念ながらできなかった。われわれはコンドロイチン硫酸とコラーゲンを経口投与して検討しているが，両者ともに Mankin Score を改善したが，Oesser らが報告[23]している結果と同様に，コラーゲンがよりこの系では効果がある印象を持っている。しかし，その違いのメカニズムは不明である。

4　機能性食品素材のさらなる可能性

本総説では食品という視点が中心であるが，臨床の場面を考えた場合，運動療法が第一選択であり，中でも下肢伸展挙上運動（SLR：Straight Leg Raising）が中心になる。この運動を実施すると筋力の増強が確認される前にも痛みの軽減が起こっていること[24]が知られている。

　滑膜細胞の機械的刺激による反応を研究しているイギリスのグループは，滑膜細胞に伸展刺激を加えることで，ヒアルロン酸合成が高まることを報告し，さらに刺激量は連続で加えるだけでなく，間欠的伸張刺激でもその効果を見出している[25]。つまり臨床で行われている関節痛対策の代表的な運動療法のメカニズムの一つが滑膜細胞に焦点を当てることで説明が可能になりつつある。SLR を継続的に実施したヒトの関節液を生化学的に分析した報告では，関節液中のヒアルロン酸の分子量が増加していた[26]。われわれもグルコサミンを摂取した OA 患者の関節液の分析を予備的ではあるが実施している。その結果，運動でみられたようなヒアルロン酸の分子量が，グルコサミン投与により高分子化することを見出している[27]。運動と食品の併用した Kawasaki らの報告では，運動療法実施群と運動とサプリメント（グルコサミン）摂取併用群とで比較を試みている[28]。その結果，運動と食品のシネルギスティックな効果は見られなかった。ただし，現場で見る患者さんを考えると運動ができない場合，これらの機能性食品素材は特に有効であろうと推察している。温熱を併用した場合の研究では，軟骨細胞での温熱負荷実験[29]を参考に，われわれは予備的な検討ではあるものの，滑膜細胞に温熱負荷（41℃）を加えることでヒアルロン酸合成酵素の発現が上昇することを確認している[30]。したがって，温熱と機能性食品素材を併用する効果も証明されるものと考えている。

　これまでの研究をまとめると，タンパク質や多糖由来の素材からフラボノイドまで，構造は多種多様であり，これらの素材を一括りに「膝によいサプリ」と総称することは，研究するものにとって悲しい限りである。ここでは関節構成体の中で特に滑膜に焦点をあてながら考えてきたが，やはり作用機序は個々に特徴があると感じている。現実的には関節に効果があるという状況証拠が少しずつ増えてきているにすぎないが，近い将来そのデータを比較することで新知見が得られ，さらに効果のある機能性食材が誕生することを期待している。

　最後に臨床に携わるものの視点から意見を述べたい。例えば，膝が痛い患者さんの場合，食品を扱っている人，は痛みよりも軟骨を何とかしたいというようなメカニズム探索志向の強い食品中心の議論になりがちである。しかし，目的は患者さんの痛みの軽減であり，QOL を少しでも改善することが必須となる。その際は，運動，温熱そして食品素材を上手に活用することで患者さんの QOL の向上に取り組んで欲しいと思っている。研究手法としては複雑になるが，基礎分野の機能性食品素材研究者は，臨床現場の情報を取り入れながら，研究を進める必要があると考えている。それにより食品素材の存在意味を深く示唆してくれることに繋がると思うからである。

文　　献

1)　古賀良生編：変形性膝関節症　病態と保存療法, 南江堂, pp18-37, 2008

2) 千住秀明監修：機能障害科学入門，九州神陵文庫，pp213-230, 2010

3) Fukui N, Miyamoto Y *et al.*：Zonal gene expression of chondrocytes in osteoarthritic cartilage. *Arthritis Rheum* **58**：3843-3853, 2008

4) 山本真：関節滑液膜の構造と機能，臨床整形外科，**6**：980-991, 1971

5) 渡部睦人，野村義宏：変形性関節症における機能性食品の効果，グルコサミン研究**6**：5-14, 2010

6) 渡部睦人，野村義宏：変形性関節症の改善を希求する機能性食品に関する現状，バイオインダストリー **28**：1, 28-35, 2011

7) Laverty S, Sandy J, *et al.*：Synovial fluid levels and serum pharmacokinetics in a large animal model following treatment with oral glucosamine at clinically relevant doses. *Arthritis Rheum* **52**：181-191, 2005

8) Watanabe M, Kanemoto Y, Nomura Y：Glucosamine up-regulates hyaluronan synthase (HAS)in cultured rabbit synoviocytes. *J. Altern Complement Med.* **14**：S95-S96, 2008

9) Nomura Y and Watanabe M：Modulation of hyaluronic acid synthesis by collagen hydrolysates in rabbit synoviocytes. *Osteoarthritis Cartilage* **18** Suppl 2：S215, 2010

10) Kiener H, Watts G, *et al.*：Synovial fibroblasts self-direct multicellular lining architecture and synthetic function in three-demensional organ culture. *Arthritis Rheum* **62**：742-752, 2010

11) Akmal M, Singh A, *et al.*：The effect of hyaluronic acid on articular chondrocytes. *J. Bone Joint Surg. Br.* **87**：1143-1149, 2005

12) Flannery C, Zollner R, *et al.*：Prevention of cartilage degeneration in a rat model of osteoarthritis by intraarticular treatment with recombinant lubricin. *Arthritis Rheum* **60**：840-847, 2009

13) Kato Y, Nishimura M, *et al.*：Accessibility of high molecular weight hyaluronan to articular cartilage and synovium. *Clin Rheumatol* **21**：20-31, 2009

14) McAlindon T, Nuite M, *et al.*：Change in knee osteoarthritis cartilage detected by delayed gadolinium enhanced magnetic resonance imaging following treatment with collagen hydrolysate：a pilot randomized controlled trial. *Osteoarthritis Cartilage* **19**：399-405, 2011

15) Atsugi T, Nomura Y, Watanabe M：Effect of shark skin collagen on morphologic and biochemical changes in a guinea pig model of osteoarthritis. Animal cell technology, Basic & applied aspects, *Kluwer Academic Publishers.* **13**：459-463, 2002

16) Watanabe M, Atsugi T, Nomura Y：Evaluation of glucosamine as dietary supplements in guinea pig model of osteoarthritis. *Ann. Rheum. Dis.* **63** Suppl 1：146, 2004

17) Ishimi Y, *et al.*：Assessment of effectiveness on cartilage formation and safety of methylsulfonylmethane in mice. *Annual report of national institute of health and nutrition* **54**：154, 2005

18) Oshima Y, Amiel D, Theodosakis J：The effect of distilled methylsulfonylmethane (MSM)on human chondrocytes *in vitro. Osteoarthritis Cartilage* **15** SupplC：C123, 2007

19) Henrotin Y, Lambert C, *et al.*：Nutraceuticals：do they represent a new era in the

management of osteoarthritis? - a narrative review from the lessons taken with five products. *Osteoarthritis Cartilage* **19**：1-21，2011

20)　Imada K，Lin N，*et al.*：Nobiletin, a citrus polymethoxy flavonoid, suppresses gene expression and production of aggrecanases-1 and -2 in collagen-induced arthritic mice. *Biochem. Biophys. Res. Commun.* **373**：181-185，2008

21)　鉄永智紀，広畑聡，西田圭一郎：OA軟骨破壊におけるアグリカナーゼの役割，関節外科 **27**：221-227，2008

22)　渡辺研，大上泰弘，池川志郎：変形性関節症　自然発症モデルマウス，クリニカルカルシウム　**21**：286-293，2011

23)　Oesser W，Raabe A，Schunck M：Orally administered collagen hydrolysate halts the progression of osteoarthritis in STR/ort mice. *Osteoarthritis Cartilage* **15** Suppl C：94-95, 2007

24)　黒沢尚編：運動器慢性疾患に対する運動療法，金原出版，pp172-181，2009

25)　Momberger TS，Levick JR，Mason JR：Hyaluronan secretion by synoviocytes is mechanosensitive. *Matrix Biol* **24**：510-519，2005

26)　Miyaguchi M，Kobayashi A，*et al.*：Biochemical change in joint fluid after isometric quadriceps exercise for patients with osteoarthritis of the knee. *Osteoarthritis Cartilage* **11**：252-259，2003

27)　Kanemoto Y，Watanabe M，*et al.*：Analysis of molecular weight hyaluronan in human synovial fluid after glucosamine treatment. *Osteoarthritis Cartilage* **14** Suppl B：S74, 2006

28)　Kawasaki T，Kurosawa H，*et al.*：Additive effects of glucosamine or risedronate for the treatment of osteoarthritis of the knee combined with home exercise：a prospective randomized 18-month tial. *J. Bone Miner. Metab.* **26**：279-287，2008

29)　Hojo T，Fujioka M，*et al.*：Effect of heat stimulation on viability and proteoglyca metabolism of cultured chondrocytes：preliminary report. *J. Orthop Sci.* **8**：396-399, 2003

30)　Watanabe M，Kanemoto Y，Nomura Y：Heat stimulation up-regulates the expression of hyaluronan synthase (HAS) in cultured synoviocyte. Proccedings of 10th international congress of the asian confederation for physical therapy p213 2008

第20章 コラーゲン

杉原富人[*1]，井上直樹[*2]，真野　博[*3]

1　はじめに

コラーゲンは生体を構成する全タンパク質の約30%を占め，全身に分布している。コラーゲンの熱変性タンパク質がゼラチンであり，これを酵素などで加水分解したゼラチン加水分解物がいわゆるコラーゲンペプチドとして機能性食品素材に用いられている。コラーゲンペプチド摂取後，アミノ酸のみならず，ジペプチドおよびトリペプチド分子がヒト末梢血中へ移行する動態が解明されるのに伴い，生理機能発現メカニズムも解明されつつある。

本章では著者らの研究成果を中心にして，コラーゲンペプチドの体内吸収とヒト関節への効果，さらに骨に関する生理機能について，現段階での到達点を紹介する。

2　機能性食品としての「コラーゲン」

2.1　食品分野における「コラーゲン」

機能性食品素材としての「コラーゲン」を話題とする際には，まずその用語について明確にしておく必要がある。市場では多くの場合，化粧品に使用されているものも，いわゆる健康食品に使用されているものも総じて「コラーゲン」として表現されることが多いが，本来これらは物質としては異なるものであり，明確に区別されるべきものである。

「コラーゲン」は，水に難溶性の繊維状のタンパク質として動物の皮や骨などの中に存在している。このコラーゲンを水の中で長時間加熱すると熱による変性をおこし，液中に溶け出してくる。この変性したコラーゲンが「ゼラチン」である。ゼラチンの水溶液は，加熱された状態では液体（ゾル状態）であるが，冷却するとゼラチン分子の一部が元のコラーゲンの状態に戻ろうとすることによりゼリー状に固まる（ゲル状態）。加熱と冷却によりゾル−ゲル変化を可逆的に繰り返す物理的性質がゼラチンの最大の特徴であり，ゼラチンのこの性質は様々な食品やデザートを固めるのに利用されている。しかしながら，ゼラチン特有のゲル化する性質により，多量に添加することができない。そこで健康食品には，多量に添加するために，ゼラチンをさらに加水分解

＊1　Fumihito Sugihara　新田ゼラチン㈱　グローバル事業推進部　ペプチド開発部　マネージャー

＊2　Naoki Inoue　新田ゼラチン㈱　グローバル事業推進部　ペプチド開発部　研究員

＊3　Hiroshi Mano　城西大学大学院　薬学研究科　医療栄養学専攻　食品機能学講座　教授

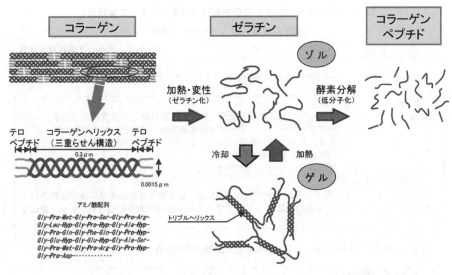

図1　コラーゲン，ゼラチン，コラーゲンペプチドの関係

し，ゲル化しないレベルまで低分子化した「低分子ゼラチン」いわゆるコラーゲンペプチドが使
用されていることが多い（図1）。これが，いわゆる健康食品における「コラーゲン」の正体で
ある。

　ここで注意すべき点がある。コラーゲンペプチドは，ゼラチン原材料（動物種や組織）が異な
ることや低分子化処理する酵素が異なることにより，様々なアミノ酸の配列や長さのペプチド分
子を含んだ混合物である結果，特定のアミノ酸配列の一分子を示すものではない点である。物質
としての「コラーゲン」，「ゼラチン」と区別するため，以後本章においては，この低分子ゼラチ
ンを「コラーゲンペプチド」と呼ぶことにする。

　なお，このようなコラーゲンペプチドの品質や名称については何ら法的な規制があるわけでは
ないが，日本ゼラチン工業組合より品質の自主規格が示されており，また用語についても混乱を
避け，不適切な表現を防止する趣旨により，「コラーゲンペプチド」の他に，「ゼラチンペプチド」，
「ゼラチン加水分解物」，「ゼラチン分解物」，「コラーゲン加水分解物」，「コラーゲン分解物」，「低
分子ゼラチン」，「水溶性ゼラチン」などの表示例が推奨されている（表1）。

2.2　コラーゲンの生体での働きとコラーゲンペプチド

　組織学・生化学的にコラーゲンは，動物の真皮，腱，軟骨，骨などに多く存在する細胞外基質
タンパク質（細胞外マトリックス）の一つである。そのアミノ酸配列は特徴的で，「（グリシン）-
（アミノ酸 X）-（アミノ酸 Y）」の繰り返し配列をもち，三重らせんの立体構造（スーパーヘリッ
クス）をつくる。さらに，このらせん分子が多数凝集・結合して，コラーゲン原線維を形成して
いる。コラーゲン原線維は，骨に多く存在し，骨を鉄筋コンクリートに例えれば，コラーゲン原

表1　コラーゲンペプチドの自主規格（日本ゼラチン工業組合）

食用・コラーゲンペプチド規格

２００７年６月２９日

本規格書のコラーゲンペプチドとは、動物由来のコラーゲンたんぱく加水分解物である。	
１．区分 　食品	２．表示 コラーゲンペプチドを使用した食品に原材料として表示するとき、コラーゲンペプチド、コラーゲン加水分解物、ゼラチン加水分解物等と表示する。アレルギー表示については、ユーザーの判断に委ねるが、ゼラチンと記載する事を推奨する。 表示例　コラーゲンペプチド（ゼラチン）

３．原材料及び製造方法
コラーゲンペプチドを製する目的で使用される原料は、全てゼラチンと同様に食用に供される動物由来のものである。本品は原則としてゼラチンの加水分解により製造され、ゲル化能は有していない。

４．性状
白色～淡黄褐色の粉末品等、もしくは淡黄色～濃褐色の液状品

５．品質規格（粉末品）

試験項目	規格値	試験方法
純度試験			
1．重金属	20ppm 以下	第7版 食品添加物公定書　一般試験法
2．ヒ素	1ppm 以下	第7版 食品添加物公定書　一般試験法
3．乾燥減量	10%以下	第7版 食品添加物公定書
4．強熱残分	3%以下	第7版 食品添加物公定書
5．水銀	0.1ppm 以下	食品衛生検査指針（2005）
6．亜硫酸含量(SO2)	50ppm 以下	第7版 食品添加物公定書　一般試験法
定量試験		
7．窒素含量	16%以上	第7版 食品添加物公定書　一般試験法
微生物試験		
8．一般生菌数	1000 個/g 以下	食品衛生検査指針（2005）
9．大腸菌群	陰性	食品衛生検査指針（2005）

・　液状品の場合、乾燥品ベースとして上記の規格を適用する。

６．試験法規格：コラーゲンペプチドの品質を試験する方法として下記を規定する。
　① 「におい」の試験法として、日本薬局方の通則に記載されている方法がある。
　② 「pH値」の試験法として、JISK6503（2001）"にかわ及びゼラチン"に記載されている方法がある。
　③ コラーゲンペプチドの平均分子量は、「重量平均分子量値」で示すものとし、試験法として、写真用ゼラチン試験法（PAGI法）第10版に記載されている方法がある
　④ 「粘度（動粘度）」の試験法として第7版 食品添加物公定書　一般試験法に記載されている方法がある。
　⑤ 「透過率」の試験法として、JISK6503（2001）"にかわ及びゼラチン"に記載されている方法がある。
　⑥ たんぱく質由来のペプチドの確認試験として、ビウレット法が使用できる（試験法は医薬部外品原料規格、加水分解コラーゲン末(2006)参照）。
　⑦ コラーゲンたんぱく質の確認法として、コラーゲンに特異的なアミノ酸であるヒドロキシプロリンを分析する方法がある（アミノ酸分析法他）。

７．関係法規・規格
● 食品衛生法等に適合する
● 医薬部外品原料規格(2006)　加水分解コラーゲン末、加水分解ゼラチン末、加水分解コラーゲン液
● 参考規格
　（財）日本健康・栄養食品協会「たんぱく質酵素分解物食品」（平成6年7月1日公示）に規定された「たんぱく質酵素分解物」

線維は鉄筋の役割を果たしている。コンクリートの役割がカルシウムとリン（ヒドロキシアパタイト）である。コラーゲンは分子（遺伝子）の違いにより，真皮や骨に多く存在する I 型コラーゲン，軟骨に多く含まれる II 型コラーゲンなどに分けられるが，いずれにしても，コラーゲンは動物の結合組織の構造を保つために重要な構成分子である。

　栄養学的には，食品由来のコラーゲンはその構造が特殊なため，消化・吸収性が低く，レジスタントプロテイン（ルミナコイド※の一つ）とも考えられている。このためアミノ酸・タンパク質栄養よりもいわゆる食物繊維としての機能も指摘されている。コラーゲン分子のアミノ酸組成は偏り，必須アミノ酸のトリプトファンが含まれず，タンパク質栄養としては評価されない。

　栄養学的価値の乏しいコラーゲンであるが，コラーゲンペプチドに関しては，アミノ酸としての機能ではなく，特異的ペプチド配列がシグナル伝達分子として，特異的な生理機能を有している可能性が高いことが最近明らかになってきた。

　コラーゲン分子と類似したアミノ酸配列をもつタンパク質としてシグナル伝達に関与する因子，たとえばアディポネクチン，マクロファージスカベンジャー受容体2，BMP などが知られている。このことからもコラーゲンは構造タンパク質としてだけではなく，何らかの細胞機能を調節するシグナル伝達因子としても機能する可能性が高いと考えられる。

2.3　コラーゲンペプチドの食品としての安全性

　古来より人間は食糧として肉や魚を摂ってきた。コラーゲンが含まれる肉や魚を調理することで，コラーゲンやゼラチンを食品として食べてきたことになる。また近代になって，ゼラチンが工業的に生産されるようになると，そのゼラチンのゲル性，増粘性，結着性，保水性などに着目し，料理やお菓子，加工食品の材料として積極的に利用してきた。このように，コラーゲンおよびゼラチンについては長い食経験があり，FDA の GRAS（Substances Generally Recognized as Safe）[1, 2] としてその安全性が認められている食品である。さらに，機能性素材としてのコラーゲンペプチドに関しては，改めてその安全性を確認する試験が報告された。

　Wu らはラットを用いたコラーゲンペプチドの 28 日間反復投与毒性試験を行った[3]。その結果，コラーゲンペプチドを摂取することによる生体への影響は認められないとの結果が得られた。唯一，コラーゲンペプチドを 100 倍摂取した群（16.6g/kg 体重/日）において腎臓重量が対照群に対して有意に増加する傾向が見られたが，これは高タンパク質食飼育において一般的に認められる傾向であることから，コラーゲンペプチドの特異的作用ではない。

3　プロリルヒドロキシプロリン（Pro-Hyp）とヒドロキシプロリルグリシン（Hyp-Gly）のヒト血中動態

　コラーゲンペプチドの吸収特性は，関節および骨への生理機能メカニズム解明の観点から重要な研究対象となっている。既に，コラーゲンペプチド摂取後，アミノ酸だけではなく，ジペプチ

ドおよびトリペプチド分子がヒト末梢血中に移行し，比較的長時間血中に滞留したことが報告された[4~6]。また，Ichikawa らは，末梢血中に移行した9種のペプチド分子を同定・定量したが，Hyp-Gly は未同定であった[7]。他方，ラット *in situ* 灌流法によって腸管吸収直後のペプチド分子に関しては，Hyp-Gly が無傷で腸管透過され，門脈内へ移行することが報告された[8]。コラーゲン由来の生理活性分子を解明する視点からも，ヒト末梢血中へ移行したペプチド分子，とりわけ Hyp-Gly の同定と定量が重要になっている。本節ではコラーゲンペプチドを用いたヒト末梢血中へのオリゴペプチド分子の吸収動態を調べた内容について次に解説する[9]。

　ボランティア男性5人（平均年齢 39.8±7.9，平均体重 68.6±8.8）により，ヒト末梢血中への吸収試験を実施した。試験食品は，4.2 項で紹介する「コラペプ JB」と類似の豚皮由来コラーゲンペプチド SCP-3100（CP-30；平均分子量 3000，新田ゼラチン社製）を用いた。試験は単回8 g 摂取し，0（摂取前），0.5，1，2，4 時間後の採血を行い，各血漿サンプルを得た。

　このサンプル中でのペプチド分子の同定と定量に関して，コラーゲンペプチドを構成する割合が比較的高い次の4ペプチド分子を液体クロマトグラフィー - タンデム質量分析装置（LC-MS/MS）を用いて測定した：ジペプチド Pro-Hyp，Hyp-Gly およびトリペプチド Pro-Hyp-Gly，Gly-Pro-Hyp。測定結果は Pro-Hyp と Hyp-Gly について，5名の平均値および標準偏差で表示した。また，Pro-Hyp，Hyp-Gly，Pro-Hyp-Gly および Gly-Pro-Hyp について，摂取後4時間までの AUC（Area Under the blood concentration-time Curve；血中濃度–時間曲線下面積）値を算出した（図2，3）。

　その結果，Pro-Hyp と Hyp-Gly の血中への吸収動態を図2および3に示す。AUC（0~4 hr）値により，測定した4ペプチド分子の吸収順位は Pro-Hyp≫Hyp-Gly＞Pro-Hyp-Gly≫Gly-Pro-Hyp であった（表2）。また，Hyp-Gly については5名の被験者すべての血中で同定でき，Ichikawa ら[7] が未同定の新しいペプチド分子であった。

　本試験の結果より，経口摂取によるコラーゲンペプチドの末梢血中への吸収・移行の特性として特定のペプチド分子に偏って吸収されている可能性が示唆された。既報告でも Pro-Hyp の吸

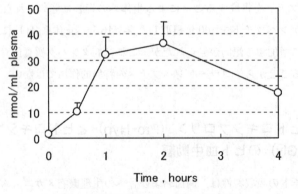

図2　血漿中の Pro-Hyp（PO）量変化

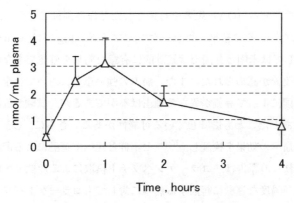

図 3　血漿中の Hyp-Gly（OG）量変化

表 2　特定ペプチド分子の AUC（0 ～ 4 hr）

ペプチド分子	PO	OG	POG	GPO
AUC（0～4 hr）	104.7 ± 18.1	7.0 ± 2.3	5.0 ± 1.2	0.5 ± 0.2

（Unit：hr nmol/ml）

PO = Pro-Hyp，OG = Hyp-Gly，POG = Pro-Hyp-Gly，
GPO = Gly-Pro-Hyp

収量が同様に高い[5,6]。また，Liu らは，Pro-Hyp と Hyp-Gly がラット腸管吸収過程での分解に抵抗性が高いことを報告した[8]。これらの結果は，Pro-Hyp や Hyp-Gly がその特異的な構造のために，腸管透過過程および血中でのプロリン特異性ペプチダーゼによって切断され難く，難代謝性[10] であることを根拠付けている。

　ヒトの腸管吸収過程において，一般的にジペプチドなどのオリゴペプチドは小腸上皮細胞のペプチドトランスポーターを介して吸収される[11]。本研究で得られた 4 種のペプチド分子は，このペプチドトランスポーターを介して腸管を透過し，血中移行したと考えられる。

4　コラーゲンペプチドのヒト関節軟骨への効果

4.1　コラーゲンペプチド摂取による関節疾患への効果

　Adam らは，52 人の患者に対して 1 日 10g のコラーゲンペプチドを 2 ヶ月間投与し，二重盲検法によりプラセボとして卵白アルブミンを投与した群との効果を比較した[12]。改善効果は，関節炎の症状 13 項目に対する患者の自己申告により，治療前後のスコアの減少率により評価した。その結果，プラセボ群では改善効果が低く，多くの患者が症状悪化の傾向を示したのに対し，コラーゲンペプチドを摂取した患者の約半数が，関節炎症状のスコアが 50％以上軽減されたと評価した。一方，Moskowitz らは 1996 年から 2 年をかけて，米国，英国，ドイツの 19 施設にお

いて，389人の変形性関節症（OA）患者を対象とした無作為割付二重盲検法でコラーゲンペプチドの効果を検証した[13]。その結果，コラーゲンペプチド（10g/日）の6ヶ月間摂取により，OAに伴う痛みに対しては米国と英国では統計的に有意な効果を確認できなかったが，ドイツ人に限っては，有意な改善が認められた。また，痛みの強い患者においては全ての国の患者で改善効果が認められた。国によって評価が異なる理由は不明であるが，試験評価医師がドイツにおいてのみ整形外科医であったことも影響している可能性がある。さらに，Clarkらは，健康なアスリートに対する関節痛への効果を検証し，プラセボ群と比べて運動による関節痛が有意に軽減すると報告した[14]。これらの報告は，コラーゲンペプチド摂取による膝関節への直接的な関与を示唆しており，老化及び過度な運動に起因する痛みに対してもコラーゲンペプチド摂取が応答可能であると推察できる[15]。わが国においても高齢社会を背景にOAは65歳以上の人口の約30%が罹患しているとの報告があり，生活の質（QOL）を著しく低下させるため予防法や治療法の確立が急務の課題となっている[16]。しかしながら，現時点では疼痛に対する非ステロイド性抗炎症剤を用いた療法が主流であり，根本的かつ有効な予防法や治療法はない。

次項では，膝変形性関節症（KOA）患者を被験者とし，コラーゲンペプチドのヒト関節への有効性を検討する目的で，二重盲検試験を実施した著者たちの研究成果について解説する[9]。

4.2 「コラペプJB」摂取による変形性膝関節症への効果

被験材には，豚皮由来で平均分子量約5000のコラーゲンペプチドである「コラペプJB」（新田ゼラチン社製）を用いた。本材自体にジペプチドであるHyp-Glyを含有し，ラット*in situ*灌流法において，Pro-HypとHyp-Glyをバランスよく吸収させる特徴を有する。

膝関節症患者（KOA）32人（インド人男女）に対して「コラペプJB」摂取（CP）群とプラセボ（デキストリン）群に無作為割り付けを行い，二重盲検試験を実施した。各食品を朝，夕5g（10g/日），13週（91日）間連続して摂取した。評価項目は次の4点とした：① WOMAC（Western Ontario and Mc Master Universities；KOAの疾患特異的尺度であり，33項目に関して各項目5段階（症状が悪いほど点が高い）で点数化する）スコア，② VAS（Visual Analogue Scale；想像できる最大の痛みを100，無痛を0として指し示すことにより，痛みを点数化する）スコア，③ QOL（WOMAC＋VAS）スコア，④ X-ray分析（Kellgren-Lawrence Grading Scale；明らかな関節裂隙狭小化を認めたGrade2以上がKOAと診断された）。①〜③に関しては，CP摂取前（−7日目）および摂取後15日間毎に整形外科医の問診により点数化し，摂取91日後まで評価した。④については摂取前と摂取91日後の比較で評価した。

結果は，① WOMACスコアにおいてCP群では摂取14日以降，経時的に効果が見られたが，プラセボ群ではほとんど改善されなかった。摂取91日後でのスコア判定では，CP群（31.1±9.8）がプラセボ群（45.5±9.4）と比べて有意に（$P=0.0004$）改善された（図4）。また，② VASスコアについても同様の結果であった。摂取91日後でのスコア判定は，CP群（31.1±15.2）はプラセボ群（57.3±13.5）と比べて有意に（$P<0.0001$）改善効果があった（図5）。さらに，摂取

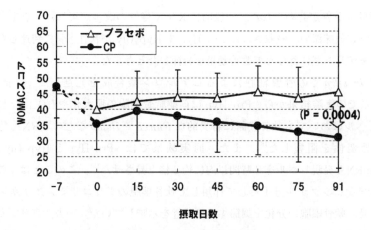

図 4　WOMAC スコアの変化

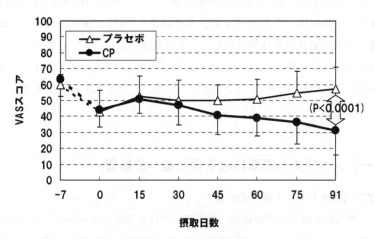

図 5　VAS スコアの変化

表 3　X-ray 分析による症状の分類わけ

診察日	被験剤	N	Grade 1 （N）	Grade 2 （N）	Grade 3 （N）
摂取前 （−7 日目）	CP	19	0	15	4
	プラセボ	11	0	8	3
摂取後 （91 日目）	CP	19	2	17	0
	プラセボ	11	0	10	1

91 日後での③ QOL スコア判定は，CP 群（62.1 ± 22.7）がプラセボ群（102.7 ± 22.3）と比べて有意に（$P = 0.0002$）改善した。さらに，④ X-ray 分析による形態的評価では，CP 群とプラセボ両群間で有意差はなかったが，CP 群の 2 例で Grade2 から Grade1 への改善が認められ（表 3），

関節部の形態的な改善が認められた。一般的に X-ray 像での改善が現れ難い点を考慮すると，この結果は非常に興味深い。吸収された Pro-Hyp や Hyp-Gly が軟骨下骨に到達した結果，骨組織の代謝やリモデリングに寄与して改善効果を発揮したと考えた。

　Pro-Hyp は *in vitro* での骨膜細胞によるヒアルロン酸合成を亢進した[17]。前駆軟骨細胞 ATDC5 培養系での実験結果から，Pro-Hyp は前駆軟骨細胞の肥大化や石灰化など分化を調節し，遺伝子レベルにおいても軟骨代謝に特異的な *Runx1* や *Bglap* などの mRNA 発現を有意に抑制して軟骨変性を阻害した[18]。また，同実験系では，Pro-Hyp と Hyp-Gly はともに，*Aggrecan* の mRNA 発現レベルを 3 時間以内に約 2 倍上昇させた[19]。このことは，これらペプチド分子が軟骨細胞にシグナル分子として作用して軟骨細胞のグリコサミノグリカン（GAG）産出量を増加させ，軟骨細胞の分化を調節する可能性を示唆していた。一方，高リン食マウスを用いた動物実験結果から，Pro-Hyp あるいは「コラペプ JB」の経口投与により，関節軟骨の初期変性を抑制できることを示した[18]。これらの結果から，「コラペプ JB」の摂食後に血中移行して関節軟骨へ到達した Pro-Hyp と Hyp-Gly が，軟骨細胞へ作用して変性を抑制したと考えた。

　さらに最近，90 日間被検食を連続摂食した二重盲検試験より，コラーゲンペプチド群が統計的有意にグルコサミン群よりも WOMAC スコア及び VAS スコアの両方に関して改善効果を発揮することが報告された[20]。今後は，Pro-Hyp のみならず Hyp-Gly によるメカニズムの解明が課題となると考える。

5　コラーゲンペプチド摂取による骨組織への影響

5.1　コラーゲンペプチドのヒト骨への影響

　Adam らは，骨粗鬆症患者に骨の破壊（骨吸収）を抑える薬剤カルシトニンと同時にコラーゲンペプチドを投与すると，カルシトニン単独に比べて骨吸収の指標である尿中ピリジノリン排泄が低下することを確認した[13]。また Fujita らは，単盲検試験法により骨粗鬆症患者 40 人にコラーゲンペプチドを主成分としたサプリメントを 4 ヶ月間投与すると，プラセボ群に比べて腰椎骨骨密度の有意な増加および尿中ピリジノリン排泄の有意な低下が確認されたと報告した[21]。

　骨密度に関するエビデンスは十分といえないが，動物実験と *in vitro* 実験の結果を基にして，コラーゲンペプチド摂取による骨代謝への効果に関するメカニズム解明の到達点を，作業仮説も含めて次項で整理する。

5.2　コラーゲンペプチドによる骨代謝への影響

　Wu らは，低カルシウム食で飼育した高齢ラットを用いてコラーゲンペプチドをそれぞれ 0 g（対照群），2 g（×1 群），20g/kg 飼料（×10 群）の用量で添加した低カルシウム食（0.2％Ca），あるいはコラーゲンペプチド無添加正常カルシウム食（0.5％Ca）（Normal 群）で 8 週間飼育後の腰椎，脛骨大腿骨骨密度を DXA 法により測定した[3]。その結果，×10 群では大腿骨骨密度が

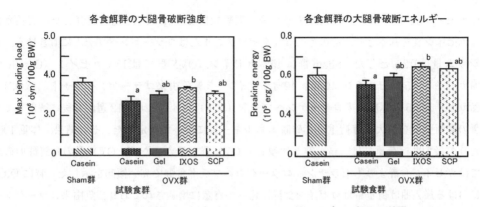

図 6　ラット大腿骨に及ぼすゼラチン，コラーゲンペプチド摂取の効果

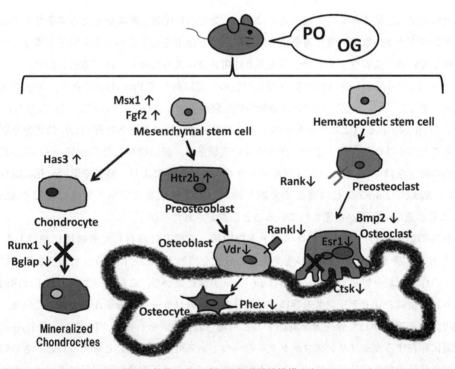

図 7　軟骨・骨の遺伝子発現調節機構まとめ

対照群に比べ，また腰椎骨密度がコラーゲン摂取前および対照群に比べて有意に増加した。この増加は Normal 群と同等であり，コラーゲンペプチドの摂取により骨形成が亢進した可能性が示唆された。また田中らは，卵巣摘出により閉経期の状態を再現したラットを用いて，骨強度に対するゼラチンまたはコラーゲンペプチドの摂取効果を報告した[22]。6 週齢の雌ラットを 1 週間 20％カゼイン食で飼育後，卵巣摘出を行う OVX 群と偽手術を行う Sham 群に分けて施術し，

15％カゼイン食で10日間の回復期を経た後に実験食に切り替え，12週間飼育した。実験食は15％カゼイン食を基本とし，そのうち5％をゼラチンまたはコラーゲンペプチドに置き換え，カルシウム量は0.2％とした。Sham群は15％カゼイン，OVX群では15％カゼイン（Casein），10％カゼイン＋5％ゼラチン（Gel），10％カゼイン＋5％魚由来コラーゲンペプチド（IXOS），10％カゼイン＋5％豚皮由来コラーゲンペプチド（SCP）の4群とし，12週飼育後に解剖して大腿骨の破断強度を最大曲げ荷重量と破断エネルギー量について測定した。その結果，体重100g当たりの最大曲げ荷重量はSham群と比較してOVX群で低かったが，OVX群の食餌群間の比較ではカゼイン食群よりもゼラチン，コラーゲンペプチド食群で高い傾向を示した。特にIXOS群における最大曲げ荷重量はカゼイン食群に比べて有意に増強されており，魚由来コラーゲンペプチドの摂取により骨破断強度を12％，骨破断エネルギーを24％増強する効果が認められた（図6）。

　以上の結果は，低カルシウム食あるいはOVXなどの骨代謝に変調をもたらす条件下では，コラーゲンペプチド摂取後，骨代謝を正常に復帰させる作用を有するペプチド分子が寄与したことを示唆している。このペプチド分子の実体と作用メカニズムに関し，次に考察したい。

　In vitro 実験結果から骨吸収を担う破骨細胞の分化に対してPro-Hypは正に，Hyp-Glyは負に直接作用した[23~25]。一方，高リン食誘発型骨粗鬆症モデルマウスにおいて，経口投与したPro-HypとHyp-Glyあるいはコラーゲンペプチドが大腿骨の骨密度低下を抑制し，骨代謝を制御していることが示された[26~28]。また，同マウスの実験系で，経口投与したPro-HypやHyp-Glyは骨強度の低下を防いだ。さらに，DNAマイクロアレイ解析により，破骨細胞の分化に関与する*Rank*や*Rankl*，*Bmp2*などの遺伝子発現を抑制し，骨芽細胞の増殖や分化に重要な*Msx1*や*Fgf2*などの遺伝子発現が促進されていることが推定された（図7）[29, 30]。

　これらの結果から，コラーゲンペプチド摂取後，循環系に移行して骨組織に到達したPro-HypとHyp-Glyが破骨細胞および骨芽細胞の分化を調節することにより，骨密度を正常に維持するとの作業仮説を提起できる。さらに*in vitro*実験結果から，これらペプチド分子は内因性でもあり，骨組織のリモデリング過程において骨基質中のコラーゲン分子から生成した結果，破骨細胞の分化調節を介して骨代謝を調節すると示唆された[31]。それゆえ，Pro-HypとHyp-Glyは骨基質に存在するカップリングファクターの一つである可能性が高いと考えられる。さらに，骨および関節軟骨の疾病発症時には，これら内因性ペプチド分子が硬組織局所で不足するため，コラーゲンペプチド摂取によるPro-HypとHyp-Glyの硬組織への補給が"サプリメント"としての意義であると考えた。

6　おわりに

　高リン食摂食によるマウス実験では，摂取コラーゲンペプチドによる変形性関節症発症の遅延効果および発症予防効果を評価した。4.2項で紹介したエビデンスは，コラーゲンペプチドの摂

取がヒト関節の変性軟骨組織に改善効果を発揮したことを強く示唆している。今後は予防・改善どちらの効果においても，作用メカニズムの解明が待たれる。また，5 節でも記したように，骨粗鬆症に対しても骨密度および骨強度の低下抑制にコラーゲンペプチド摂取が寄与する可能性が考えられる。このような生理機能を発揮する活性ペプチド分子として，Pro-Hyp や Hyp-Gly が想定できる。さらに，これら分子は内因性のペプチドでもあり，本来生体内に備え持つ病理応答システムを活性化させる役割を有する可能性も示唆される。よって，このような生理活性成分の効率的な吸収制御は，その生理機能発現のための摂取量の軽減，または個人差の緩和につながると考える。

文　　　献

1)　Agency response letter GRAS notice No. GRN000021, July29, (1999)
2)　FDABF-GRAS-174, PB-223 857, Informatics Inc., (1973)
3)　Wu J, *et al.*, *J. Bone Miber. Metab.*, **22**：547-553 (2004)
4)　Iwai K, *et al.*, *J. Agric. Food Chem.*, **55**：1532-1535 (2005)
5)　Aito-Inoue M, *et al.*, *J. Arric. Food Chem.*, **54**：5261-5266 (2006)
6)　Ohara H, *et al.*, *J. Agric. Food Chem.*, **55**：1532-1535 (2007)
7)　Ichikawa S, *et al.*, *Int. J. Food Sci. Nutr.*, **61**：52-60 (2010)
8)　Liu C, *et al.*, *Biosci. Biotechnol. Biochem*, **73**：1741-1747 (2009)
9)　杉原富人ほか，FOOD Style 21，**15** (2)：52-57 (2011)
10)　Weiss PH, *et al.*, *J. Clin. Invest.*, **48**：1-10 (1969)
11)　Adibi SA, *Gastroenterology*, **113**：332-340 (1997)
12)　Adam M, *Therapiewoche*, **41**：2456-2461 (1991)
13)　Moskowitz RW, *Semin. Arthritis Reum*, **30**：87-99 (2000)
14)　Clark KL, *et al.*, *Curr. Med. Res. Opin.*, **24**：1485-1496 (2008)
15)　Alfonso E., *et al.*, *Curr. Med. Res. Opin.*, **22**：2221-2232 (2006)
16)　Peach CA, *et al.*, *Trends Mol. Med.*, **11**：186-91 (2005)
17)　Ohara H, *et al.*, *Biosci. Biotechnol. Biochem.*, **74**：351-354 (2010)
18)　Nakatani S, *et al.*, *Osteoarthritis Cartilage*, **17**：1620-1627 (2009)
19)　中島大斗ほか，第 29 回日本骨代謝学会学術集会プログラム抄録集，281 (2011)
20)　Trč T., *et al.*, *Int. Orthop.*, **35**：341-348 (2010)
21)　Fujita T, *et al.*, *J. Bone Miner. Metab.*, **20**：298-302 (2002)
22)　小播将義，田中秀幸，日本農芸化学会大会講演要旨集，129 (2005)
23)　真野博ほか，第 63 回日本栄養・食糧学会大会講演要旨集，131 (2009)
24)　真野博ほか，第 64 回日本栄養・食糧学会大会講演要旨集，203 (2010)
25)　片岡綾ほか，アミノ酸研究，**4** (2)：205 (2010)

26) 真野博ほか，第 26 回日本骨代謝学会学術集会プログラム抄録集, 154 (2008)

27) 真野博ほか，第 27 回日本骨代謝学会学術集会プログラム抄録集, 227 (2009)

28) 杉原富人ほか，アミノ酸研究，**3** (1)：112-113 (2009)

29) 片岡綾ほか，第 65 回日本栄養・食糧学会大会講演要旨集, 172 (2011)

30) 片岡綾ほか，第 29 回日本骨代謝学会学術集会プログラム抄録集, 281 (2011)

31) 井上直樹ほか，第 29 回日本骨代謝学会学術集会プログラム抄録集, 266 (2011)

〈※　編集部注〉

「ルミナコイド」とは，食物繊維，オリゴ糖，糖アルコール，難消化性デキストリンなどヒトの小腸内で消化・吸収されにくく，消化管を介して健康の維持に役立つ生理作用を発現する食物成分。日本食物繊維学会が定義した。

第21章　グルコサミンの変形性関節症改善効果と その作用機序

神﨑範之[*1]，齋藤佳世[*2]，前田哲史[*3]，北川義徳[*4]

1　はじめに

　グルコサミンはグルコースにアミノ基がついたアミノ糖の一種であり（図1），動物の軟骨や皮膚，結合組織，甲殻類の殻に含まれる。グルコサミンは，一般的にはカニやエビなどの甲殻類の殻から希水酸化ナトリウムで脱タンパク質，希塩酸で脱灰分を行うことによって得られたキチンを，濃塩酸で加水分解することで製造される。こうして製造されたグルコサミンは，変形性関節症（OA）などの関節疾患の主症状として現れる関節痛を改善する目的で，機能性食品の有効成分の一つとして配合されている。ヨーロッパでは，グルコサミンがOAの治療薬として用いられている国もあるが，日本ではグルコサミンは食品として市販され，様々な商品が市場に流通している。

　OA患者は，日本を含めた先進国における社会の高齢化に伴い増加の一途を辿っている。その中でも変形性膝関節症（膝OA）は，膝への荷重が他の関節と比較して大きいため発症頻度が高く，症状の悪化に伴う関節痛の増加，歩行障害が日常活動性および生活の質の著しい悪化の主な要因の一つになっている。日本における膝OAの患者は，2,530万人（男性860万人，女性1,670万人），このうち痛みを伴う有症状患者数は約780万人と推定されている[1]。OAの症状として現れる関節痛に対するグルコサミンの有効性や作用機序は様々な試験で確認されている一方で，そ

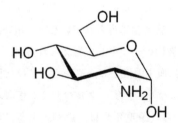

図1　グルコサミンの構造式

＊1　Noriyuki Kanzaki　サントリーウエルネス㈱　健康科学研究所　研究員

＊2　Kayo Saito　サントリーウエルネス㈱　健康科学研究所　主任研究員

＊3　Akifumi Maeda　サントリーウエルネス㈱　健康科学研究所　研究員

＊4　Yoshinori Kitagawa　サントリーウエルネス㈱　健康科学研究所　部長

の効果について疑問を投げかけるような報告があるのも事実である。これらのことから，グルコサミンの OA に対する有効性とその作用機序については，これまでの研究報告を十分に考察することが必要であると考えられる。

　本稿では，グルコサミンの OA に対する有効性とその作用機序について，著者らが実施した臨床試験を交えて紹介する。

2　グルコサミンの変形性関節症に対する改善効果

　OA などの関節疾患で磨耗した軟骨の成分としてグルコサミンを補充することにより，損傷した軟骨の回復とともに症状が改善するという理論のもと，OA 患者に対するグルコサミンの有効性を示した臨床研究報告がここ数十年間に数多くなされてきた[2~5]。多くはグルコサミン硫酸塩を用いた研究であり，こうした報告の中でも注目されたのが，2001 年に Reginster らが発表したグルコサミン硫酸塩を長期摂取させたランダム化プラセボ対照比較試験である[6]。この試験では，212 名の膝 OA 患者をグルコサミン群とプラセボ群に分け，3 年間にわたり 1 日 1,500 mg のグルコサミン硫酸塩を摂取させたところ，プラセボ群と比較してグルコサミン群で膝関節の症状悪化と軟骨の磨耗が抑制された。これに対して，アメリカ国立衛生研究所が主体となって実施した大規模試験（Glucosamine/Chondroitin Arthritis Intervention Trial，GAIT）の結果は，グルコサミンの有効性に関して疑問を残すものとなった[7]。この試験では，40 歳以上で症状を有する 222 名の膝 OA 患者に 24 週間にわたり①グルコサミン塩酸塩（1 日 1,500 mg），②コンドロイチン硫酸（1 日 1,200 mg），③グルコサミン塩酸塩およびコンドロイチン硫酸（①＋②），④非ステロイド抗炎症薬セレコキシブ（1 日 200 mg），⑤プラセボを摂取させた。プラセボ群と比較した膝関節痛に対する有効性は，全例比較ではセレコキシブ群のみで認められ，グルコサミン／コンドロイチン併用群では一部の層別解析で改善作用が認められたものの，グルコサミン単独群では認められなかった。考察では，プラセボ群の症状改善率が高かったことが問題視されており，グルコサミンの有効性に関しての最終結論は得られていない。用いたグルコサミンが塩酸塩であったことも有効性に関する相違の要因の一つとして考えられるが，グルコサミン硫酸塩，塩酸塩のいずれも，摂取後 15 分～30 分に血中濃度がピークを迎え，ほぼ同等の経口吸収性を示すとの報告もあり[8]，その違いは明確ではなく，事実，グルコサミン塩酸塩を用いて有効性を示した臨床症例報告も少なくない。Houpt ら（1999 年）は，膝 OA 患者に対してグルコサミン塩酸塩を 8 週間にわたって投与したときに，プラセボ群と比較して膝関節痛の改善効果が認められたとし[9]，また日本においても，1 日 1,500 mg のグルコサミン塩酸塩を 2 ヶ月間摂取させたところ，プラセボを摂取した場合と比較して膝関節痛の改善効果が認められたという報告がある[10]。

　我々も，グルコサミン塩酸塩を含有する食品の膝関節痛の改善効果について検証を行っている。まず 46 名の膝 OA 患者に対して，オープン試験にて 1 日摂取量（6 粒）あたり関与成分としてグルコサミン塩酸塩 1,200 mg，サメ軟骨抽出粉末 300 mg（コンドロイチン硫酸 75～111 mg

含有）およびケルセチン配糖体 45 mg を含有する被験食品を 3 ヶ月間にわたって摂取させた[11]。
膝関節痛の改善効果の判定には，日本整形外科学会膝 OA 治療成績判定基準（JOA スコア）お
よび Visual analogue scale（VAS）を用いた。JOA スコアは数値が高いほど症状が改善したこ
とを表し，VAS は数値が低いほど症状が改善したことを表す。これらの指標を用いて評価を行っ
た結果，JOA スコアに関しては，被験食品摂取により「疼痛・歩行能」，「疼痛・階段昇降能」
および「合計スコア」が有意に改善した（図 2）。また痛みの VAS に関しても，被験食品摂取に
より有意な改善が認められた（図 3）。さらに，被験食品摂取により滑液中のヒアルロン酸（HA）

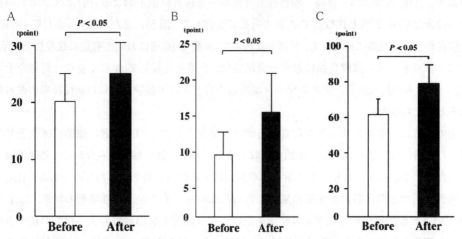

図 2　グルコサミン含有食品摂取による JOA スコア（A：疼痛・歩行能，B：疼痛・階段昇降能，
　　　C：合計スコア）の変化

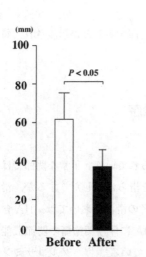

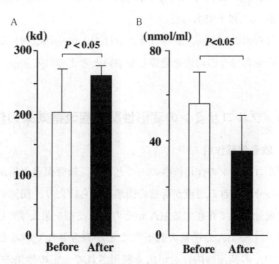

図 3　グルコサミン含有食品摂取
　　　による痛みの VAS の変化

図 4　グルコサミン含有食品摂取による滑液中のバイオ
　　　マーカー（A：ヒアルロン酸分子量，B：コンドロ
　　　イチン-6-硫酸濃度）の変化

分子量の有意な上昇と軟骨破壊の指標であるコンドロイチン-6-硫酸濃度の有意な減少が認められた（図4）。同時に対象とした22名の関節リウマチ患者への有効性は確認できなかった。

　次に我々は，膝関節痛を有する成人男女40名（Kellgren-Lawrence分類，K-L分類[12]が主としてⅠ-Ⅱ）を対象に，無作為化二重盲検プラセボ対照比較試験を実施した[13]。グルコサミン塩酸塩を含有する被験食品（上記報告[11]と同等の食品，A群）および対照食品（P群）を用い，各群20名ずつに分けて16週間摂取させた。膝関節痛の改善効果の判定には，JOAスコアおよびVASを用いた。また，試験食品摂取期間中の試験食品に対する満足度についても評価した。その結果，JOAスコアの「疼痛・歩行能」，「疼痛・階段昇降能」および「合計スコア」の摂取前からの変化量が，P群と比較してA群で有意に改善した（図5）。またVAS（「歩行時」の痛み）の摂取前からの変化量に関しても，P群と比較してA群で16週において有意に改善した（図6）。さらに，被験者による試験食品に対する満足度は，P群と比較してA群で有意に高値を示した（図7）。これらの結果から，グルコサミン塩酸塩を含有する本被験食品には膝関節痛の改善効果があると考えられた。

　上記のように，グルコサミンを含有するサプリメントによるOA患者の膝関節痛改善効果を検証した報告には，グルコサミン単独で摂取させたものや，他素材と組み合わせて効果増強を目的としたものなど様々であり，その多くはOAに対する改善効果を示したものである。GAITでは，全例解析で膝関節痛に対する効果が認められなかったものの，追加解析の結果，K-L分類がⅡという比較的軽症者ではグルコサミン摂取により膝脛大腿関節腔の狭小化を抑制する傾向にあると報告されている[14]。筆者らが行った試験でも，K-L分類がⅠ-Ⅱという比較的軽症者を対象として膝関節痛に対する改善効果が認められた。3年間のグルコサミンの摂取により，膝関節の症状悪化と軟骨の磨耗が抑制されたというReginsterらの報告[6]でもK-L分類がⅡという患者が70%以上であった。

　これらのことから，グルコサミンはOAの症状改善に効果を発揮することが示唆され，特に，より軽症者でその効果を発揮しやすいと考えられる。

3　グルコサミンの変形性関節症改善効果の作用機序

3.1　軟骨保護作用

　グルコサミンの作用機序の一つとして，軟骨保護作用が考えられている。正常な関節では，滑膜から分泌される滑液が荷重の衝撃を和らげたり，関節の動きを滑らかにしたりするが，滑液中に主成分として存在するHAがその主な役割を果たす。OA患者の滑液においては，HA含有量の低下[15]やHA分子量の低下[16]などが報告されているため，OAに伴う関節痛や関節機能の改善にHAの関節腔内注射が広く利用されて一定の効果が得られている[17, 18]。グルコサミンは関節でのHA産生に関与するといわれており，ヒト滑膜由来細胞およびヒト軟骨由来細胞にグルコサミンを添加するとHA産生を促進するという報告がある[19]。実際にOA患者から採取した

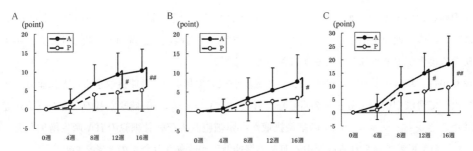

図5　試験食品摂取期間における JOA スコア（A：疼痛・歩行能，B：疼痛・階段昇降能，
C：合計スコア）の変化量の推移
#：$p < 0.05$，＃＃：$p < 0.01$

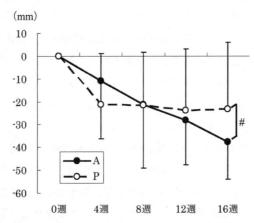

図6　試験食品摂取期間における VAS（歩行時の痛み）の変化量の推移
#：$p < 0.05$

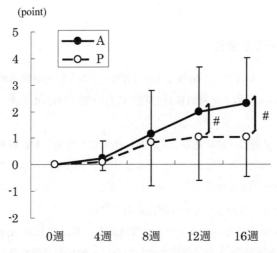

図7　試験食品摂取期間における試験食品に対する満足度の推移
#：$p < 0.05$

滑膜細胞においても，グルコサミン添加により HA 産生促進が認められている[20]。また *in vivo* では，膝関節の軟骨を損傷させたウサギにグルコサミン塩酸塩を 3 週間飲水投与すると，損傷した軟骨の再生が促進されることが報告されている[21]。

我々が行った臨床試験[11]において，OA 患者が被験食品を 3ヶ月間摂取することにより，摂取前に比べて滑液中の HA 分子量の有意な上昇とコンドロイチン-6-硫酸濃度の有意な減少が認められたことから，グルコサミンの継続摂取が滑膜細胞および軟骨細胞の HA 産生増加などに作用して，OA 患者で見られる滑液中の HA の機能低下が改善されたものと考えられる。

3.2 抗炎症作用

もう一つの作用機序として，抗炎症作用が挙げられる。軟骨細胞では，OA 発症により産生されるインターロイキン-1β の影響によりプロスタグランジン E_2(PGE$_2$) や一酸化窒素（NO）およびマトリックスメタロプロテアーゼ（MMP）の産生が増加する。PGE$_2$ は PGE$_2$ 受容体を介して発熱を惹起し[22]，破骨細胞による骨吸収を促進する[23]。また，NO は関節軟骨細胞のアポトーシスを誘導し[24]，MMP は軟骨細胞を破壊する[25]ことが知られているが，グルコサミンは，軟骨細胞でこれらの産生を抑制するとの報告がある[26, 27]。また，グルコサミンが炎症細胞である好中球の働きや滑膜細胞の活性化を抑制することも報告されている[28, 29]。ラットアジュバンド関節炎モデルにおいても，グルコサミン塩酸塩の摂取により血液中の PGE$_2$，NO などの炎症性メディエーターが低下し，関節炎スコアが改善したことが確認されている[30]。

グルコサミンは，軟骨を形成するための成分として，補充することによる軟骨保護作用を得ることを目的として摂取されることが多い。しかしながら，グルコサミン含有サプリメントの関節痛改善効果は比較的早期に認められることから，グルコサミンの抗炎症作用が OA に伴う関節痛や関節機能の改善に大きく寄与している可能性が示唆された。

4　グルコサミンの安全性

安全性については，グルコサミン硫酸塩 1 日 1,500 mg の 3 年間継続摂取[5]や，グルコサミン塩酸塩 1 日あたり 1,500 mg の 6 ヶ月間継続摂取[7]において，副作用が認められなかったと報告されている。

グルコサミンはアミノ糖の一種であることから，摂取により糖代謝に影響を与えることが懸念されている。実際に，動物やヒトにおいて，グルコサミンを静脈内投与したときにインスリン抵抗性を引き起こしたという報告がある[31, 32]。一方，ヒトに 12 週間グルコサミン硫酸塩を摂取させても，血糖値に影響を与えなかったという報告がある[33]。

著者らが行った臨床試験でも，グルコサミン塩酸塩 1 日あたり 1,200 mg を含有する被験食品を 3ヶ月間[11]もしくは 16 週間[13]継続摂取させた場合に，糖代謝異常を含む副作用は認められなかった。

5　まとめ

　近年，グルコサミンの有効性研究が進みヒトにおける種々の生理作用が明らかになる中で，様々な企業からグルコサミンを含む商品が販売されている。ヨーロッパでは，グルコサミンをOAの治療薬としている国もあり，グルコサミンのOAに対する有効性の科学的レベルは上がってきた。また，これまでにグルコサミンの経口投与による重篤な副作用も国内外で報告されておらず，適切な使用により安全性が示唆されていることからもOA患者にとっては有効な選択肢の1つになっている。今後，超高齢社会を迎える日本でも，運動器疾患に対する予防・改善効果のある食品素材への期待がより一層高まると考えられる。グルコサミンがOAを含めた関節疾患の症状を改善する機能性食品素材として広く受け入れられるためには，今後のさらなる研究によってその効果を明らかにしていくことが必要である。

文　　献

1)　N. Yoshimura *et al.*, *J. Bone Miner. Metab.*, **27**, 620-8 (2009)
2)　A. L. Vaz, *Curr. Med. Res. Opin.*, **8**, 145-9 (1982)
3)　W. Noack *et al.*, *Osteoarthritis Cartilage*, **2**, 51-9 (1994)
4)　J. P. Rindone *et al.*, *West J. Med.*, **172**, 91-4 (2000)
5)　G. Herrero-Beaumont *et al.*, *Arthritis Rheum.*, **56**, 555-67 (2007)
6)　J. Y. Reginster *et al.*, *Lancet*, **357**, 251-6 (2001)
7)　D. O. Clegg *et al.*, *N. Engl. J. Med.*, **354**, 795-808 (2006)
8)　廣田裕ほか，日本臨床栄養学会雑誌，**21**, 55-8 (2000)
9)　J. B. Houpt *et al.*, *J. Rheumatol.*, **26**, 2423-30 (1999)
10)　梶本修身ほか，日本臨床栄養学会雑誌，**20**, 41-7 (1998)
11)　H. Matsuno *et al.*, *Biosci. Biotechnol. Biochem.*, **73**, 288-92 (2009)
12)　J. H. Kellgren *et al.*, *Ann. Rheum. Dis.*, **16**, 494-502 (1957)
13)　長岡功ほか，日本関節病学会誌，**29**, 402 (2010)
14)　A. D. Sawitzke *et al.*, *Arthritis. Rheum.*, **58**, 3183-91 (2008)
15)　C. Belcher *et al.*, *Ann. Rheum. Dis.*, **56**, 299-307 (1997)
16)　L. B. Dahl *et al.*, *Ann. Rheum. Dis.*, **44**, 817-22 (1985)
17)　K. D. Brandt *et al.*, *Arthritis. Rheum.*, **43**, 1192-203 (2000)
18)　V. M. Goldberg *et al.*, *Osteoarthritis Cartilage*, **13**, 216-24 (2005)
19)　五十嵐庸ほか，グルコサミン研究，**5**, 55-60 (2009)
20)　E. J. Uitterlinden *et al.*, *BMC Musculoskelet. Disord.*, **9**, 120 (2008)
21)　Y Tamai *et al.*, *Carbohydr Polym*, **48**, 369-78 (2002)
22)　F. Ushikubi *et al.*, *Nature*, **395**, 281-4 (1998)

23) C. S. Lader *et al.*, *Endocrinology*, **139**, 3157-64 (1998)

24) F. J. Blanco *et al.*, *Am. J. Pathol.*, **146**, 75-85 (1995)

25) J. F. Woessner Jr, *FASEB J*, **5**, 2145-54 (1991)

26) J. N. Gouze *et al.*, *Arthritis Rheum.*, **44**, 351-60 (2001)

27) H. Nakamura *et al.*, *Clin. Exp. Rheumatol.*, **22**, 293-9 (2004)

28) J. Hua *et al.*, *J. Leukoc. Biol.*, **71**, 632-40 (2002)

29) J. Hua *et al.*, *Inflamm. Res.*, **56**, 432-8 (2007)

30) J. Hua *et al.*, *Inflamm. Res.*, **54**, 127-32 (2005)

31) L. Rossetti *et al.*, *J. Clin. Invest.*, **96**, 132-40 (1995)

32) T. Monauni *et al.*, *Diabetes.*, **49**, 926-35 (2000)

33) A J Tannis *et al.*, *Osteoarthritis Cartilage*, **12**, 506-11 (2004)

第22章　食品用コンドロイチン硫酸の効果

小西達也[*1]，吉岡久史[*2]，玉井忠和[*3]

1　はじめに―コンドロイチン硫酸とは

コンドロイチン硫酸（ChS）は，D-グルクロン酸（GlcA）と *N*-アセチル-D-ガラクトサミン（GalNAc）の二糖が反復する糖鎖に，硫酸が結合した構造を持つグリコサミノグリカンの一種である。この構成二糖には結合している硫酸基の位置と数の違いによっていくつかのタイプが存在する。例えば，GalNAc の C-4 位に硫酸基が結合している A タイプ，GalNAc の C-6 位に結合している C タイプ，GalNAc の C-6 位と GlcA の C-2 位に結合している D タイプ，GalNAc の C-4 位と C-6 位に結合している E タイプなどがある。一般的に軟骨中の ChS の構成二糖は牛や豚などの陸生動物では A タイプが多い。水生動物のサメやサケなどでは C タイプが多く含まれることが知られており，中にはイカなどで E タイプもしばしばみられる（表1）。

生体内において ChS は，多様な組織に分布し，主に結合組織や関節液，軟骨，腱，角膜，血管，及び皮膚等の細胞外マトリックスに多く存在している。特に軟骨においてはコアタンパク質と結合したコンドロイチン硫酸タンパク質として（図1），アグリカンと呼ばれるプロテオグリカンの形で存在し，ヒアルロン酸やリンクタンパク質などとともに超高分子複合体を形成している。

表1　各種動物由来コンドロイチン硫酸の構成二糖のタイプ別構成割合　　（％）

		ΔDi-0S —	ΔDi-4S A	ΔDi-diSb B	ΔDi-6S C	ΔDi-diSd D	ΔDi-diSe E
由来動物	サメ	5.2	30.3	N.D.	56.3	8.3	N.D.
	サケ	9.9	29.0	N.D.	59.0	2.0	N.D.
	イカ	13.6	52.0	N.D.	12.4	N.D.	22.1
	ウシ	4.1	72.4	N.D.	21.0	0.7	1.1

＊1　Tatsuya Konishi　㈱マルハニチロホールディングス　中央研究所　第二研究グループ　主任

＊2　Hisashi Yoshioka　㈱マルハニチロホールディングス　中央研究所　第二研究グループ　研究員

＊3　Tadakazu Tamai　㈱マルハニチロホールディングス　中央研究所　第二研究グループ　主管研究員

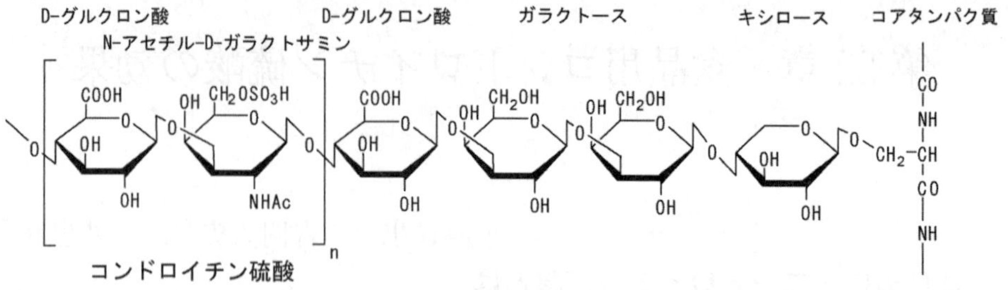

図1　コンドロイチン硫酸タンパク質の構造

この複合体は，軟骨特有なII型コラーゲンとともに，軟骨の細胞外マトリックスを形成し，軟骨の持つクッション作用として重要な役割を担っている。生体内のChSは，その機能として，クッション作用の他に，カルシウムの代謝，物質の透過，水分の保持及び調節，脳においては神経線維の再生を阻害する因子の一つとして知られるが，その他にも多くの重要な機能を有していることが明らかになってきている。現在，ChSの工業的生産の原料としては鶏，牛あるいは豚などの陸生動物を用いることは多くなく，主にサメ，サケ，及びイカなどの水生動物が一般的によく用いられている。

2　食品用コンドロイチン硫酸について

　大洋漁業株式会社（現，株式会社マルハニチロ食品）では1960年代初頭に，関節痛，神経痛，腰痛，五十肩，神経性難聴，音響外傷性難聴，および疲労回復等を適応症とする内服薬に用いられる医薬品用のコンドロイチン硫酸ナトリウム（ChSNa）の製造販売を開始した。その後，より精製度が高い注射用および点眼用，あるいは化粧品用のChSNaの製造販売を開始，さらに1987年からは食品用ChSとしてサメ軟骨抽出物の製造販売を開始した。現在ではその由来動物をサケ及びイカ軟骨にも広げ，健康食品等を中心に幅広く用いられるようになっている。

　これらChSは，北海道や三陸地区などの日本国内，さらには世界各国より調達したサメ，サケ，あるいはイカの軟骨を原料として，抽出，酵素分解処理，及びろ過などの粗精製工程を経て製造される（図2）。食品用ChSは，医薬品や化粧品，食品添加物に使用される精製ChSNaとは異なり，製造工程においてコアタンパク質との結合部位の切断や高度な精製を行っていないため，コンドロイチン硫酸ペプチドの他にII型コラーゲン由来ペプチドなど様々な軟骨由来成分が多く含まれていることが大きな特徴となっている（図3）。一方，前述の精製されたChSNaは，食品用途の場合，指定添加物として，保水乳化安定剤の目的で，マヨネーズ，魚肉ソーセージ，およびドレッシングのみにしか使用できず，また使用量も厳しく規制されている。

　そこで今回は，サメ軟骨由来のマルハニチロ食品社製食品用ChS［商品名：SCP（NB）］の有する様々な生理作用の中から，骨や軟骨に対する作用についての知見を以下に概説した。

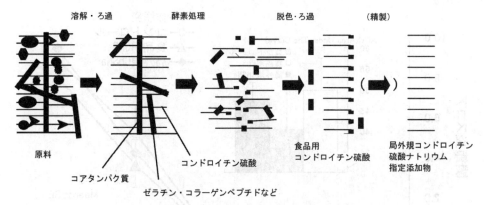

図2　食品用コンドロイチン硫酸の製造工程（概略図）

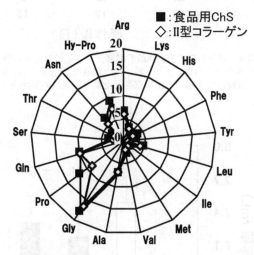

図3　食品用 ChS に含まれる蛋白質のアミノ酸組成

3　食品用 ChS によるラットでの関節炎改善効果

　関節痛における ChS の効果は様々報告されており，そのメカニズムとしてはブラジキニン，ヒスタミンなどに対する拮抗作用や障害部位の結合組織における修復正常化などが考えられている[1〜3]。

　食品用 ChS の関節炎改善効果については，食品用 ChS を使用したウシ II 型コラーゲン感作によるラット関節炎モデルを用いた検討で明らかになった[4]。この試験では，コントロールに加えて，食品用 ChS を5%，および医薬品用の精製された日本薬局方外医薬品規格（以下，局外規）ChSNa を食品用 ChS に含まれている ChS と同等量になるように2%混餌し，それぞれ4週間自由摂取させた。その結果，両群共にコントロールに比べて関節炎スコアおよび関節の腫脹を抑制

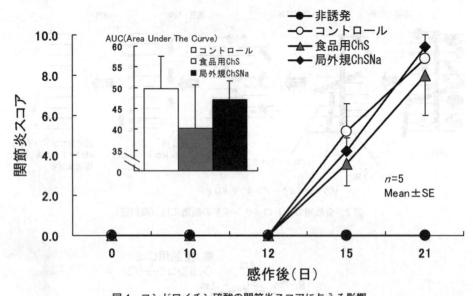

図4　コンドロイチン硫酸の関節炎スコアに与える影響
3週齢の関節炎誘発モデルラット（DAラット雌）に，食品用ChSを5％，医薬品用に精製された
局外規ChSNaを2％，混餌にて4週間自由摂取させた際の両後足の関節炎スコアを測定した。

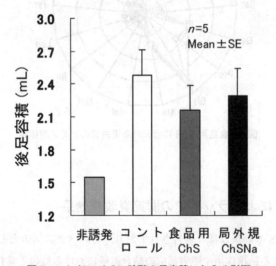

図5　コンドロイチン硫酸の足容積に与える影響
3週齢のDAラット（雌）に，食品用ChSを5％，医薬品用に精製された局外
規ChSNaを2％，混餌にて4週間自由摂取させた際の両後足の容積を測定した。

する傾向がみられ，さらにその傾向は食品用ChS摂取群においてより顕著であった（図4，5）。

　食品用ChSには，コンドロイチン硫酸ペプチドのほかに，Ⅱ型コラーゲンを主要な成分とす
るコラーゲン由来のペプチドが多く含まれる。これらがChSと相互的に作用して，関節炎をよ

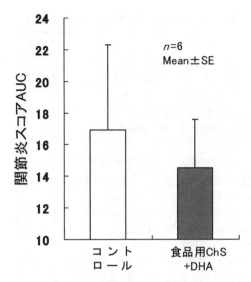

図6　食品用 ChS と DHA の併用による関節炎スコアの改善効果
3 週齢の DA ラット（雌）に，食品用 ChS を 5 ％，および DHA 500 mg/kg
（体重）を 4 週間自由摂取させた際の両後足の関節炎スコアを評価した。

り改善する方向にはたらいた可能性が示唆された。

　従来から ChS は，健康食品の素材として使用される場合，*N*-グルコサミン塩酸塩（以下，グルコサミン）との組合せた併用が有効とされ，数多くの知見が報告されている。このため，国内市場の関節痛対策に関する健康食品には，この組合せを基本とした配合の商品が数多くみられる。このような状況のなか，さらなる差別化および，より効果を実感することの出来る新たな健康食品素材の登場が期待されている。

　このような素材の 1 つとして，魚油の主要成分であるドコサヘキサエン酸（DHA）の利用が挙げられる。DHA はマグロやカツオ等の魚介類に多く含まれ，抗炎症作用を有することが知られている。この DHA を食品用 ChS と併用して摂取することで，相互的に作用し関節炎を改善する傾向が，上記ラット関節炎モデルを用いた検討により示唆された（図6）。このほかにも多くの食品素材の登場が期待される。

4　食品用 ChS によるヒトでの関節痛改善効果

　臨床的評価として，関節痛をターゲットとした被験者を 100 名募集後，食品用 ChS を 3 ヶ月間連日経口摂取（ChS として 800 mg/日）してもらい，摂取 1 ヵ月ごとにアンケート調査を行った。プラセボ群は置かず，初期値との比較により評価した。

　統計解析の結果，腰と膝は負荷の大小に関わらず食品用 ChS を服用することで有意に改善効果が現われた（表2，図7）。これは，変形性関節症の患者に対して ChS 800 mg/日を経口投与

表2 アンケート項目と食品用 ChS の改善効果

	項目	負荷の程度	改善したか
膝	起きて動き出すとき，膝がこわばりますか	低	◎
	起きて動き出すとき，膝が痛みますか	↑	◎
	平らなところを歩くとき，膝が痛みますか		◎
	階段を昇るとき，膝が痛みますか		◎
	階段を降りるとき，膝が痛みますか		◎
	しゃがみこみや立ち上がりのとき，膝が痛みますか	↓	◎
	ずっと立っているとき，膝が痛みますか	高	◎
腰	起きて動き出すとき，腰がこわばりますか	低	◎
	起きて動き出すとき，腰が痛みますか	↑	◎
	平らなところを歩くとき，腰が痛みますか		◎
	階段を昇るとき，腰が痛みますか		◎
	階段を降りるとき，腰が痛みますか		◎
	しゃがみこみや立ち上がりのとき，腰が痛みますか	↓	◎
	ずっと立っているとき，腰が痛みますか	高	◎

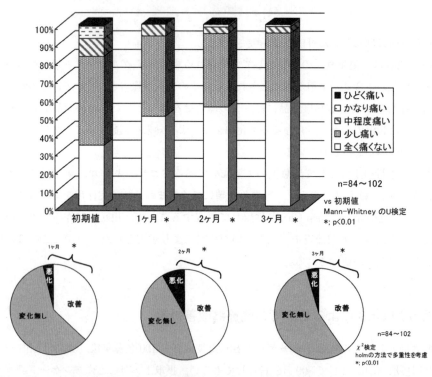

図7(a) 膝の一例「階段を昇るとき，膝が痛みますか。」各項目の分布グラフ（上）と改善度合い（下）
（上）各項目をそれぞれ重症度により，ひどくこわばる＝5，かなりこわばる＝4，中程度こわ
ばる＝3，少しこわばる＝2，こわばりはない＝1 として置き換え，初期値と1ヶ月，初期値と
2ヶ月，初期値と3ヶ月の比較を Mann-Whitney の U 検定で解析した。
（下）初期値と比べて改善した，あるいは悪化した人数を算出し，χ^2 検定で両者を比較した。

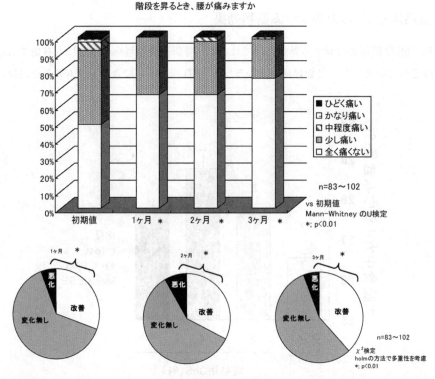

図 7（b）　腰の一例「階段を昇るとき，腰が痛みますか。」各項目の分布グラフ（上）と改善度合い（下）

させたところ，疼痛の指標（visual analogue scale, VAS）および 20 m 歩行に要する時間において有意に改善することが示されている Bucsi らの報告[5] や，メタアナリシス解析を行い，VAS および Lequesne index（LI）のどちらの指標においても ChS 投与群は有意に改善することが示されている Burkhard F らの報告[6] のとおり，ChS の膝や腰に対する抗炎症作用による効果である可能性が示唆された。

　さらに，前述のとおり，食品用 ChS には II 型コラーゲンを主要な成分とするコラーゲン由来のペプチドが多く含まれる。近年ヨーロッパにおいて，加水分解コラーゲンの投与による体の機能の改善や，痛みの減少が報告されており[7, 8]，これらが ChS と相互的に作用して，より改善する方向に働いた可能性がある。

　ChS 群に対して 3 ヶ月間プラセボを用いた試験[9] において，プラセボ群で 3 割程度改善が見られたり，メタアナリシス解析[6] においてもプラセボ群で 2 割程度の改善が見られているなどプラセボ効果の報告がある。評価方法の違いはあるが，今回のアンケート調査において，少なくとも 3 割以上が改善したと回答しており，プラセボ群は置いていないが，プラセボ効果を差し引いてもヒトに対して食品用 ChS の効果はある可能性が考えられる。

5　食品用 ChS のカルシウム蓄積効果

　食品用 ChS は関節炎に対する効果だけではなく，骨折や骨粗鬆症の予防にも有効である可能性が示唆されている[10, 11]。骨粗鬆症モデルラット（SD ラット）にカルシウムのみを混餌にて摂

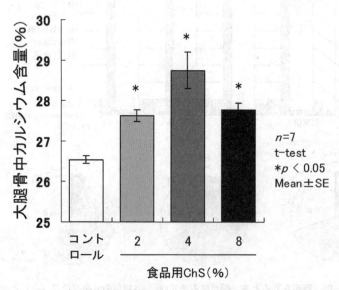

図 8　食品用 ChS の大腿骨中カルシウム含量に与える影響
卵巣摘出した SD ラット（雌）に，12 日間低カルシウム含有食を自由摂取させた後，通常カルシウム含有食に加えて食品用 ChS を 2～8 %，混餌にて 15 日間摂取させた際の大腿骨中のカルシウム含量を測定した。

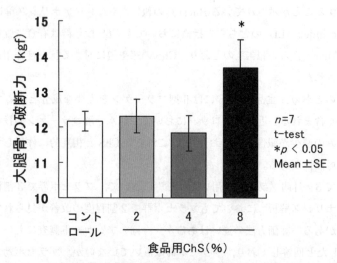

図 9　食品用 ChS の大腿骨破断力に与える影響
卵巣摘出した SD ラット（雌）に，12 日間低カルシウム含有食を自由摂取させた後，通常カルシウム含有食に加えて食品用 ChS を 2～8 %，混餌にて 15 日間摂取させた際の大腿骨の破断力を測定した。

取させた群と，カルシウムに加えて食品用 ChS を 2〜8％混餌にて摂取させた群について，大腿
骨中のカルシウム含量および破断力の比較を行ったところ，食品用 ChS を摂取させたいずれの
群においても大腿骨中カルシウム含量は有意に増加した（図 8）。さらに，食品用 ChS を 8％摂
取させた群においては有意に大腿骨の破断力が増加した（図 9）。これらの結果から，食品用
ChS を摂取することで骨中のカルシウム蓄積が促進され，さらに骨強度が増加する可能性が考
えられた。

　関節炎に対する抗炎症効果に加え，カルシウム蓄積効果があることから，食品用 ChS は骨関
節疾患に有効であると考えられる。

6　おわりに

　2010 年現在，日本の 65 歳以上の老齢人口は総人口の 23％を占めており，高齢化率が 21％を
超え，超高齢社会に突入した。高齢者介護の問題は老後の不安要素の一つになっており，2009
年度の高齢者の日常生活に関する意識調査（内閣府）では，将来の日常生活への不安の項目にお
いて，「多少不安を感じる」と「とても不安を感じる」とを合わせた「不安を感じる（計）」が
71.9％と，7 割を超える人が不安を感じている。理由別に見ていくと，「自分や配偶者が寝たきり
等介護が必要な状態になること」（複数回答可）と答えた割合が 59.5％と高齢者の 2 人に 1 人が
介護に不安を感じている。2007 年の厚生労働省国民生活基礎調査では，介護が必要となった主
な原因として，「関節疾患」が要支援者全体の 20.2％（1 位），「骨折・転倒」が 12.5％（4 位），
要介護者においても「関節疾患」は 9.4％（4 位），「骨折・転倒」が 8.4％（5 位）を占めており，
骨関節疾患は国民の日常生活動作（Activities of Daily Living, ADL）や生活の質（Quality of
Life, QOL）を低下させる大きな要因の一つになっている。そこで日本整形外科学会では，全身
の状態から要介護のリスクを見つけ，早めの対策を始めることを目的にロコモティブシンドロー
ム（Locomotive syndrome）と呼ばれる新たな概念を提唱し，運動器疾患の発症予防に取り組ん
でいる。また，一般住民を対象としたコホート研究では，変形性膝関節症，変形性腰椎症，骨粗
鬆症のうち少なくとも一つ以上，検査で変化がある人は 4700 万人いると推定している[12]。よっ
て，ADL や QOL，健康寿命の維持増進，更には増え続ける医療費削減の観点からも，その対策
が急務であると考えられる。

　変形性膝関節炎について国立補完代替医療センターおよび国立変形性関節炎・筋骨格・皮膚病
研究所の研究助成金を受けて行われた GAIT（the Glucosamine chondroitin Arthritis
Intervention Trial）試験[13]では，痛みが中程度か重度の変形性膝関節炎の患者を見ると，痛み
が 20％以上軽減した人の割合は，グルコサミンと ChS の組み合わせを摂取した場合，プラセボ
に対して有意に多かった。今回，食品用 ChS は単独で関節炎に対する改善効果が示唆された。
また，DHA やその他軟骨成分と ChS の相互作用による増強効果も示唆されていることから，「食
品」という形態は，複数の有用成分を同時にまとめて摂取することが出来る価値の高いものと考

えられた。食品やサプリメントなどを用いて ChS を日常的に摂取することが，骨関節疾患に罹患する患者の ADL や QOL の向上に寄与するものと期待される。

文　　献

1) Soldani G and Romagnoli J, *Drugs in Exprimental and Clinical Researh*, **17** (1), 81 (1991)
2) Conrozier T, *Presse Medicin.*, **27** (36), 1859 (1998)
3) Nishikawa H, Mori I *et al.*, *Archives of Biochemistry and Biophysics*, **240**, 146 (1985)
4) T Tamai *et al.*, Arthritis : Pathophysiology, Prevention, and Therapeutics, p.341, CRC Press (2011)
5) L Bucsi and G Poor, *Osteoarthritis and Cartilage*, **6** (3), 31 (1998)
6) Burkhard F *et al.*, *The Journal of Rheumatology*, **27** (1), 205 (2000)
7) Moskowitz RW, *Seminars in Arthritis and Rheumatism*, **30** (2), 87 (2000)
8) Deal CL and Moskowitz RW, *Rheum Dis Clin North Am*, **25**, 379 (1999)
9) P Bourgeois *et al.*, *Osteoarthritis and Cartilage*, **6** (3), 25 (1998)
10) マルハ株式会社：特開平 7-109222　骨粗鬆症予防及び治療剤
11) マルハ株式会社：特開平 6-178671　コンドロイチン硫酸蛋白複合体含有食品
12) Yoshimura N *et al.*, *J Bone Miner Metab.*, **27**, 620 (2009)
13) Daniel O. Clegg *et al.*, *The New England Journal of Medicine*, **354**, 795 (2006)

第23章　ヒアルロン酸

大江眞理子*

1　はじめに

　超高齢社会の日本において，「健康で自立した生活を送る」ことは重要な課題となっている。2009 年の日本人の平均寿命は男性が 79.6 歳，女性が 86.4 歳であるが，健康で自立した生活を送ることができる健康寿命は，平均寿命に対し 7〜8 年短い[1]。

　この健康寿命と平均寿命の差の期間は介護や支援が必要となるが，要介護となる原因の 20% が関節症といわれている。関節症の中でも関節軟骨の摩耗や変形が原因である変形性膝関節症は高齢化の進行に伴い患者数が増加しており，日本の変形性膝関節症の患者数は 2020 年には 1000 万人を超えると推測されている[2]。

　関節症は痛みを伴い，動きたいのに動けないという悪循環で高齢者の QOL を低下させる一因となっている。健康寿命を延ばし QOL を向上させるためには，関節症の予防が重要である。関節症の栄養補助食品としてグルコサミン，コンドロイチン硫酸，ヒアルロン酸が広く知られている[3] が，本章ではヒアルロン酸について解説する。

2　ヒアルロン酸とは

　ヒアルロン酸は D-グルクロン酸と N-アセチル-D-グルコサミンの 2 糖（図 1）が直鎖状に結合した高分子多糖類で，分子量は数百から数百万である。水に溶解すると非常に高い粘度を有す

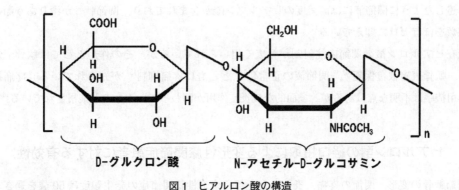

図1　ヒアルロン酸の構造

＊　Mariko Oe　キユーピー㈱　研究所　健康機能R&Dセンター　健康・栄養グループ

る。

ヒアルロン酸は古くから知られている素材で，1934 年に Karl Meyer らによって牛の眼から単離・同定され発見された物質である[4]。その後ヒアルロン酸の生体内での役割や物理的特性については様々な研究成果が報告され，医薬品，化粧品，食品分野で幅広く使用されている。

すべての動物と一部の微生物でヒアルロン酸は合成され，生体内では皮膚，関節液，血管，血清，脳，軟骨，心臓弁，臍帯などあらゆる結合組織，器官に存在している[5]。特に関節液には 3〜4mg/mL と非常に高濃度のヒアルロン酸が分布している[6]。

食品分野ではフランスや中国で古来からヒアルロン酸が多く含まれている鶏冠を調理し食してきた。ヒアルロン酸はもともと人体の構成成分であることに加え，長い食経験があり安全安心な素材であることがうかがえる。

ヒアルロン酸は食品添加物であり[7]，栄養補助食品や加工食品など幅広い食品に配合されている。また，「平成 8 年度厚生省科学研究報告書」においてヒアルロン酸の安全性は確認されている[8]。

3　関節とヒアルロン酸

関節は，日々の生活で何度も繰り返しかけられる力学的負荷に耐えられるように発達した強靭な組織である。

関節軟骨は，軟骨細胞と細胞外基質で構成される。軟骨細胞は全体の 10％程度で，大部分を細胞外基質が占める。

細胞外基質は，Ⅱ型コラーゲンとヒアルロン酸を含むプロテオグリカンで構成され，軟骨への荷重や摩擦のストレスに耐えられる構造を形成している[9]（図 2）。

関節腔内を満たす関節液には，滑膜から分泌されるヒアルロン酸が含まれている[10]。関節液は，膝の動きを滑らかにし，軟骨の擦り減りを防ぐ役割がある。

前述したように関節液には高濃度のヒアルロン酸が含まれており，関節軟骨が滑りあう際の摩擦係数をほぼゼロに抑えている[11]。

現在ヒアルロン酸の関節内注射剤が幅広く用いられているが，その作用としては軟骨変性抑制[12]，軟骨表層被覆保護[13]，関節液の正常化[14] とともに疼痛抑制[15] が知られている。疼痛抑制の作用機序は不明な点はあるが，多面的な抗炎症作用が関わっているものと推察されている[16〜18]。

4　ヒアルロン酸の経口摂取による変形性膝関節症患者に対する有効性

関節軟骨の変形，関節の疼痛，炎症などを伴う変形性膝関節症の発生頻度は 50 歳を過ぎると急激に増加し，60 歳以上のヒトでは約 40％が症状を有し，約 10％が日常生活に支障をきたしているといわれている[19]。

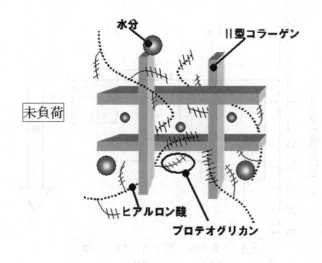

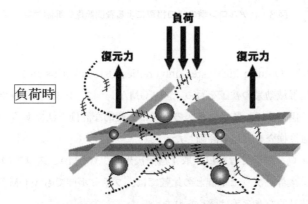

図2　力学的負荷に対する関節軟骨の構造のイメージ図

　また，関節液中のヒアルロン酸濃度は，加齢とともに減少することが確認されており[20]，変形性膝関節症の進行との関連が注目されている。一方で，ヒアルロン酸の経口摂取による変形性膝関節症の改善効果が報告されている。

　日本では50歳以上の変形性膝関節症の男女15名を対象として，240mg/日の高純度ヒアルロン酸（キユーピー㈱，ヒアベスト®（J））を毎日12週間摂取させる試験を実施し，「変形性膝関節疾患治療成績判定基準（JOA：Japanese Orthopeapaedic Association）」，「日本版変形性膝関節症患者機能評価表（JKOM：Japanese Knee Osteoarthritis Measure）」ともに有意な改善が認められた[21]。

　米国では40歳以上の変形性膝関節症の男女37名を対象として，200mg/日の高純度ヒアルロン酸（キユーピー㈱，ヒアベスト®（J））あるいはプラセボを毎日8週間摂取させる二重盲検試験を実施した[22]。

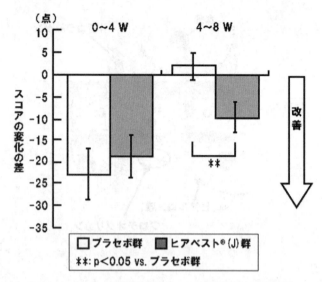

図3　ヒアルロン酸の経口摂取による膝関節痛の抑制効果

WOMAC（Western Ontario McMaster universities Osteoarthritis Index）スコアの変化を指標として，膝関節痛軽減効果の検証を行った。WOMACとは，1988年にBellamyらによって開発された関節症の評価方法で，整形外科医の中では一般的な評価方法である。経口摂取時の安全性は，摂取前後に血液検査を実施し評価した。

　その結果，ヒアルロン酸群では経口摂取4週間後から，WOMACスコアの有意な改善が認められた。ヒアルロン酸群とプラセボ群との比較では，プラセボ群でもWOMACスコアの低下が認められたため，統計的な有意差は認められなかった。

　しかしWOMACの「痛み」のスコアが比較的高い被験者の層解析を行った結果，ヒアルロン酸群でプラセボ群よりもWOMACスコアの有意な改善が認められた（図3）。なお，血液検査値に安全上問題になる変動は認められなかった。

　以上の結果より，ヒアルロン酸の経口摂取は，変形性膝関節症の改善に有効であることが示唆された。

5　関節痛改善のメカニズム

　ではなぜヒアルロン酸を経口摂取すると，変形性膝関節症の改善に繋がるのだろうか。ここからはそのメカニズムについて言及する。

　関節に何らかの負荷が発生すると，様々な反応が起こり，損傷や痛みが生じる。関節内では滑膜細胞の増殖や一酸化窒素や活性酸素の発生，各種細胞外基質分解酵素の産生・活性化が生じ，これにより軟骨成分は分解される。さらに炎症作用を有するサイトカインが，痛みの原因物質の

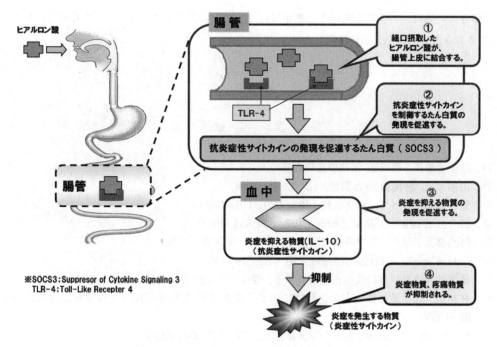

図4　ヒアルロン酸摂取による痛み軽減のメカニズム

分泌を促して痛みを感じさせる。

　経口摂取した分子量90万のヒアルロン酸（キユーピー㈱，ヒアベスト®（J））は胃を通過し腸管に到達する。腸管上皮にはトール様受容体（TLR-4）という受容体がある。TLR-4にヒアルロン酸が結合することで，痛み抑制に関与する連鎖反応のスイッチが入ると言われている[23]。

　いくつかの連鎖を経て，炎症を抑える作用を有するサイトカインの発現を促進するタンパク質（SOCS3）の発現量が増加し，炎症を抑える作用を有するサイトカイン（IL-10）の血液中における量を増加させ，痛みが軽減される可能性が報告されている[23]（図4）。

　その結果炎症作用を有するサイトカインを抑え，炎症と軟骨破壊を伴う関節の痛みを軽減するメカニズムが示唆された。

6　まとめ

　変形性膝関節症の患者は年々増加しており，発症後の QOL の向上が今後の課題となる。現在の保存療法は物理的療法，薬物療法，装具療法が大きな柱となっているが，専門施設への定期的な受診や薬物療法による副作用など患者に対する負担は軽いものとは言えない。

　今後更なるメカニズムの解明が必要であるものの，ヒアルロン酸は変形性膝関節症の改善が期待できる食品素材であると考えられる。

「動きたい時に，いつでも動ける」健康で自立したシニアライフを目指し，保存療法に加えてヒアルロン酸の摂取を上手に活用したい。

文　　献

1)　厚生労働省，平成21年度簡易生命表
2)　山本精三，膝関節 骨と関節，**18**，12-15 (2004)
3)　健康食品のすべて，同文書院，**185**，229，416 (2006)
4)　Meyer K *et al.*, *J. Biol. Chem.*, **107**, 629-634 (1934)
5)　阿武喜美子ほか，ムコ多糖実験法 [1]，6-7，南江堂 (1972)
6)　Balaze *et al.*, *Arthritis Rheum.*, **10**, 357-376 (1967)
7)　化学的合成品以外の食品添加物リスト，厚生省生活衛生局食品化学課，93 (1989)
8)　林祐造，既存添加物の安全性評価に関する調査研究-平成8年度厚生科学研究報告書，82-83 (1996)
9)　Buckwalter JA *et al.*, *Instr. Course Lest.*, **47**, 487-504 (1998)
10)　病気の生化学編集委員会，関節痛，病気の生化学 第4巻（主要症状Ⅳ），276-278，中山書店 (1968)
11)　最新医学全書1，小学館，232 (1991)
12)　Shimizu C *et al.*, *J. Rheumatol*, **25**, 1813-1819 (1998)
13)　Williams JM *et al.*, *Osteoarthritis Cartilage*, **5**, 235-240 (1997)
14)　Asari A *et al.*, *Arch Histol. Cytol.*, **61**, 125-135 (1998)
15)　Day R *et al.*, *J. Rheumatol.*, **31**, 775-782 (2004)
16)　山下泉ほか，日整会誌，**69**，735-743 (1995)
17)　池田和男ほか，東女医大誌，**68**，22-36 (1998)
18)　Takahashi K *et al.*, *Osteoarthritis Cartilage*, **7**, 182-190 (1999)
19)　Loeser RF Jr, *Rheum. Dis. Clin. North Am.*, **26**, 547-567 (2000)
20)　近藤　仁，北里医学，**10**，485-498 (1980)
21)　佐藤稔秀ほか，新薬と臨牀，**57**，128-137 (2008)
22)　佐藤稔秀ほか，新薬と臨牀，**58**，249-256 (2009)
23)　Akira A *et al.*, *J. Biol. Chem.*, **285**, 24751-24758 (2010)

第24章　メチルスルフォニルメタン

石見佳子*

1　メチルスルフォニルメタンとは

メチルスルフォニルメタン（Methylsulfonylmethane：MSM）は自然界に広く存在する有機硫黄化合物の一種であり，ジメチルスルフォキシド（dimethylsulfoxide：DMSO）の酸化物である（図1）。ジメチルスルフォン（DMSO$_2$）とも云われる[1, 2]。MSM はその34%がイオウ元素で構成される白色の結晶性物質で，揮発性，水溶性，無臭，微苦味の性質を持つ。食品では牛乳，コーヒー，トマト，茶，ビール，穀類，果物，野菜などに含まれ，特に牛乳には約 3.3ppm と他の食品に比べ多く含まれている[3]。また，ヒトや動物の副腎髄質，乳汁，尿，脳，脳脊髄液，血漿中にも存在し，システインやメチオニンなどの含硫アミノ酸の供給源となる[4~9]。

自然界にはイオウ化合物のライフサイクルがあり，それは海洋プランクトンがジメチルスルフォニウム塩（dimethyl sulfonium salts）という硫黄化合物を放出することから始まる。ジメチルスルフォニウム塩は揮発性物質であるジメチルスルフィド（dimethyl sulfide：DMS）に変換されると海水から大気中へ放出され，最終的には超高層大気まで昇る。そこで DMS は高エネルギー紫外線やオゾンに暴露され，DMSO や DMSO$_2$ に変換される。DMSO と DMSO$_2$ は水溶性であるため雨となって地上に降り，植物がそれらを根から取り込む。

MSM は，「関節痛を抑える」「炎症を抑える」「髪や爪によい」とする効果を標榜したいわゆる健康食品素材として，単独もしくはグルコサミンやコンドロイチン硫酸塩などと混合した形で市販されている。しかし，その有効性や安全性に関する信頼できるデータは十分に蓄積されていない。

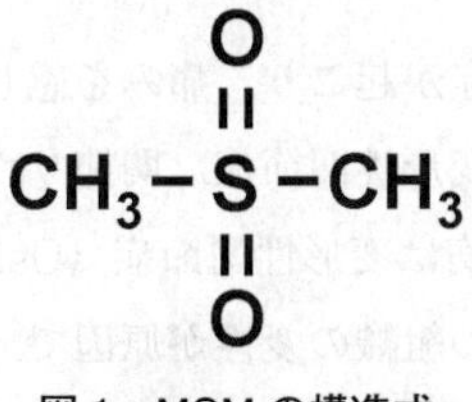

$$CH_3-\overset{\displaystyle O}{\underset{\displaystyle O}{\overset{\|}{\underset{\|}{S}}}}-CH_3$$

図1　MSM の構造式

＊　Yoshiko Ishimi　㈲国立健康・栄養研究所　食品保健機能研究部長

2 MSM の体内動態

　Magnuson らは，[^{35}S]MSM（500mg/kg BW）をラットに経口投与し，MSM の体内動態について観察している[10]。MSM の最高血中濃度到達時間（t_{max}）は 2.1 時間，最高血中濃度（C_{max}）は 622 μg equiv/mL，血中濃度―時間曲線下面積（AUC）は 15124h. μg equiv/mL，半減期（t1/2）は 12.2 時間であった。組織への分布を解析したところ，全身に等しく分布していたが，皮膚や骨への蓄積は僅かであった。120 時間後にはどの組織においても［^{35}S］は検出されず，85.8％が尿中に排泄されていた。なお，糞便中には僅か３％が検出されたのみであった。これらの結果から，MSM は経口摂取後，速やかに吸収され，全身に分布したのち，速やかに排泄される可能性が示唆される。

　さらに，MSM の経口投与により MSM 中のイオウが体内で含硫アミノ酸に取り込まれるという報告がある[11]。すなわち，モルモットに［^{35}S］MSM を３用量投与したところ，［^{35}S］はモルモット血清タンパク中のペプチジルメチオニンとシステインに取り込まれたという。また，［^{35}S］の約１％は血清タンパクに取り込まれ，糞便中には検出されず，そのほとんどが尿中に排泄された。

　ヒトでは磁気共鳴スペクトロスコピー（MRS）で MSM の経口摂取による脳への蓄積を確認した報告がある[6~8]。Rose らによるヒト介入試験では，MSM 複合カプセル 180mg/kg BW を 7 日間，その後 2000mg/day を継続して計 30 日間摂取したところ，摂取終了後の脳内からの消失は直線的で，半減期は 7.5 日であった[6]。一方，Lin らが記憶障害者４名と健常者３名を対象に行った試験では，経口摂取した MSM は脳内で血液脳関門を通過することが確認された[7]。さらに MSM は灰白質と白質に均等に分布していたこと，多量の MSM を摂取した（6.0g/day）被験者では脳内濃度は顕著な上昇を示さなかったが，脳卒中の病歴を持つ被験者では通常用量の摂取（<3.0g/day）でも高値を示したことを報告している。

3 MSM の機能性

3.1 骨・関節に対する作用

3.1.1 関節炎

　関節炎は何らかの原因で関節に炎症が起こり，痛みを感じたり，腫れて熱をもったりする症状である。原因により感染性関節炎，変形性関節症，関節リウマチを始めとする炎症性関節炎などがある。関節疾患の中で最も多い疾病は変形性関節症（Osteoarthritis：OA）である。高齢者に多く発症し，関節の軟骨組織と周囲の組織の変性が原因で，疼痛，関節のこわばり，機能障害を生じる。一方，関節リウマチ（Rheumatoid Arthritis：RA）は，自己免疫疾患のひとつであると考えられている。

　本稿では，MSM あるいは一部 DMSO の変形性関節症に対する影響について，動物試験及び

ヒトを対象とした試験について解説する。

3.1.2　動物試験

　Murav'ev らは Mrl/Mn/lnr マウスを用いて DMSO と MSM の経口摂取による関節の形態像と循環免疫複合体系に対する効果について検討し，それぞれ関節の破壊を抑制したことを報告している[12]。また，DMSO は免疫異常の発現も抑制した。リウマチの動物モデルとされているⅡ型コラーゲン誘発関節炎モデルマウスを用いた実験では，2.5％MSM 飲料水の摂取による関節炎スコアの上昇抑制と鼠径部リンパ節細胞数およびⅡ型コラーゲン特異的抗体量の増加抑制が認められた[13]。すなわち，MSM 摂取はコラーゲンに対する細胞性免疫を修飾し，体液性免疫を抑えることによりコラーゲン誘発関節炎の病状進行を遅延させる可能性が示唆された。

　筆者らは自然発症変形性膝関節症モデル STR/Ort マウスを用いて MSM 摂取の骨および軟骨に及ぼす影響について検討した。その結果，ヒトが健康食品から摂取する量（50mg/kg BW/day）およびその 10 倍量の MSM 摂取により，関節炎スコアは用量依存的に低下し，10 倍量では対照群（CBA マウス）と同程度であった。

3.1.3　ヒトを対象とした試験

　近年，ヒトを対象とした MSM の二重盲検無作為割付比較試験（RCT）が実施されている。MSM の摂取が変形性関節症の症状を改善するという報告と有効性は認められないという報告がある。

　米国で行われた予備的な RCT では，40〜70 歳の変形性膝関節症患者 50 名を無作為に 2 群に分け，プラセボ群に 3g の MSM を 1 日に 2 回，12 週間摂取させたところ，対照群に比べ，痛みや身体機能の指標（WOMAC pain，WOMAC physical function〉が有意に改善された[14]（図2）。また，この試験では MSM 摂取による血中ホモシステイン及び尿中マロンジアルデヒドの低下も観察しており，これらが関節炎に対して効果的に作用した可能性を示唆している。

　一方，軽度から中程度の変形性関節症患者 118 名を対象とした，グルコサミン硫酸と MSM の併用効果について検討したインドにおける二重盲検並行群間無作為割付比較試験では，MSM500mg とグルコサミン 500mg のいずれか，または両方を 1 日 3 回，12 週間することにより，プラセボ群と比較して疼痛指数，膨潤指数，痛み，歩行能力，身体機能の有意な改善効果が認められた[15]。また，この試験では，MSM とグルコサミンの併用により，より強い効果が観察されている。

　変形性関節症を対象とした 4 つの DMSO 介入試験（RCT）[16〜19] 及び前述の 2 つの MSM 介入試験（RCT）[14, 15] に対するシステマティクレビューでは，DMSO については 4 つの報告のうち 2 報で，MSM については 2 報で痛みの緩和における有効性が示されたが，結論としては，DMSO の介入試験では，試験方法の不備等により結論付けることはできないとされ，MSM についても確定はできないとされている[20]。

　さらに，同じ著者らにより，これらの報告についてメタ分析が実施された[21]。この分析では，合計 7 報の MSM あるいは DMSO の RCT から，質の高い報告 3 つを選択し[14, 17, 19]，メタ解析

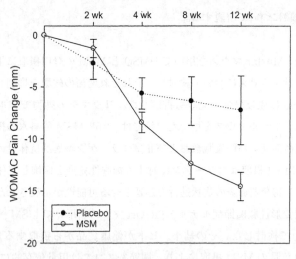

A　WOMAC 痛みの指標の変化

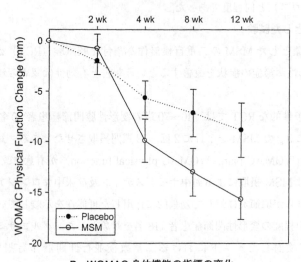

B　WOMAC 身体機能の指標の変化

図2　MSM 摂取後 2〜12 週間の WOMAC 痛み及び身体機能の指標の変化[14]

を実施している。その結果，変形性関節症の痛みのスコアにおいて，MSM あるいは DMSO 摂取による臨床効果は有意なものではないと結論付けている[21]。ただし，このメタ分析では対象となった報告が 3 報であることから，メタ分析としては，パワー不足であることは否めない。

　一方，ごく最近，MSM の変形性関節症に対する効果を検証した論文が報告された。この報告では，平均年齢 68（SD7.3）歳の 49 名の変形性関節症の男女を無作為に 2 群に分け，試験群に 1.125g の MSM を 1 日 3 回，12 週間摂取させたところ，プラセボ群に対して痛みの指標及び身体機能の改善が認められたが，その効果は軽微であることから，臨床的に有効であるかは結論できないとしている[22]。

　さらに，変形性関節症の女性患者30名を対象に，レジスタントトレーニングと併用してグルコサミン，コンドロイチン及びMSMをそれぞれ，1.5g，1.2g，0.9g/日を同時に10〜14週間摂取させたところ，身体機能は，トレーニングに加えて高たんぱく食及び3種のサプリメントを摂取することにより増強されることが示された[23]。結論としては，変形性関節症において，サーキットトレーニングと減量は，身体機能を改善し，さらに食事の内容とサプリメントの摂取により，その効果が増強されると結論している。

　以上，全体を考察すると，現在のところ変形性関節症における痛みや身体機能の低下に対し，MSMの摂取は軽微な改善効果を示すが，その効果は臨床的には有効であるとは結論できないということになる。

3.2　季節性アレルギー鼻炎に対する作用

　季節性アレルギーとは，1年の特定の時期にだけ出現する花粉のような空気中に含まれる物質に暴露されて起こるアレルギーで，主な症状として鼻炎や結膜炎がある。

　MSMを経口摂取すると花粉症などの季節的なアレルギー性鼻炎の症状を緩和するという報告がある。すなわち，米国で行われた多施設非盲検試験において，季節性アレルギー鼻炎（Seasonal Allergic Rhinitis：SAR）患者50名がMSM（2,600mg/day）を30日間摂取したところ，アンケート形式による評価において，呼吸器症状とエネルギーレベルがベースラインに比べて改善したと報告されている[24]。一方，血清IgEおよびヒスタミン濃度の変化は観察されなかった。

4　MSMの安全性

4.1　動物試験

　急性毒性試験では，MSMをラットに経口投与した場合，50％致死量（LD_{50}）は，5 g/kg以上であると報告されている[25]。Horvathらはラットを用いてMSMの急性および亜慢性毒性について検討し，2 g/kg BWの単回投与および1.5g/kg/dayの90日間連続投与では副作用や死亡は観察されないことを確認している[26]。また病理学的に重度の障害や臓器重量の変化は無く，腎組織も正常であったという。

　Mortonらによる自己免疫疾患モデルマウスを用いた試験では，3％MSM溶液を（6〜8 g/kg/dayに相当）飲料水として与えたところ，毒性は観察されなかった[27]。また，McCabeとO'Dwyerらによる腫瘍マウスを用いた試験においても，4％および1％MSM溶液を飲料水として与えたところ，毒性は認められなかった[28, 29]。一方，Laymanのウシ大動脈平滑筋および内皮細胞を用いた*in vitro*実験では，高用量のMSMが細胞障害性を示すことが報告されている[30]。

　筆者らはMSM摂取の安全性について検討するため，成長期ラットを用いて28日間反復投与毒性試験を行った。その結果，ヒトが通常，健康食品から摂取する最大量3 g/dayを体重当たりの比例計算で与えた場合には，MSM摂取による影響はみられなかったが，その10倍量から100

倍量では腎臓および骨などに異常が認められた。腎臓の病理組織学的解析では尿円柱および腎盂拡張が観察された。また，自然発症変形性膝関節症モデルマウスを用いた実験では 500mg/kg BW/day MSM の摂取で脾臓重量の低下が認められた。

4.2　ヒトを対象とした試験

Natural Medicines Comprehensive Database では，安全性については，経口による短期間の使用では 2,600mg/day，30 日間では安全性が示唆されているが，局所使用については信頼性のある情報が不十分であるとされている。また，一部の患者において吐き気，下痢，頭痛を引き起こす可能性があるとされている。また，妊婦，授乳婦の使用についても情報が不十分であるため，使用は避けるべきであると記載されている。ハーブやサプリメント，食品，医薬品との相互作用は報告されていない[2]。

前述の変形性関節症の患者 50 名を対象とした試験結果では，MSM 3 g，1 日 2 回，12 週間の経口摂取はおそらく安全であるとされている[14]。

季節性のアレルギー性鼻炎の 50 名を対象とした臨床試験では，MSM 2,600mg/day，30 日間の摂取ではおそらく安全性であるとされている[24]。

MSM の経口摂取の副作用として，吐き気，下痢，鼓腸，頭痛，疲労感，不眠，集中力の低下が報告されているが，プラセボ群でも同様に起こるとの報告もある[14]。

米国において，71 歳と 85 歳の女性が，グルコサミン，コンドロイチン硫酸，ヒアルロン酸，MSM，コガネバナ，アセンヤクノキを含むサプリメントを約 3 週間摂取したところ，肝障害を呈し，中止後に回復したという報告がある[31]。

Lin らが行った脳内 MSM 確認試験において，MSM の摂取により脳内代謝物濃度は影響されなかった[7]。また，Cecil らによる 5 歳自閉症児でのケースレポートでは，MSM 1,250mg/day，約 1 年間の摂取で臨床的，構造的および神経系において副作用は観察されなかった[8]。一方，米国で行われた SAR 患者を対象とした多施設非盲検試験では，MSM 摂取期間中に搔痒感の出現やアレルギー症状の増強の症例が報告されている[24]。

筆者らの調査によると日本で市販されているいわゆる健康食品としての MSM の 1 日摂取目安量は 135～3,000mg であるが，米国輸入品については多いもので 1 日当たりの摂取量が 8,000mg と表示されているものもある。

以上 MSM について紹介した。安全性についてはヒトにおいて副作用の報告もあることから，摂取するに当たっては過剰摂取に十分に注意を払うべきである。一方，MSM のヒトの変形性関節症に対する臨床上の有効性とその裏付けとなる科学的根拠は十分に蓄積されていないことから，今後さらに検討する必要があると考えられる。

第24章　メチルスルフォニルメタン

文　　献

1) Methylsulfonylmethane (MSM). *Monograph Altern. Med. Rev.* **8**：438-41, 2003

2) Natural Medicines Comprehensive Database 5ᵗʰ edition. Therapeutic Research Faculty 社, 2003

3) Pearson T. W., Dawson H. J., Lackey H. B., Natural occurring levels of dimethyl sulfoxide in selected fruits, vegetables, grains, and beverages. *J. Agric. Food Chem.,* **29**：1089-1091, 1981

4) Williams K. I., Burstein S. H., Layne D. S., Dimethyl sulfone：isolation from human urine. *Arch. Biochem. Biophys.,* **113**：251-252, 1966

5) Parcell S., Sulfur in human nutrition and applications in medicine, *Altern. Med. Rev.,* **7**：22-44, 2002

6) Rose S. E., Chalk J. B., Galloway G. J., Doddrell D. M., Detection of dimethyl sulfone in the human brain by in vivo proton magnetic resonance spectroscopy, *Magn. Reson. Imaging,* **18**：95-98, 2000

7) Lin A., Nguy C. H., Shic F., Ross B. D., Accumulation of methylsulfonylmethane in the human brain：identification by multinuclear magnetic resonance spectroscopy, *Toxicol. Lett.,* **123**：169-177, 2001

8) Cecil K. M., Lin A., Ross B. D., Egelhoff J. C., Methylsulfonylmethane observed by in vivo proton magnetic resonance spectroscopy in a 5-year-old child with developmental disorder：effects of dietary supplementation. *J. Comput. Assist Tomogr.,* **26**：818-820, 2002

9) Engelke U. F., Tangerman A., Willemsen M. A., Moskau D., Loss S., Mudd S. H., Wevers R. A., Dimethyl sulfone in human cerebrospinal fluid and blood plasma confirmed by one-dimensional (1)H and two-dimensional (1)H-(13)C NMR. *NMR Biomed.,* **18**：331-336, 2005

10) Magnuson B. A., Appleton J., Ames G. B., Pharmacokinetics and distribution of [³⁵S] methylsulfonylmethane following oral administration to rats, *J. Agrc. Food. Chem.,* **55**：1033-1038, 2007

11) Richmond V. L., Incorporation of methylsulfonylmethane sulfur into guinea pig serum proteins, *Life Sci.,* **39**：263-268, 1986

12) Murav'ev IuV, Venikova M. S., Pleskovskaia G. N., Riazantseva T. A., Sigidin IaA. [Effect of dimethyl sulfoxide and dimethyl sulfone on a destructive process in the joints of mice with spontaneous arthritis]*Patol. Fiziol. Eksp. Ter.,* (**2**)：37-39, 1991

13) Hasegawa T., Ueno S., Kumamoto S., Yoshikai Y., Suppressive effect of methylsulfonylmethane (MSM)on type Ⅱ collagen-induced arthritis in DBA/1J Mice, *Jpn. Pharmacol. Ther.,* **32**：421-427, 2004

14) Kim L. S., Axelrod L. J., Howard P., Buratovich N., Waters R. F., Efficacy of methylsulfonylmethane (MSM)in osteoarthritis pain of the knee：a pilot clinical trial, *OsteoArthritis and Cartilage,* **14**：286-294, 2006

15) Usha PR, Naidu MUR. Randomised, double-blind, parallel, placebo-controlled study of oral glucosamine, methylsulfonylmethane and their combination in osteoarthritis. *Clin. Drug. Invest.,* **24**：353-363, 2004

16) Vuopala U, Vesterinen E, Kaipainen WL. The analgesic action of dimethyul sulfoxide (DMSO)ointment in arthrosis. Acta Rheum Scand 17：57-60, 1971 Hasegawa T, Ueno S, Kumamoto S, Yoshikai Y. Suppressive effect of methylsulfonylmethane (MSM)on type Ⅱ collagen-induced arthritis in DBA/1J Mice, *Jpn. Pharmacol. Ther.,* **32**：421-427, 2004 13 へ

17) Eberhardt R., Zwingers T., Hofmann R., DMSO bei paienten mit aktivieter Gonarthorose. Eine doppeblinde, plazebokontrollierte phase Ⅲ studie. *Fortschr. Med.,* **113**：446-450, 1995

18) Koenen N. J., Haag R. F., Bia P., Rose P., Perktane therapie bei aktivieter Gonarthorose. *Munch. Med. Wochenschr.,* **138** (32/32)：534-538, 1996

19) Bookman A. A., Williams S., Shainhouse J. Z., Effects of topical diclifenac solution for relieving symptoms of primaryosteoarthritis of the knee：a randomized controlled trial. *CMAJ* **171** (4)：333-338, 2004

20) Brien S., Prescott P., Bashir N., Lewith H., Lewith G., Systematic review of the nutritional supplements dimethyl sulfoxide (DMSO)and methylsulfonylmethane (MSM) in the treatment of osteoarthritis. *Osteoarthritis and Cartilage* **16**：1277-1288, 2008

21) Brien S., Prescott P., Lewith G., Meta-analysis of the related nutritional supplements dimethyl sulfoxide and Methylsulfonylmethane in the treatment of osteoarthristis of the knee. *Evidence-Based Complementary and Alternative Medicine,* **2011**：2011, 528403

22) Debbi E. M., Agar G., Fichman G., Ziv Y. B., Kardosh R., Halperin N., Elbaz A., Beer Y., Debi R., Efficacy of methylsulfonylmethane supplementation on osteoarthritis of the knee：a randomized controlled study, *Complement Altern. Med.,* **11**：50, 2011

23) Magrans-Courtney T., Wilborn C., Rasmussen C., Ferreira M., Greenwood L., Campbell B., Kerksick C. M., Nassar E., Li R., Iosia M., Cooke M., Dugan K., Willoughby D., Soliah L., Kreider R. B., Effects of diet type and supplementation of glucosamine, chondroitin, and MSM on body composition, functional status, and markers of health in women with knee osteoarthritis initiating a resistance-based exercise and weight loss program. *J. Int. Soc. Sports. Nutr.* **8** (1)：8. 2011

24) Barrager E., Veltmann J. R. Jr., Schauss A. G., Schiller R. N., A multicentered, open-label trial on the safety and efficacy of methylsulfonylmethane in the treatment of seasonal allergic rhinitis. *J. Altern. Complement Med.,* **8**：167-173, 2002

25) Resistry of Toxic Effects of Chemical Substances (RTECCS)

26) Horvath K., Noker P. E., Somfai-Relle S., Glavits R., Financsek I., Schauss A. G., Toxicity of methylsulfonylmethane in rats. *Food Chem, Toxicol.,* **40**：1459-1462, 2002

27) Morton J. I., Siegel B. V., Effects of oral dimethyl sulfoxide and dimethyl sulfone on murine autoimmune lymphoproliferative disease. *Proc. Soc. Exp. Biol. Med.,* **183**：227-230, 1986

28) McCabe D., O'Dwyer P., Sickle-Santanello B., Woltering E., Abou-Issa H., James A., Polar solvents in the chemoprevention of dimethylbenzanthracene-induced rat mammary cancer, *Arch Surg.*, **121** : 1455-1459, 1986

29) O'Dwyer P. J., McCabe D. P., Sickle-Santanello B. J., Woltering E. A., Clausen K., Martin E. W. Jr., Use of polar solvents in chemoprevention of 1, 2-dimethylhydrazine-induced colon cancer. *Cancer*, **62** : 944-948, 1988

30) Layman D. L., Growth inhibitory effects of dimethyl sulfoxide and dimetyl sulfone on vascular smooth muscle and endothelial cells in vitro. *In Vitro Cell Dev. Biol.*, **23** : 422-428, 1987

31) Linnebur A. S., Rapacchietta O. C., Vejar M., *Pharmacotherapy*, **30** : 750, 258e-262e, 2010

第25章　ノビレチン

村上　明[*1], 宋　美玉[*2]

1　はじめに

骨は脊髄動物の体重の5分の1を占める巨大な支持組織であり，重力に抗した姿勢の保持や運動機能の維持に必須の役割を果たしている。従って，骨を健全に保つことは恒常性の維持や種々の疾病予防において重要である。

一方，骨に関連した代表的な疾病の1つである骨粗しょう症患者数は増加傾向にあり，自覚症状のない未受診者を含めると，1100万人を超えると推計されている。発症要因として，遺伝的要素や食生活の影響もあるが，加齢に伴うホルモンの分泌バランスの変化が主因である。特に更年期以降の女性には宿命的な疾患であるとも表現できよう。

多くの高齢者，特に女性に関して加齢とともにリスクが増加するという事実は，運動や食事など，生活スタイルの改善で発症が遅延できる可能性を示唆している。

本稿では，骨粗しょう症を予防する食品成分の候補としてノビレチンに焦点をあて，動物モデルにおける効果やその作用分子機構について概説する。

2　ノビレチン

ノビレチン（NOB）は天然化合物の分類においてはフラボノイドに分類される。しかし，一般的なフラボノイドと異なり，水酸基の全てがメチル化を受けていることから，正確にはポリメトキシフラボノイド（PMF）の一種である（図1）。

通常のフラボノイドは植物を始めとして広く普遍的に分布しているが，PMF は柑橘類に特徴的な成分である。しかし，黒ショウガ（*Kaempferia parviflora*）など一部の東南アジア産ショウガ科植物などにも含まれていることが最近見出されている[1]。

PMF にはフェノール性水酸基が存在しない，あるいは少ない。従って，通常のフラボノイドが持つような活性酸素の消去作用に基づく抗酸化機能は著しく低い場合が多いと考えてよい。

一般的な抗酸化性は低いことから，PMF の生理活性が一般的なフラボノイドに比べて見劣りするかと言えば決してそうではない。むしろ，その弱点を補って余りある，高い生理活性が多数報告されている。

＊1　Akira Murakami　京都大学大学院　農学研究科　助教

＊2　Meiyu Song　京都大学大学院　農学研究科

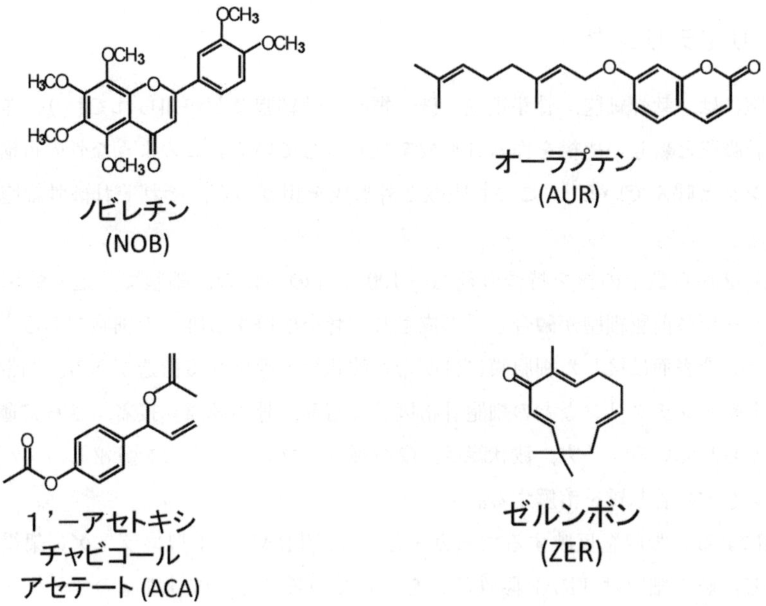

図1　骨粗しょう症動物モデルで評価した食品成分の化学構造

　たとえば，がん細胞の増殖阻害作用[2]や白血球モデル細胞からの活性酸素産生抑制作用[3]に関して PMF が通常のフラボノイドに比べ有意に高い抑制作用を示すことが明らかにされている。活性酸素を消去する作用はほぼ示さないと考えてよいが，その産生酵素の誘導を強く抑制するのが PMF の特長とも言えよう。

　NOB の生理活性については，古くから抗炎症，抗発がん作用などが中心に報告されてきたが，近年，注目されるのは，循環器系での機能性である。Kurowska らは，PMF の投与が血清トリグリセリドや悪玉コレステロール（VLDL＋LDL）などを有意に減少させることを，高脂血症ハムスターを使った実験で報告している[4]。

　その作用機構は未だ不明な点が多いが，同グループはマウスマクロファージ J774A.1 株を用いて，PMF が修飾 LDL の取り込みを抑えることを報告している[5]。マクロファージによる修飾LDL の取り込みは，細胞泡沫化を経て動脈硬化の進展に関与しており，PMF が示す本作用性は非常に重要である。

　さらに，ごく最近，動脈硬化症のモデルである LDL 受容体欠損マウスにおいて，肝臓中の脂肪燃焼（β酸化）を増強させ，トリグリセリド値を下げると共に，インスリン感受性を増加させ，動脈硬化巣の発症を抑制したという知見もある[6]。

3 骨のリモデリング

骨構成細胞には，軟骨細胞，骨芽細胞，破骨細胞，骨細胞などが知られており，常に古い組織を破壊する骨吸収と新しい組織を作る骨形成を繰り返している。このような骨の再構築のことを骨リモデリングと呼んでいる[7]。この骨吸収と骨形成を担うのが，それぞれ破骨細胞と骨芽細胞である。

破骨細胞は2から数十の核を持つ直径 $20 \sim 100 \mu m$ の多核の巨細胞で，造血幹細胞起源の単球マクロファージ系前駆細胞が融合して形成され，骨を溶解する唯一の細胞である。破骨細胞には極性があり，骨表面に接した細胞膜には明帯と波状縁と呼ばれる構造がある。明帯はアクチンフィラメントやインテグリンなどの細胞骨格因子に富み，骨の認識，接着，さらに運動に関与していると考えられている。一方，波状縁は，酸や種々のプロテアーゼを分泌し，アパタイト結晶やコラーゲンなどの骨基質を溶解する。

破骨細胞による骨吸収を反映するマーカーとして，TRAP や I 型コラーゲン架橋物質などが知られている。破骨細胞は TRAP 陽性活性を持っているので，破骨細胞のマーカー酵素として幅広く使われている。

I 型コラーゲン架橋物質には，ピリジノリンとデオキシピリジノリンが含まれている。これらは骨吸収が起こるたびに尿中に放出されるが，特異性が高いため骨分解マーカーとして汎用されている。

4 破骨細胞分化の分子機構

細胞の分化は不可逆的な過程であり，極めて複雑な細胞内シグナル伝達系が活性化，あるいは不活性し，さらに複数の伝達系は互いにクロストークしている。ここでは NOB による破骨細胞の分化抑制機構を理解するため，重要なシグナル分子について概説する。

4.1 RANK/RANKL

RANKL は，生理的な破骨細胞分化の誘導に必須のサイトカインであるだけでなく，炎症性骨破壊過程における破骨細胞分化の促進においても中心的な役割を果たす。1988 年，破骨細胞前駆細胞を活性型ビタミン D_3 の存在下で骨芽細胞と共存培養することにより，試験管内で破骨細胞を分化させることが報告された[8]。

RANKL は TNF リガンドファミリーに属する膜貫通型タンパク質であり，唯一の受容体である RANK と結合して細胞内にシグナルを伝える。ノックアウトマウスを用いた実験で，RANKL/RANK シグナルは，破骨細胞分化の必須因子であり，また，リンパ節形成やリンパ球分化に重要な役割をもつことが明らかにされた[9]。

また，RANKL は，骨芽細胞などの破骨細胞形成支持細胞において，活性型ビタミン D_3，

PGE$_2$，PTH，IL-6 などの骨吸収因子により誘導される[10]。さらに，RANKL のノックアウトマウスにおいては，これらの因子の骨吸収促進作用が消失することから，RANKL シグナルが生体における骨吸収レベルを最終的に決定する重要な役割を果たすことが証明された[9]。

　RANKL は，破骨細胞性骨吸収のレベルを決定する中心的な因子であることから，その細胞内シグナル伝達経路は，分化の分子メカニズムの解明と治療標的の同定という 2 つの意味で非常に注目を集めている。

4.2　MAPKs

　MAPK シグナル伝達系は外界からの様々な刺激に応答して活性化されるプロテインキナーゼカスケードであり，細胞外からのシグナルを核に伝達し，遺伝子発現を調節することで，増殖，分化，アポトーシスなどの細胞応答を制御する。

　これらの中で ERK1/2 経路は破骨細胞に増殖に重要な役割を果たしていることが報告されている[11]。また，ドミナントネガティブ変異体を用いた実験で，RANKL 刺激による破骨細胞分化において TAK1/MKK6/p38 経路が必須であることが示唆されている[12]。一方，欠損マウスを用いた実験で JNK1 が破骨細胞分化に必須であること[13] や細胞を用いた実験で MKK7/JNK 経路が大事である[14] と報告されている。

4.3　NFκB/AP-1

　NFκB と AP-1 は 2 量体を形成する転写因子であり，様々な種類の細胞において，細胞外からのストレスやシグナルに応答し活性化され，遺伝子群の発現を制御している。NFκB における p50 と p52 の両方を欠損させたマウス[15] や AP-1 の c-fos を欠損させたマウス[16] は大理石骨病になることから，これら 2 種の転写因子は破骨細胞分化に不可欠である。

　NFκB は，ほぼすべての細胞に発現しており，通常は IκB と結合し核移行シグナルを制御し細胞質に局在化しており，転写活性を示さない。しかし，炎症や細菌の感染などの様々なストレスを細胞に与えると，IKK が活性化され，IκB をリン酸化する。リン酸化された IκB はユビキチン化により分解され，NFκB が細胞質から核内に移行し，転写因子として働く。

　破骨細胞前駆細胞では，RANKL の刺激を受けると，IκB が急速に分解され NFκB を活性化する。一方，ERK1/2 と p38 も RANKL 刺激によりリン酸化され，NFκB の p65 をリン酸化し転写活性を増加させる[17]。

　AP-1 は Fos ファミリーと Jun ファミリーが様々な組み合わせで 2 量体を形成し活性を示している。Fos ファミリーの中でも c-fos は欠損マウスを用いた実験で，破骨細胞分化に重要であることが明らかになっている[18]。

5 骨粗しょう症動物モデル

本疾病に関しては別章で詳述されていると思うので，ここでは閉経後骨粗しょう症に関する動物モデルについて述べる。閉経後骨粗しょう症は，主要な女性ホルモンであるエストロゲンの欠乏により骨代謝回転が高まり，骨吸収の亢進が骨形成の亢進を上まわることによって発症する。

閉経後骨粗しょう症には，卵巣機能の低下に基づくエストロゲンの分泌不全が明らかに関与しており，閉経前の女性でも卵巣機能不全や外科的に卵巣摘出術を受けた症例では，2次的に骨粗しょう症が発症する。

骨に対するエストロゲンの作用は，最初はカルシウム調節ホルモンを介する間接的なものと考えられていた。しかし，閉経後骨粗しょう症モデルである卵巣摘出（OVX：ovariectomized）モデルを用いた実験で，OVXラットの両側大腿骨に骨欠損部を作製し，片側にエストロゲンの前駆体である17β-エストラジオール（E$_2$）を持続局所注入したところ，注入側では破骨細胞数が減少し，骨芽細胞数および海面骨量が増加したが，反対側の骨欠損部では全く認められなかった[19]。

このことから，エストロゲンは骨に対して直接的，かつ局所的に作用することが示された。OVX動物のみならず，正常動物でも高用量のE$_2$が骨量を増加させることも報告されている[20]。

エストロゲン欠乏時の骨吸収促進機構においては，破骨細胞の分化，活性化という複数のステップの中で，個々のサイトカインが調節していると考えられている。たとえば，閉経後骨粗しょう症患者の骨生検標本においてサイトカインのIL-1の発現が亢進していることが報告されている。

OVXラットにIL-1の受容体拮抗剤を投与することによって，骨量減少および破骨細胞による骨吸収をエストロゲン補充で見られるのと同レベルにまで回復させることから，IL-1およびIL-1によって誘導される物質がエストロゲン欠乏性骨粗しょう症の原因であることが示唆された[21]。また，TNFの作用拮抗物質をOVXラットに投与したところ，骨量減少抑制作用が認められた[22]。

6 食品成分の機能性

骨粗しょう症動物モデルを用いて，その予防に有効な成分を検索するためNOBを含む4種の化合物を評価した（図1）。これらは以前の我々の研究で，抗炎症作用や発がん予防活性が高いと評価できたものである。以下にNOB以外の食品成分について概説する。

1′-アセトキシチャビコールアセテート（ACA）は，ショウガ科植物のナンキョウ（*Languas galanga*）に含まれている。動物を用いた生理機能研究では，マウス皮膚発がん，ラットAOM誘発大腸発がんなどに対して有効であることを報告している[23~25]。また，LPS/IFN-γ刺激によるRAW264.7細胞のNO産生およびiNOSの発現を抑制することなども見出している[26]。一方，骨代謝に対しては，RANKL刺激によるRAW264.7細胞のNFκBの転写活性を抑えることで，

第 25 章　ノビレチン

破骨細胞分化を抑制することもすでに明らかにしていた[27]。

　ゼルンボン（ZER）は，東南アジア原産のハナショウガ（*Zingiber zerumbet* Smith）に含まれている。生理機能に関しては，ラットでの大腸発がん[28]およびマウスの皮膚あるいは肺発がん抑制作用が知られている[29, 30]。また，肝臓細胞株 RL34 における第 2 相解毒酵素の誘導および各種大腸がん細胞の選択的増殖抑制作用[31, 32]なども示す。

　オーラプテン（AUR）は，ナツミカン（*Citrus natsudaidai* Hayata）やハッサク（*C. hassaku*），グレープフルーツ（*C. paradisi*）などの柑橘類に含まれている。動物を用いた研究では，マウス皮膚および大腸発がんの抑制作用[33, 34]などを報告している。

　NOB を含む 4 種の食品因子を用いて閉経後骨粗しょう症モデルである OVX マウスで効果を検討した[35]。ポジティブコントロールには E_2 を用い，各試料は浸透圧ポンプを用いて皮下投与した。8 週齢雌性 ddy マウスに，偽手術（sham）及び卵巣摘出手術（OVX）を行い，手術後直ちに皮下に埋め込み，E_2 は 0.03 μg/day，NOB は 0.25 mg/day，ACA，AUR 及び ZER は 0.5 mg/day の用量で投与した。

　実験終了後の最終体重は 35 g 前後で各群に差がなく，総摂食量も多少の差異はあったものの，有意差は認められなかった。卵巣を切除した OVX マウスは，エストロゲンの分泌が消失したことで子宮機能が退化し，その重量は大きく減少した。それに対して E_2 群では Sham 群と同レベルまで子宮重量を増加させたが，4 種の食品因子群では，いずれも変化が認められなかった（図

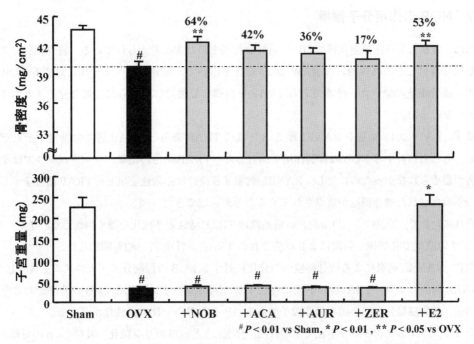

図 2　骨粗しょう症動物モデルにおける各実験群の骨密度および子宮重量（％は各試料の抑制率を示す）

2)。従って，これらの成分はエストロゲン様作用は示さないことが強く示唆された。

　また，全体の骨密度（BMD）を検討した結果，OVX 群は Sham 群に比べて BMD を有意に 9%減少させたが，E_2 群はその減少を有意に 53%と強く抑制していた。それに対して，興味深いことに，NOB 群は E_2 群に匹敵して BMD を有意に 64%抑制した。一方，ACA，AUR 及び ZER 群は OVX 群に比べていずれも抑制傾向を示した。

　次に，マウス大腿骨を 20 分割し，1 番目と 20 番目を除いて，残りを 3 分割し，近位，骨幹，遠位部の 3 部位と全体の BMD を測定した。近位部の BMD に関して，sham 群に比べて OVX 群（41.5 mg/cm^2）で減少傾向が見られたが，ポジティブコントロールである E_2 群（44.0 mg/cm^2）は OVX 群に比べて，BMD の減少を抑制した。それに対して，NOB 群（45.0 mg/cm^2）は OVX 群に比べてその減少を有意に強く抑制し sham 群よりも高い BMD を示した。

　骨幹部では，Sham 群に比べて OVX 群で BMD が有意に 7%減少したが，E_2 群は全く抑制効果を示さなかった。それに対して，NOB 群はその減少を有意に 37%抑制した

　一方，海綿骨が多く本モデルで最も変化が出やすい遠位部では，Sham 群に比べて OVX 群で BMD が有意に 8%減少したが，E_2 群はその減少を有意に 53%と強く抑制した。それに対して，NOB は 43%の有意な抑制効果を示した。

　以上の結果から，OVX マウスにおいて，NOB はポジティブコントロールである E_2 と同等以上に骨密度の減少を強く抑制する興味深い食品因子であることが判明した。

7　NOB の作用分子機構

　次に，骨粗しょう症発症機構において重要な役割を果たすと考えられている，破骨細胞による骨吸収に着目した。具体的には RAW 264.7 細胞を用いて，破骨細胞への分化に対する NOB の作用を破骨細胞のマーカー酵素である TRAP を指標とし検討し，さらに詳細な分子メカニズムの解析を行った。

　まず，RAW 264.7 細胞を RANKL 刺激 3 日後に TRAP 染色と TRAP 活性の測定をそれぞれ行い，それらに対する NOB の抑制作用を検討した。TRAP 染色の結果，コントロールでは全く染色が認められなかったのに対し，RANKL 刺激 3 日後には赤紫色を呈し，TRAP 活性を示し，かつ多核化された破骨細胞が誘導されてくることが確認できた（図 3）。

　それに対して，NOB（4〜20 μM）の前処理は TRAP 活性と多核化を強く抑制した。また，4〜50 μM の濃度で RANKL 刺激により産生される TRAP 活性を 27〜83%抑制した。

　次に，RANKL 刺激による破骨細胞への分化に対する NOB の抑制分子メカニズムを検討した。RANKL 刺激により，TRAF6 の下流に存在する MAPKs のリン酸化と IκB の分解がおこり，その後，破骨細胞分化に必須な転写因子である AP-1 と NF-κB の活性化が起こる。

　そこで，ウエスタンブロット法で ERK1/2，JNK1/2 と p38 のリン酸化，及び IκB の分解を，レポーターアッセイで NF-κB と AP-1 の転写活性に対する影響をそれぞれ検討した。

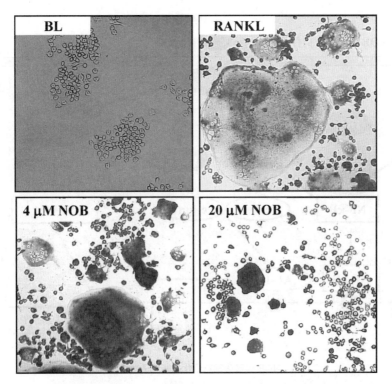

図3　RANKL によって分化した RAW264.7 細胞の TRAP 染色

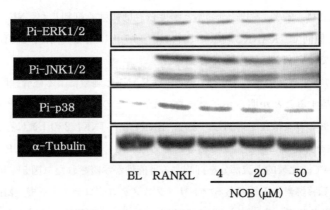

図4　RANKL による MAPKs の活性化に対する NOB の抑制作用（RAW264.7 細胞）

　その結果，RANKL 刺激 30 分でコントロールに比べて，ERK1/2，JNK1/2，及び p38 は強く活性化した。それに対して，NOB はこれらのリン酸化を濃度依存的に抑制した（図4）。しかし，RANKL 刺激により構成的に発現する IκB が完全に分解したのに対し，NOB は 50 μM の濃度でも全く抑制作用を示さなかった。

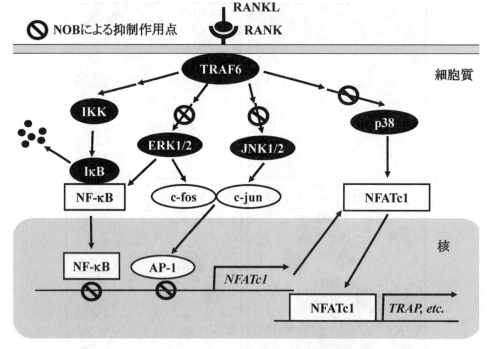

図5 NOB の破骨細胞分化抑制分子機構（仮説）

　一方，AP-1 の転写活性に関しては，RANKL 刺激 12 h でコントロールに比べて約 1.5 倍まで増加したが，NOB は，27%，73%，100% と濃度依存的に強く抑制した。NFκB の転写活性も AP-1 と全く同じ傾向で，RANKL 刺激で BL に比べ 1.7 倍に増加したが，NOB は濃度依存的に抑制し，50 μM では完全な抑制作用が見られた。

　以上の結果より，培養細胞系において，NOB は RANKL 刺激による破骨細胞への分化を濃度依存的に強く抑制することが明らかとなった。また，その分子メカニズムとして，ERK1/2，JNK1/2，及び p38 のリン酸化を抑制し，また，ERK1/2 と JNK1/2 の下流に存在する NFκB と AP-1 の転写活性を抑えることが重要であると考えられた。従って，NOB は RANKL/RANK シグナル経路において，比較的上流部分を抑制する可能性が示唆された（図5）。

　NOB は，がん転移酵素の1種であるマトリックスメタロプロテイナーゼ（MMP）の発現を抑制することが報告されている[37]。また，MMP ファミリーの抑制メカニズムとして，TPA 刺激した繊維肉腫 HT-1080 細胞において，MEK1/2 を阻害することで，proMMP-9 のタンパク質と mRNA を強く抑制させること[38, 39]，HT-29 ヒト大腸がん細胞においては AP-1 の転写活性を阻害することで proMMP-7 のタンパク質と mRNA の発現を強く抑制する[40]。

　また，ヒト単球 THP-1 細胞において，ERK1/2，JNK1/2（p38 は抑制しない）及び下流に存在する NFκB と AP-1 の転写活性を阻害するメカニズムで TPA 刺激による LOX-1 発現を抑制する[41] ことが報告されている。さらに RAW 264.7 細胞においては，3種の MAPKs には作用し

ないが，NFκB と AP-1 の転写活性を阻害することで iNOS や COX-2 の発現を抑制する[42]。

　本稿で述べた NOB の作用分子メカニズムは上記の過去の研究結果と一致する点も多く，興味深い。また，一致しない点については，恐らくそれぞれの実験系で用いた細胞や刺激剤の差異によるものと推察される。

8　おわりに

　骨粗しょう症に対する NOB の効果について，動物実験における成績や現段階で想定される作用メカニズムを中心に紹介した。動物実験での機能性は皮内投与という特殊な条件下で認められたものなので，今後，経口投与による効果の確証は必須である。

　また，NOB には複数あるメチル基の一部が水酸基になった類縁体も数多く知られているが，興味深いことに，それらの機能性の方が高いという報告もある[36]。破骨細胞への分化抑制作用についても同様なのか否かも今後の重要な検討課題であろう。

謝辞

　本稿で言及した著者らの研究は，大東肇（京都大学名誉教授，現福井県立大学），および鈴木和春，上原万里子，勝間田真一（東京農業大学）らとの共同で行ったものであり，ここに深謝いたします（敬称略）。

文　　　献

1)　K. Sutthanut, *J. Chromatogr A*, **1143**, 227 (2007)
2)　C. Kandaswami *et al.*, *Cancer Lett.*, **56**, 147 (1991)
3)　A. Murakami *et al.*, *Cancer Res.*, **60**, 5059 (2000)
4)　E. M. Kurowska *et al.*, *J. Agric. Food. Chem.*, **52**, 2879 (2004)
5)　S. C. Whitman *et al.*, *Atherosclerosis*, **178**, 25 (2005)
6)　E. E. Mulvihill *et al.*, *Diabetes*, **60**, 1446 (2011)
7)　S. Kuijper *et al.*, *Development*, **132**, 1601 (2005)
8)　N. Takahashi *et al.*, *Endocrinology*, **123**, 2600 (1988)
9)　L. E. Theill *et al.*, *Annu. Rev. Immunol.*, **20**, 795 (2002)
10)　H. Takayanagi *et al.*, *Mol. Med.*, **41**, 343 (2004)
11)　H. Huang *et al.*, *Cell Death. Differ.*, **13**, 1879 (2006)
12)　T. Miyazaki *et al.*, *J. Cell Biol.*, **148**, 333-342 (2001)
13)　J. P. David *et al.*, *J. Cell Sci.*, **115**, 4317 (2002)
14)　A. Yamamoto *et al.*, *J. Bone Miner. Res.*, **17**, 612 (2002)
15)　G. Franzoso *et al.*, *GenesDev.*, **11**, 3482 (1997)

16) A. E. Grigoriadis *et al.*, *Science*, **266**, 443 (1994)

17) C. Wang *et al.*, *J. Bone Miner. Res.*, **18**, 2159 (2003)

18) K. Matsuo *et al.*, *J. Exp. Med.*, **198**, 771 (2003)

19) Takano-Yamamoto *et al.*, *Proc. Natl. Acad. Sci. USA*, **87**, 2172 (1990)

20) J. Chow *et al.*, *J. Clin. Invest.*, **89**, 74 (1992)

21) R. Pacifici *et al.*, *J. Bone Miner. Res.*, **11**, 1043 (1996)

22) R. Kitazawa *et al.*, *J. Clin Invest.*, **94**, 2397 (1994)

23) A. Murakami *et al.*, *Oncology*, **53**, 386 (1996)

24) T. Tanaka *et al.*, *Jpn. J. Cancer Res.*, **88**, 821 (1997)

25) Y. Kobayashi *et al.*, *Carcinogenesis*, **19**, 1809 (1998)

26) T. Ohata *et al.*, *Carcinogenesis*, **19**, 1007 (1998)

27) H. Ichikawa *et al.*, *Mol. Cancer Res.*, **4**, 275 (2006)

28) T. Tanaka *et al.*, *Life Sci.*, **69**, 1935 (2001)

29) A. Murakami *et al.*, *Int. J. Cancer.*, **110**, 481 (2004)

30) M. Kim *et al.*, *Int. J. Cancer.*, **124**, 264 (2009)

31) Y. Nakamura *et al.*, *FEBS Lett.*, **13**, 245 (2004)

32) A. Murakami *et al.*, *Carcinogenesis*, **23**, 795 (2002)

33) A. Murakami *et al.*, *Jpn. J. Cancer Res.*, **88**, 443 (1997)

34) T. Tanaka *et al.*, *Carcinogenesis*, **18**, 2155 (1997)

35) A. Murakami *et al.*, *Biofactors.*, **30**, 179 (2007)

36) J. H. Yen *et al.*, *MolNutr Food Res.*, **55**, 733 (2011)

37) A. Ito *et al.*, *Ann. NY Acad. Sci.*, **878**, 632 (1999)

38) Y. Miyata *et al.*, *Mol. Cancer Ther.*, **3**, 839 (2004)

39) T. Sato *et al.*, *Cancer Res.*, **62**, 1025 (2002)

40) K. Kawabata *et al.*, *Biosci. Biotechnol. Biochem.*, **69**, 307 (2005)

41) M. A. Morse *et al.*, *Cancer Res.*, **49**, 549 (1989)

42) A. Murakami *et al.*, *J. Nutr.*, **135**, 2987s (2005)

機能性食品素材の骨と軟骨への応用《普及版》 (B1233)

2011 年 10 月 28 日　初　版　第 1 刷発行
2018 年 2 月 8 日　普及版　第 1 刷発行

監　修	上原万里子，石見佳子	Printed in Japan
発行者	辻　賢司	
発行所	株式会社シーエムシー出版	
	東京都千代田区神田錦町 1-17-1	
	電話 03(3293)7066	
	大阪市中央区内平野町 1-3-12	
	電話 06(4794)8234	
	http://www.cmcbooks.co.jp/	

〔印刷　あさひ高速印刷株式会社〕　　　ⓒ M. Uehara, Y. Ishimi, 2018

ISBN978-4-7813-1226-2 C3047 ￥5000E